Napoléon 1er
et ses médecins

Médecine à travers les siècles

Collection dirigée par le Docteur Xavier Riaud

L'objectif de cette collection est de constituer « une histoire grand public » de la médecine ainsi que de ses acteurs plus ou moins connus, de l'Antiquité à nos jours.

Si elle se veut un hommage à ceux qui ont contribué au progrès de l'humanité, elle ne néglige pas pour autant les zones d'ombre ou les dérives de la science médicale.

C'est en ce sens que – conformément à ce que devrait être l'enseignement de l'histoire –, elle ambitionne une « vision globale » et non partielle ou partiale comme cela est trop souvent le cas.

Dernières parutions

Henri LAMENDIN, *Thomas W. Evans (1823-1897), le dentiste de Napoléon III*, 2012.

Xavier RIAUD, *Les Dentistes américains dans la guerre de Sécession (1861-1865)*, 2012.

Michel A. GERMAIN, *L'épopée des gants chirurgicaux*, 2012.

Henri LAMENDIN, *Carl von Linné, médecin précurseur de la pharmacie moderne (1707-1778)*, 2012.

Xavier RIAUD, *Chroniques odontologiques des rois de France et de la dynastie napoléonienne*, 2011.

Frédéric DUBRANA, *Les boiteux. Mythes, génétique et chirurgie*, 2011.

Florie DURANTEAU, *Les dents de l'Homme. De la préhistoire à l'ère moderne*, 2011.

Patrick POGNANT, *La répression sexuelle par les psychiatres. 1850-1930. Corps coupables*, 2011.

Patrick POGNANT, Psychopathia sexualis *de Krafft-Ebing. 1886-1924. Une œuvre majeure dans l'histoire de la sexualité*, 2011.

André FABRE, *Haschisch, chanvre et cannabis : l'éternel retour*, 2011.

Xavier RIAUD, *Dentistes héroïques de la Seconde Guerre mondiale*, 2011.

Xavier Riaud

Napoléon 1er et ses médecins

Préambule du Docteur Philippe Pirnay
Préface du Professeur Christian Cabrol

L'Harmattan

5-7, rue de l'Ecole-Polytechnique, 75005 Paris

http://www.librairieharmattan.com
diffusion.harmattan@wanadoo.fr
harmattan1@wanadoo.fr

ISBN : 978-2-336-00395-5
EAN : 9782336003955

DU MEME AUTEUR :

- *La pratique dentaire dans les camps du IIIème Reich*, Collection Allemagne d'hier et d'aujourd'hui, L'Harmattan (éd.), Paris, 2002.
- *Les dentistes allemands sous le IIIème Reich*, Collection Allemagne d'hier et d'aujourd'hui, L'Harmattan (éd.), Paris, 2005.
- *L'influence des dentistes américains pendant la guerre de Sécession (1861-1865)*, Collection Médecine à travers les siècles, L'Harmattan (éd.), Paris, 2006.
- *Les dentistes, détectives de l'Histoire*, Collection Médecine à travers les siècles, L'Harmattan (éd.), Paris, 2007.
- *Première Guerre mondiale et stomatologie : des praticiens d'exception...*, Collection Médecine à travers les siècles, L'Harmattan (éd.), Paris, 2008.
- *Plaidoyer pour un enseignement historique de l'Art dentaire*, Collection Ethique & Pratique médicale, L'Harmattan (éd.), Paris, 2008.
- *Etude de la pratique odontologique et de ses déviances dans les camps de l'Allemagne nazie*, A.N.R.T. (éd.), Lille, 2008.
- *Quand la dent mène l'enquête...*, Collection Médecine à travers les siècles, L'Harmattan (éd.), Paris, 2008.
- *Pionniers de la chirurgie maxillo-faciale*, Collection Médecine à travers les siècles, L'Harmattan (éd.), Paris, 2010.
- *Histoires de la médecine bucco-dentaire*, Collection Médecine à travers les siècles, L'Harmattan (éd.), Paris, 2010.
- *Etude de la pratique dentaire dans les camps de l'Allemagne nazie, entre dérives et thérapeutiques médicales*, Les Editions Universitaires Européennes, Sarrebruck, 2010.
- *Dentistes héroïques de la Seconde Guerre mondiale*, Collection Médecine à travers les siècles, L'Harmattan (éd.), Paris, 2011.
- *Chroniques odontologiques des rois de France et de la dynastie napoléonienne*, Collection Médecine à travers les siècles, L'Harmattan (éd.), Paris, 2011.
- *Les dentistes américains dans la guerre de Sécession (1861-1865)*, Collection Médecine à travers les siècles, L'Harmattan (éd.), 2ème édition, Paris, 2012.

CONTRIBUTION A UNE ŒUVRE COLLECTIVE :

- *Le conflit*, sous la direction d'Olivier Ménard, Journée de la Maison des sciences de l'homme Ange-Guépin, Collection Logiques sociales, L'Harmattan (éd.), Paris, 2006.
- *Actes du 2ème Congrès International de Pathographie*, sous la direction de Philippe Charlier, Collection Pathographie, De Boccard (éd.), Paris, 2009.
- *Odontologie médico-légale : entre histoire et archéologie*, co-écrit avec le Dr Francis Janot, L'Harmattan (éd.), Collection Médecine à travers les siècles, Paris, 2010.
- « Etyka Medyczna w Nazistowskim Systemie Totalitarnym. Niemieccy Dentyści i Trzecia Rzesza », in *Medycyna na Usługach Systemu Eksterminacji Ludności w Trzeciej Rzeszy i na Terenach Okupowanej Polski* sous la direction de Leszek Mrozewicz, Gnieźnieńskie Studia Europejskie, Wydawnictwo Poznańskiego Towarzystwa Przyjaciół Nauk, Seria Monografie, Tom V, Poznan-Gniezno, 2011.

« Je ne crois pas en la médecine, je crois en Corvisart »
(Napoléon).
« Je salue l'honneur et la loyauté qui passent »
(Wellington à propos de Larrey, Waterloo, 1815).

Préambule

Aristote assure qu' *« il n'y a point de génie sans un grain de folie. »*
La folie de Napoléon se rencontre dans la guerre, la misère, les morts, les blessés.
Le génie de Napoléon, génie politique, génie militaire, génie civil, apparaît, quant à lui, dans son approche de la science. Ses connaissances, dans tous les domaines, sont immenses. Peu de sujets lui sont étrangers. Aussi, s'attache-t-il toujours à charmer les savants. Pour la campagne d'Egypte, il veut être accompagné du tiers des membres de l'Institut.
Pour André Georges, un évènement fait éclater avec force cet attrait pour le monde scientifique. C'est son élection à l'Institut le 5 nivôse de l'an VI, ou 25 décembre 1797. Bonaparte la souhaite ardemment. Naturellement, c'est à la première classe, celle des sciences qu'il appartient. Il est assidu aux séances et y déclare : *« Les vraies conquêtes, les seules qui ne donnent aucun regret, sont celles que l'on fait sur l'ignorance. »*
Il devient président de cette docte Compagnie pour le second semestre de l'an VIII. Dans les cérémonies, il privilégie l'habit de fonction plutôt que son uniforme de général.
Napoléon s'intéresse aussi aux médecins. Xavier Riaud le démontre admirablement dans cet ouvrage. L'Empereur n'a-t-il pas besoin de soldats vigoureux ? Des hôpitaux doivent être improvisés un peu partout pour accueillir les blessés ramassés sur les champs de batailles. Les médecins et chirurgiens manquent cruellement. La mortalité est effroyable. Napoléon écrit d'ailleurs à ce propos à Larrey : *« L'inexpérience des chirurgiens fait plus de mal à l'armée que les batteries ennemies... »* Dans la majorité des cas, le nombre des blessés succombant égale celui des tués.
« Ne croyez-vous pas, dit l'Empereur à Corvisart, *que, vu l'incertitude de la médecine et l'ignorance des mains qui*

l'emploient, ses résultats pris en masse, sont plus funestes aux peuples qu'utiles ? » Il ajoute : *« Et vous-même, n'avez-vous jamais tué personne de vos remèdes ? »*
« Sans doute, répond avec malice son médecin, *mais je ne dois pas l'avoir plus sur la conscience que Votre Majesté, qui aurait fait périr des cavaliers, non parce qu'elle aurait ordonné une mauvaise manœuvre, mais parce qu'il s'est trouvé sur leur route un fossé, un précipice qu'elle n'avait pu voir. »*
Réponse habile de Corvisart à l'Empereur auquel est prêtée aussi cette phrase cruelle à Metternich : *« Un homme comme moi ne regarde pas à un million de tués de plus. »* Il s'indigne qu'un médecin puisse tuer, mais trouve naturel d'envoyer à la mort des milliers de soldats.
Les mutilations volontaires pour échapper à la conscription augmentent : les dents qui servent à déchirer les cartouches sont arrachées et surtout, il y a une recrudescence des index droits sectionnés, ce doigt servant à appuyer sur la gâchette d'une arme à feu.
Pourtant après les batailles, Napoléon fait toujours appeler son chirurgien pour connaître le nombre des blessés et s'assure de leur prise en charge. A Joséphine, il écrit: *« Mon amie, je suis toujours à Eylau. Ce pays est couvert de morts et de blessés. Ce n'est pas la plus belle partie de la guerre, et l'âme est oppressée de voir tant de victimes. »* Il ne les a pas oubliés à Sainte-Hélène au moment de rédiger son testament.
Selon Las Cases, l'Empereur ne croit pas, à titre personnel, à la médecine et, jusqu'à Sainte-Hélène, ne prend jamais aucun médicament. Il ne reconnaît l'utilité de la médecine que dans certains cas assez rares ou dans des maladies connues, et n'hésite pas à comparer l'art du médecin à celui d'un ingénieur.
A la fin du XVIIIème siècle, la médecine demeure une collection de recettes. Le souci d'ordre qui caractérise le régime Napoléonien doit s'étendre à la profession médicale. Il faut logiquement réagir contre le pullulement des charlatans et des guérisseurs, favorisé par la suppression des universités. Les études de médecine sont donc réorganisées. Le décret du 4 ventôse de l'an X crée l'internat des hôpitaux de Paris. Napoléon demande aussi la réorganisation du service de santé des armées. La formation du personnel médical régimentaire est par conséquent améliorée.

Ses doutes sur la médecine,- Xavier Riaud le prouve encore remarquablement -, n'empêchent pas Napoléon de s'intéresser à la chirurgie. D'après Las Cases, il suit, à trois reprises, des cours d'anatomie, mais les affaires et le dégoût le décident d'arrêter à chaque fois. Il fait d'ailleurs à la fin de sa vie, le plus grand éloge du chirurgien Larrey qu'il qualifie d'*« homme le plus vertueux que j'ai pu rencontrer. »* Mais, de son dernier médecin, Antommarchi, André Castelot raconte que l'Empereur dit de lui, en colère : *« Mais, débarrassez-moi de cet homme-là qui est bête, ignorant, fat, sans honneur. »* A Sainte-Hélène, Napoléon n'est pas un patient facile...

Pourtant, l'époque est riche en grands noms et la médecine peut naturellement se doter de la structure d'une science de grande envergure, jalonnée de grandes figures dont elle ne peut que s'enorgueillir. Xavier Riaud, passionné d'histoire, infatigable plume, s'attache à présenter avec justesse la biographie de ces médecins, chirurgiens, pharmaciens et dentistes qui ont marqué cette épopée napoléonienne. Cet ouvrage très riche se lit avec un plaisir non dissimulé. Je lui en suis extrêmement reconnaissant, car il montre avec pertinence combien la période napoléonienne, qui nous interpelle tous tellement, malgré ses erreurs, a été propice à la science en général, et à la médecine en particulier.

Docteur Philippe Pirnay
Président du Comité national odontologique d'éthique
Lauréat des Académies nationales de médecine, de chirurgie et de chirurgie dentaire
Département de Santé publique - Faculté de chirurgie dentaire de Paris Descartes

Préface

Le *Napoléon Ier et ses médecins* du Dr Xavier Riaud n'est pas un roman, mais un ouvrage très documenté qui constitue une source d'une considérable somme d'informations sur la médecine du temps de Bonaparte, puis de Napoléon, qui va bien au-delà d'une simple évocation des médecins de cette époque.

Le livre explique tout d'abord l'intérêt de Bonaparte pour la médecine, justifié non seulement par une grande curiosité scientifique, mais par la nécessité de réorganiser, et d'améliorer la formation, et la pratique des médecins, celles-ci ayant été bouleversées par la Révolution de 1789, l'objectif étant en définitive d'assurer au mieux la santé des Français, et plus spécifiquement des soldats de la Grande Armée affectés par les blessures et les épidémies.

Par la mise en place d'un cabinet de santé personnel, l'Empereur n'en oublie pas moins ses propres ennuis de santé, maintenant bien connus, dentaires et gastriques notamment, sans oublier ses blessures reçues au cours des combats.

Dans son désir de faire bénéficier les Français de la meilleure médecine possible, Napoléon rassemble alors autour de lui, en entretenant une saine émulation, une élite de médecins et de chirurgiens qui vont assurer les soins dispensés dans les grands hôpitaux parisiens, l'organisation d'un enseignement de haut niveau pour la formation d'élèves talentueux et la mise en œuvre de progrès scientifiques notables à la base d'innovations techniques fondamentales.

Les noms de ces médecins sont passés à la postérité : Corvisart, devenu le premier médecin de Napoléon, Chaptal, Cabanis, Berthollet que Bonaparte emmène dans sa campagne d'Egypte, expédition à la fois militaire et scientifique, Desgenettes qui, là-bas, s'intéressera au cannabis au point d'en ramener avec lui à son retour sur son sol natal.

En France, ce sont encore Portal, Laënnec et Guillotin notamment, inventeur de la guillotine, qui ne se consolera jamais qu'on ait donné son nom à cette machine meurtrière.
Parmi les chirurgiens, sont restés dans l'histoire, le célèbre et l'autoritaire Dupuytren, les accoucheurs Baudelocque et Dubois qui a mis au monde le roi de Rome, et les médecins aliénistes Esquirol, et Pinel.
C'est à cette élite médicale que l'on doit de grandes avancées en particulier en matière de lutte contre les épidémies de variole, de scorbut ou encore de typhus.
L'Empire n'a pu exister sans sa Grande Armée et Napoléon s'est beaucoup préoccupé des soins délivrés à ses soldats. Ainsi, sont décrits les fléaux qui ont menacé ses grognards. Plus que les blessures elles-mêmes, ce sont les épidémies, dont le typhus, souvent favorisées par l'insuffisance des soins et l'organisation rudimentaire des services de santé. D'ailleurs, Napoléon n'a pas hésité à dire de ces maladies : *« Qu'elles étaient plus meurtrières que les blessures elles-mêmes ! »*
Ce sont à ces problèmes majeurs que se sont attaqués les légendaires chirurgiens de la Grande Armée, comme Percy ou Larrey, opérateurs virtuoses et héroïques, inspirant le respect de tous et même celui de leurs ennemis. Xavier Riaud n'oublie pas d'associer les pharmaciens et les dentistes à cette épopée, ces derniers en raison de la fréquence du suivi dentaire auquel s'astreignait Napoléon. On y apprend aussi que le célèbre comédien Talma, ami de l'Empereur, a débuté une carrière de dentiste avant de se lancer sur les planches.
Enfin, c'est à Sainte-Hélène que se termine cet inventaire, en rappelant brièvement les maux d'un empereur vieillissant, entouré de médecins anglais, le plus souvent bienveillants, malgré les mesquineries du gouverneur Hudson Lowe, jusqu'au décès du prisonnier français dont les causes sont encore mal définies de nos jours.
On le voit, ce livre, que, pour ma part, j'ai lu d'une traite, en raison du talent du Dr Riaud, est une référence majeure sur la médecine civile et militaire de l'époque.
A ce titre, il a non seulement sa place dans la bibliothèque de tout admirateur de l'Empereur, mais il passionnera tous les curieux de l'évolution de la médecine dans cette période riche

en événements et en rebondissements. Je souhaite à ce livre et à son auteur, tout le succès qu'ils méritent.

Professeur Christian Cabrol
Professeur honoraire de chirurgie cardio-vasculaire
Membre de l'Académie nationale de médecine
Membre de l'Académie nationale de chirurgie
Membre d'honneur de l'Académie nationale de chirurgie dentaire
Président d'ADICARE

Avant-propos

Napoléon... Une légende... Un homme hors du commun... Un tournant à l'aube du siècle des Lumières... Une apogée extraordinaire pour la France à l'entame du XIXème siècle...
Un personnage fascinant, travaillant beaucoup, à une multitude de projets en même temps, et dormant peu. Certains diront un despote, d'autres, un souverain avisé qui a gouverné l'ensemble des Français, sans, semble-t-il, faire de discrimination.
Il y a quelques années, une émission T.V. présentée par Jean-Pierre Foucault a sollicité nos compatriotes afin de déterminer par un vote, leur personnalité historique favorite. A ma grande surprise, l'Empereur est arrivé loin derrière le grand gagnant qui a reçu un véritable plébiscite. En l'occurrence, le vainqueur a été le général de Gaulle. Sans remettre en cause son influence prépondérante au cours de la Seconde Guerre mondiale, puis après, j'avoue avoir douté sérieusement de la crédibilité d'un pareil référendum. En effet, quelle figure de l'histoire de France, hormis Charlemagne et l'école, a pu se targuer d'avoir créé des institutions toujours pérennes plusieurs siècles après sa mort ? En fait, à ma connaissance, il n'y en a qu'une et il s'agit de Napoléon.
Tout au long de son règne, il a multiplié les réformes sociétales de grande envergure qui ont eu, et qui ont toujours, des répercussions considérables pour notre pays. C'est le cas notamment du Code civil, ou code Napoléon selon la loi de 1807, de l'Ecole militaire Saint Cyr fondée sur ordre du Premier Consul Bonaparte en 1802, de l'Université impériale dont le fonctionnement a été fixé par la loi de 1808, des Palmes académiques créées en 1808, ou encore de la Légion d'honneur dont la première cérémonie de remise a eu lieu en 1804, après que son décret ait été promulgué en 1802, à la demande de Bonaparte là encore. Sur ce sujet, il y a tant de choses à dire que je suis obligé de me contenter de ces quelques exemples.

Car, nonobstant ces innovations, le propre de Napoléon a été de susciter une grande émulation intellectuelle et de l'encourager tout au long de son règne. Sa motivation de faire d'une France exsangue, une France dont l'hégémonie serait indiscutable hors des frontières a gagné le plus grand nombre. De fait, la médecine et ses principaux acteurs n'ont pas été en reste. De grands praticiens ont vu le jour, se sont laissés convaincre par la grandeur des idées du petit Caporal et ont contribué à remodeler une médecine rendue obsolète, et précaire par les opinions révolutionnaires.

Ainsi, en 1792, un décret de l'Assemblée législative ordonne la suppression de toutes les institutions médicales enseignantes. Ce texte est confirmé par celui du 8 août 1793 de la Convention nationale qui impose la fermeture des facultés, des académies et autres sociétés savantes.

A la fin de l'année 1794, une nouvelle école de médecine voit le jour, celle d'une république naissante. D'autres suivront.

Des Corvisart, des Chaptal, des Berthollet ou encore, et surtout, des Fourcroy réforment la santé en profondeur, lui conférant de vraies lettres de noblesse. Un savoir médical unique en Europe se concentre sur le sol français. Si les écoles de médecine foisonnent de nouveau, l'enseignement hospitalo-universitaire est créé, ce qui constitue une révolution unique dans les modes d'enseignement. En effet, la divulgation de préceptes théoriques aux étudiants s'accompagne d'une mise en pratique directement et simultanément sur le malade au sein d'une structure hospitalière. Puis, est apparue en 1808, l'Université…

Ces grands médecins, qui quelquefois ont quitté leur profession première, ont brillé par leurs apports à tous les échelons supérieurs de l'administration impériale. Certains sont devenus ministres, politiques, mais tous ont conservé la part d'humanité qu'ils ont acquise au contact de leurs patients respectifs et c'est cette émotion dévouée qu'ils ont essayé de mettre au service de leur pays. Voilà pourquoi nombreux sont ceux qui ont été décorés de la Légion d'honneur dès la première promotion de 1804 et ceux qui ont été élevés à la noblesse d'Empire.

Il convient bien évidemment de ne pas oublier la chirurgie militaire qui a occupé une grande place en ce début de siècle conquérant pour la Grande Armée. De grandes figures s'y sont illustrées également comme Larrey, Percy ou encore

Desgenettes notamment. Ils ont tous laissé leurs noms à la postérité depuis.
Ce livre, c'est l'histoire de ces hommes, l'histoire de ces bouleversements au sein du corps médical sous l'Empire, enfin l'histoire de la médecine à cette époque et des rapports que Napoléon nourrissait avec celle-ci, aussi bien sur le plan personnel que politique.

Napoléon, ses maladies, ses blessures

Pour comprendre les rapports de Napoléon à la médecine, il me semble important de détailler les éventuelles maladies que l'Empereur des Français a pu contracter, ainsi que ses blessures sur les différents champs de bataille en Europe. Pour la seule période de son exil à Sainte-Hélène, un survol succinct de son état de santé a été entrepris, la symptomatologie qu'il y a développée étant parfaitement connue jour après jour.

Aucune maladie notable n'est mentionnée dans son enfance. Aucun soin répertorié à l'Ecole royale militaire de Paris.
1785 : Bonaparte est lieutenant en second à la compagnie de Bombardiers du régiment de la Fère en garnison à Valence et à Lyon. Il a une fièvre dont peu de choses sont connues. Une demoiselle genevoise se serait occupée de lui (Boigey, 1930).
1786 : De retour en Corse, il obtient un congé de plusieurs mois parce qu'il est en mauvaise santé. Il part à la station thermale de Guagno, près d'Ajaccio. Revenu à Axonne, il contracte le paludisme. Le chirurgien major du régiment, Bienvelot, le soigne.
1790 : Bonaparte quitte Axonne avec un nouveau congé de convalescence. Il se rend à la station thermale d'Orezza.
Printemps 1791 : Nommé à Valence, il fait une rechute de fièvre palustre très sévère. Il est soigné par le chirurgien du régiment, Parmentier.
1793 : Bonaparte attrape la gale. Il est soigné par Desgenettes.
1796 : Au moment de prendre le commandement de l'armée d'Italie, sa santé est fragile. Il est maigre, son aspect est maladif et il tousse sans discontinuer (Boigey, 1930).
1797 : De retour d'Italie en septembre, il donne sa démission au Directoire. Le prétexte avancé est qu'il se porte mal et qu'il a besoin de se reposer. Se sentant mieux, il accepte en fin d'année la responsabilité de l'armée d'Egypte. Malgré tout, il est dépeint

par un proche comme très maigre, de teint jaune, avec des globes oculaires enfoncés dans leurs orbites et des poussées de fièvre très fréquentes. Corvisart l'ausculte et diagnostique une inflammation pulmonaire.
Au retour d'Egypte, devenu Premier Consul, son aspect est toujours aussi souffreteux. Il est très maigre, ce qui est une évidence pour tous ceux qui croisent son chemin.
1803 : Bonaparte est à Bruxelles. Il est très malade. Les symptômes portent sur la poitrine. Il crache du sang.
1804 à 1807 : Son état général est satisfaisant. Rien dans sa correspondance ne trahit un quelconque embarras. Il semble à son apogée sur le plan physique. Il lui arrive de prendre des bains chauds plusieurs fois par jour pour se délasser, en particulier lorsqu'il est éreinté. Sa bonne santé passait aussi, selon lui, par un exercice quotidien assidu (Boigey, 1930).
Pourtant, le 10 septembre 1804, dans les *Mémoires* de Constant (2000), son domestique, relate que : *« L'Empereur dans la nuit précédente... avait eu un fort choc nerveux ou une crise épileptique, mal par lequel il était possédé. »* En 1805, Talleyrand affirme à propos de Napoléon : *« Il gémissait et il bavait, il avait des espèces de convulsions qui cessèrent au bout d'un quart d'heure... »* Une biographie de 1838 signale : *« Dès sa jeunesse, il avait des crises épileptiques. C'est ainsi que, durant sa scolarité à Paris, il eut comme punition de manger agenouillé, mais une si forte crise le traversa qu'il fut mis fin à sa punition. »* Ses crises, si elles ont existé, étaient rares et n'ont pas gêné son activité. Il est important de mentionner qu'aucun de ses médecins traitants n'a rapporté de diagnostic d'épilepsie ou de symptômes équivalents présentés par Napoléon (Deutsches Epilepsiemuseum, 2002).
Fin 1808 : Des crises de douleurs gastriques intenses et répétées se manifestent pour la première fois. Corvisart est convaincu que l'Empereur prend ses repas trop vite. Napoléon commence à grossir.
1809 : Alors au château de Schönbrunn, une éruption à la partie postérieure du cou survient qui alarme tout l'entourage au point de consulter l'ancien médecin de Joseph II, Jean-Pierre Franck, qui diagnostique un vice dartreux, ce qui est très grave. Corvisart est appelé en urgence, rassure tout le monde et

applique un simple vésicatoire qui guérit Napoléon en 4 jours. Sans récidive.
A partir de 1812 : Sur un des deux bulletins de santé du médecin Mestivier en date du 5 septembre 1812, il est fait état d'un gros rhume avec une extinction de voix qui aurait empêché l'Empereur de parler et de dicter sa correspondance. Nous sommes à la veille de la bataille de la Moskowa et cette altération de sa santé se poursuit plusieurs jours (Boigey, 1930).
Fin 1813 : A Dresde, il souffre plusieurs jours de coliques hépatiques. Au cours de la bataille de Leipzig, il a de nouveau des douleurs gastriques et hépatiques extrêmement violentes à la limite du supportable. Sa santé ne s'améliore pas pendant la campagne de France.
De mars à mai 1815 : Astreint à siéger à son bureau en permanence pour réorganiser son armée et son gouvernement, soumis à un stress et à un surmenage considérable, il est assailli en permanence par de nouvelles crises gastriques.
16-17 juin 1815 : La veille de la bataille de Waterloo, il est repris par des douleurs similaires à celles ressenties à Leipzig en 1813. Il ne dort pas cette nuit-là.
18 juin 1815 : Le matin de la bataille, il se serait fait soigner pour des hémorroïdes très fréquentes chez les grands cavaliers (Mason, 2010). D'autres auteurs affirment que, ce matin-là, ce sont des maux d'estomac qui le taraudaient fortement.
1816 : Le captif grossit beaucoup, ressent des douleurs constantes au côté droit et voit ses jambes enflées. Napoléon se plaint de rhumatismes, mais ne marche pas et ne fait plus d'exercice, ce que son entourage lui reproche. Las Cases relate qu'il fait un abcès dentaire énorme qui perdure du 26 octobre au 9 novembre 1816 (Las Cases, 1999).
1817 : Napoléon présente un syndrome scorbutique. En juillet, un autre abcès dentaire se déclare. Le 16 novembre 1817, selon Montholon, suite à un nouvel abcès dentaire, O'Meara lui enlève une dent (Bastien & Jeandel, 2005).
1818 : Il ne dort plus. Il ressent une douleur sourde à l'estomac et présente des troubles de gravelle urinaire. Conscient, il évoque une mort prochaine. Selon Bertrand, il connaît d'autres problèmes dentaires dans l'année.
1819 : Napoléon fait une syncope. Les douleurs au ventre sont insoutenables. Le médecin anglais Stokoe diagnostique une

hépatite. Il prescrit à son patient une clystérisation, puis, une saignée suivie d'une purgation. La santé du malade s'améliore (Stokoe, 2008).
Août 1819 : Bertrand signale à Hudson Lowe que son prisonnier souffre énormément.
Septembre 1819 : L'état de santé du général Bonaparte semble s'améliorer sous l'effet du traitement recommandé par Antommarchi, nouvellement arrivé sur l'île. Le captif retrouve de l'entrain et sa constitution est meilleure, mais cela ne dure pas (Antommarchi, 1825).
Mars 1820 : Ses douleurs hépatiques et à l'estomac sont permanentes. En octobre, il vomit. Les expectorations qui en découlent sont inquiétantes.
27 avril 1821 : L'Empereur, alité, vomit continuellement et est très mal.
29 avril 1821 : Il délire.
Nuit du 4 au 5 mai 1821 : Coma.
5 mai 1821. Décès à 17h49. Il avait 51 ans (Benhamou, 2010).

Napoléon a toujours essayé de tenir secret ses malaises et ses blessures pour éviter que la confusion et le désordre ne s'installent. *« Il avait été très souvent exposé dans ses batailles ; mais on le taisait avec le plus grand soin. Il avait recommandé, une fois pour toutes, le silence absolu sur toutes les circonstances de cette nature* (Las Cases, 1999). *»* Pourtant, Antommarchi fournit un détail très précis des blessures de l'Empereur dans son rapport d'autopsie : *« Le corps présentait (...) plusieurs cicatrices, à savoir : une à la tête, trois à la jambe gauche, dont une sur la malléole externe, une cinquième à l'extrémité du doigt annulaire ; enfin, il en avait un assez grand nombre sur la cuisse gauche* (Antommarchi, 1825). *»*

Suite à un accident de calèche dans la jeunesse, il perd connaissance.
16 décembre 1793 : Au siège de Toulon, Bonaparte décide de mener l'assaut. Son cheval est tué et le jeune officier français décide de continuer à pied. Il est blessé grièvement à la cuisse par un coup d'esponton donné par un Anglais. Le rapport d'autopsie mentionne une *« dépression profonde et pouvant admettre le poing »* dans la cuisse gauche, un peu au-dessus du

genou (Antommarchi, 1825). Napoléon a affirmé à Las Cases qu'il a pensé perdre sa jambe. Le chirurgien Hernandez voulait l'amputer, mais sa cuisse a finalement guéri grâce aux bons soins de Jean-Mathieu Chargé (Las Cases, 1999 ; Goldcher, 2004).

Selon Boigey, il aurait été blessé à l'arme blanche à la cuisse et aurait été soigné par Hernandez, chirurgien de la marine et plus tard professeur dans les écoles de médecine navale de Toulon et de Rochefort (Boigey, 1930).

Décembre 1795 ou janvier 1796 : Avant de passer sa première nuit d'amour avec la veuve du général Beauharnais, alors qu'il se précipite pour la rejoindre, il est mordu plusieurs fois par un chien du voisinage au mollet (Goldcher, 2004).

11 juillet 1798 : Bonaparte est blessé à Damanhour en Egypte. Larrey signale que le *« général en chef reçut un coup de pied d'un cheval arabe, qui lui fit à la jambe droite une contusion assez forte pour qu'on dût craindre des accidents consécutifs : je fus assez heureux pour les prévenir et le conduire en très peu de temps à la guérison, malgré sa marche pénible et son activité naturelle qui l'éloignait du repos* (Larrey, 1812-1817 ; Marchioni, 2003). *»*

22 juin 1803 : En tuant un sanglier, Bonaparte se blesse au cours d'une chasse. Il aurait écrit le lendemain à Joséphine pour lui raconter l'accident (Goldcher, 2004). Dans son exil à Sainte-Hélène, il le raconte à son premier confident et fait état d'*« une forte contusion au doigt »* (Las Cases, 1999). Au cours de l'autopsie, Antommarchi rapporte une cicatrice, dans son rapport, à *« l'extrémité du doigt annulaire* (Antommarchi, 1825). *»*

6 juillet 1809 : A Wagram ou à Essling, il aurait reçu une balle qui lui aurait déchiré *« la botte, le bas et la peau de la jambe gauche* (Las Cases, 1999). *»*

Septembre 1808 : Au cours d'un jeu avec l'Impératrice et des proches, Napoléon fait une chute en courant (Constant, 2000). Il tombe de cheval également à plusieurs reprises et ses chutes le condamnent à plusieurs jours de repos (Toulon, campagne d'Italie, Saint-Jean-d'Acre, Boulogne et Arcis-sur-Aube). A Marengo (1800), il manque de se noyer dans la vase (Goldcher, 2004).

23 avril 1809 : Au siège de Ratisbonne, Napoléon est blessé. C'est sa seconde blessure de guerre. Constant relate l'épisode : *« Le coup avait été frappé si fort que l'Empereur était assis ; il venait de recevoir la balle qui l'avait frappé au talon. (...) Un aide de camp vint me chercher, et lorsque j'arrivai, je trouvai M. Yvan occupé à couper la botte de Sa Majesté, dont je l'aidai à panser la blessure. Quoique la douleur fût encore très vive, l'Empereur ne voulut même pas donner le temps qu'on lui remit sa botte, et pour donner le change à l'ennemi, et rassurer l'armée sur son état, il monta à cheval, partit au galop avec tout son état-major* (Constant, 2000)... *»* Dans ses *Mémoires* (2000), Constant raconte une deuxième fois l'événement et dit qu'il n'est arrivé qu'au moment où Yvan faisait le pansement, ce qui semble plus vraisemblable. Aubry (1977) affirme qu'un biscaïen l'aurait touché au talon droit. La contusion aurait touché un nerf et le pied aurait gonflé davantage dans sa botte qu'il n'avait pas ôtée depuis trois jours. Selon lui, Yvan l'aurait également pansé. Dans son *Mémorial*, Las Cases (1999) rapporte les propos de l'Empereur qui lui a dit qu'*« une balle lui avait frappé le talon. »* Le biscaïen est exposé au musée de l'Armée à Paris.

La controverse porte sur le chirurgien qui aurait soigné Napoléon. Il a été dit que c'était Larrey, Heurteloup ou même Desgenettes. Mais, les témoignages sont unanimes. De même, l'organisation du service de santé personnel de l'Empereur ne laisse aucun doute quant au chirurgien qui s'est occupé de lui. Il s'agit du baron Alexandre-Urbain Yvan. Quant à cette blessure, les témoignages sont aussi unanimes sur sa gravité qui s'est résumée à une simple contusion sous-malléolaire externe droite (Goldcher, 2004). Antommarchi signale dans son rapport d'autopsie *« une sur la malléole externe* (gauche), *... »*

Pourtant, concernant ce détail, personne n'a jamais posé une question qui semble fondamentale : *« Et si Yvan n'avait pas été finalement celui qui avait effectué les premiers soins ? »* Constant, dans ses *Mémoires* (2000), mentionne qu'il n'est arrivé qu'une fois Yvan en action, et pas avant, ce qui me semble plus proche de la réalité et concorde mieux les autres témoignages.

En vérité, Charles Regnault, chirurgien également sur place, aurait été le premier à appliquer un pansement aussitôt la blessure survenue avant qu'Yvan n'intervienne (Driout, 2000).

Charles Regnault (1765-1832) :

Né le 22 juin 1765. Engagé à 18 ans comme élève chirurgien au 15ème régiment de dragons. Chirurgien du 1er régiment de chasseur à cheval jusqu'en 1791. Chirurgien des prisons de Paris entre 1791 et 1793. A partir de mars 1793, chirurgien de 3ème classe des hôpitaux ambulants de l'armée. En garnison à Lille jusqu'en août 1797. Chirurgien de 2ème, puis de 1ère classe, il rejoint le 3ème bataillon du 95ème régiment. Il est de toutes les campagnes. Récipiendaire de la Légion d'honneur le 1er octobre 1807, avec le numéro 18 422. En 1808, chirurgien-major dans les hôpitaux de l'armée. En janvier 1810, nommé à l'armée d'Espagne. En novembre 1812, malade en congé à Metz. Le 24 juin 1813, attaché au quartier général de la Grande Armée de Dresde. Dernière campagne d'Autriche. Juin 1814, hôpital de Besançon. Retraite anticipée en 1815 à cause de ses affinités bonapartistes. Mort en 1832.

Pour son pansement à Ratisbonne, il reçoit quatre bourses impériales destinées à ses quatre fils. Le maréchal Soult, quant à lui, lui aurait offert une montre à sonnerie (Driout, sans date).

15 septembre 1812 : Dans l'incendie de Moscou, les cheveux de l'Empereur sont brûlés (Constant, 2000).

Références bibliographiques :

Antommarchi F., *Mémoires du Docteur F. Antommarchi ou les derniers momens de Napoléon*, Librairie Barrois L'Aîné, Paris, 1825.

Aubry Octave, *La vie privée de Napoléon*, Bibliothèque napoléonienne, Tallandier (éd.), Paris, 1977.

Bastien Jacques & Jeandel Roland, *Napoléon à Sainte-Hélène – Etude critique de ses pathologies et des causes de son décès*, Le Publieur (éd.), 2005.

Benhamou Albert, *L'autre Sainte-Hélène, la captivité, la mort et les médecins autour de Napoléon*, Albert Benhamou Publishing, 2010.

Boigey Maurice, « Les maux de Napoléon », in *Chronologie – Sainte-Hélène : la maladie de l'Empereur*, http://www.napoleonprisonnier.com, tiré de son article paru dans l'Almanach Napoléon, 1930, pp. 1-2.

Castelot André, *Bonaparte*, Librairie académique Perrin, Paris, 1967.

Castelot André, *Napoléon*, Librairie académique Perrin, Paris, 1968.

Constant, *Mémoires intimes de Napoléon Ier*, Mercure de France (éd.), Paris, 2000.

De Las Cases Emmanuel, *Mémorial de Sainte-Hélène*, Le Grand Livre du Mois (éd.), Tome IV, Paris, 1999, (réédition de la première version de 1823).
Deutsches Epilepsiemuseum, « Malades épileptiques célèbres – Napoléon », in *http://www.epilepsiemuseum.de*, Kork, 2002, pp. 1-2.
Driout Pierre, « Charles Regnault (1765-1832) », in *http://pierre.driout.perso.sfr.fr*, sans date, pp. 1-7.
Gallo Max, *Napoléon*, Magellan (éd.), 8 vol., Paris, 1998.
Ganière Paul, *Corvisart*, Flammarion (éd.), Paris, 1951.
Goldcher Alain, « Les blessures de Napoléon », in *Revue du Souvenir napoléonien*, http://www.napoleon.org, juin-juillet 2004 ; 453 : 3-7.
Larrey Dominique Jean, *Mémoires de chirurgie militaire et campagnes*, Smith (éd.), 4 vol., Paris, 1812-1817, 4 vol.
Macé Jacques, *Le général Gourgaud*, Nouveau Monde (éd.), Fondation Napoléon, Paris, 2006.
Marchioni J., *Place à Monsieur Larrey, chirurgien de la Garde impériale*, Actes Sud (éd.), Arles, 2003.
Mason Phil, *Les hémorroïdes de Napoléon*, De l'Opportun (éd.), Paris, 2010.
Stokoe Edith, *With Napoleon at St. Helena: Being the memoirs of Dr. John Stokoe, naval surgeon*, Bibliobazaar (ed.), Charleston, 2008.

Le service de santé personnel de Napoléon

Préoccupé au plus haut point par sa santé, Napoléon a établi un service de santé personnel aménagé sur le même mode que les anciens rois de France, c'est-à-dire directement rattaché à sa personne, qui le suivait partout, aussi bien en campagnes militaires que dans ses diverses résidences. La Maison de l'Empereur dispose donc de différents services qui sont placés sous diverses autorités comme le Grand aumônier, le Grand chambellan, le Grand maréchal du palais, le Grand écuyer, le Grand veneur, le Grand maître des cérémonies, l'Intendant général de la couronne et le Trésorier général de la couronne. Le service de santé personnel de l'Empereur est, quant à lui, placé sous la tutelle de l'Intendant général de la Maison qui n'est autre que Charles Pierre Claret de Fleurieu (1738-1810) en 1805, puis Pierre Antoine Noël Bruno Daru (1767-1829) en 1808, associé à Louis Costaz (1767-1842) en 1810, selon les Almanachs impériaux écrits de 1805 à 1813, les dates mentionnées pour ces trois personnages n'étant que celles où ils sont cités pour la première fois dans ces fameux registres et pas celles de leur nomination à ce poste (Almanachs impériaux, 1805-1813 ; Pouliquen, 2007).

Charles Pierre Claret de Fleurieu est un explorateur, un hydrographe, un homme politique français, ministre de la marine sous Louis XVI (1790) et membre de l'Institut de France. Grand officier de la Légion d'honneur en 1805, il est fait comte d'Empire en 1808 (http://fr.wikipedia.org, 2010).

Pierre Antoine Noël Bruno Daru est fait comte d'Empire en 1809. En 1813, il est nommé Grand aigle (croix) de la Légion d'honneur. Pair de France en 1819, il est membre de l'Académie française à partir de 1806 et membre libre de l'Académie des sciences en 1828 (http://fr.wikipedia.org, 2010).

Louis Costaz est élevé au rang de baron d'Empire en 1809. Membre de la Légion d'honneur, c'est un polytechnicien de formation qui participe à l'expédition d'Egypte. Préfet de la Manche, puis du nord, il dirige les Ponts-et-Chaussées (1813-1814) (http://fr.wikipedia.org, 2009).

Service de santé de la Maison de l'Empereur (Almanachs impériaux, 1805-1813 ; Pouliquen, 2007) :

Premier médecin	Jean-Nicolas Corvisart (1805)
Médecin ordinaire	Hallé (1805)
Médecin de l'infirmerie et de la Maison impériale	Lanefranque (1806)
	Leclerc (1806) >> Son nom n'apparaît plus dans les almanachs à partir de 1809.
	Guilloneau (1806)
	Lerminié (1809)
	Bayle (1809)
Médecins consultants	Paul Joseph Barthez (1806) >> Son nom n'apparaît plus dans les almanachs à partir de 1807.
	Lepreux (1806)
	Malouët (1806)
	Pinel (1806)
	Andry (1809)
Premier chirurgien	Alexis Boyer (1805)
Chirurgien ordinaire	Alexandre Urbain Yvan (1805)
Chirurgien de l'infirmerie et de la Maison impériale	Horeau (1806)
	Varelliaud (1806)
	Ribes (1808)
	Jouan (1808) >> Son nom n'apparaît plus dans les almanachs à partir de 1809.
	Lacournère (1809)
Chirurgiens consultants	Lassus (1806) >> Son nom n'apparaît plus dans les almanachs à partir de 1809.
	Pelletan (1806)
	Pierre François Percy (1806)
	Sabatier (1806)
Chirurgien adjoint en survivance	Jouan (1809)

Chirurgien d'habitation à Saint-Cloud et aux autres lieux circonvoisins	Lassoujade (1809)
Premier pharmacien	Nicolas Deyeux (1806)
Pharmacien ordinaire	Charles Louis Cadet de Gassicourt (1806)
	Clarion (1806)
	Bouillon-Lagrange (1808) >> Son nom n'apparaît plus dans les almanachs à partir de 1809.
	Rouyer (1809)
Médecin oculiste	De Wenzel (1806)
Chirurgien-dentiste	Jean-Joseph Dubois-Foucou
Chirurgien-bandagiste	Ronsil (1809) >> (Almanachs impériaux, 1805-1813 ; Pouliquen, 2007).

Exemple tiré de l'Almanach impérial de 1810 :

INTENDANCE GENERALE DE LA MAISON

M. le Comte DARU (C. ✱), *Conseiller d'Etat*, Intendant général

M. le Baron COSTAZ ✱, *Intendant des Bâtimens de la Couronne.*

***

SERVICE DE SANTE

Médecins.

M. le Baron de Corvisart (O. ✱) *Premier Médecin.*

M. le Chevalier Hallé ✱, *Médecin ordinaire.*

Médecin par Quartier

M. Lanefranque.

M. Guillonneau.

M. Lerminier.

M. Bayle.

Médecins consultans.

M. Malouët.

M. Lépreux ✱

M. Pinel ✱.

M. Andry.

Chirurgiens.

M. le Baron Boyer ✱*Chirururgien.*

M. le Baron Yvan (O. ✱) *Chirurgien ordinaire.*

Chirurgiens par quartier.

M. Horeau.	M. Lacournère.
M. Vareillaud	M Ribes.

M.. Jouan ✵, *Chirurgien adjoint en survivance*
M. Lassoujade, *Chirurgien d'habitation à Saint-Cloud et lieux circonvoisins.*
M. De Wenzel, *Médecin-oculiste*
Chirurgiens consultans.

M.Pelletan ✵.	M. Sabatier ✵.
M. Percy (C. ✵).	M. Dubois.
Chirurgien-dentiste.	M. Dubois.
Chirurgien-bandagiste,	M. Ronsil.

Pharmaciens.
M. Deyeux, *premier pharmacien*
Pharmaciens Ordinaires.
M Clarion,
M. Cadet,
M. Rouyer,

Les Noms des Fonctionnaires publics, membres de la Légion d'honneur, sont, dans l'Almanach, suivis de ce signe, Savoir: Les Grands Officiers décorés du Grand Aigle, (G. A. ✵). Les Grands Officiers, (G. ✵). Les Commandans, (G. ✵). Les Officiers, (O. ✵). Et les Chevaliers, (✵).

Références bibliographiques :
Almanachs impériaux, Testu & Cie imprimeurs, Paris, 1805 à 1813.
http://fr.wikipedia.org, *Charles Pierre Claret de Fleurieu*, 2010, pp. 1-6.
http://fr.wikipedia.org, *Louis Costaz*, 2009, p. 1.
http://fr.wikipedia.org, *Pierre Antoine Noël Bruno Daru*, 2010, pp. 1-6.
Pouliquen Thierry, « Maison de l'Empereur Napoléon », in *http://thierry.pouliquen.free.fr*, 2007, pp. 1-6.

La Faculté de médecine de Paris sous l'Empire (1808)

Le 8 août 1793, la Convention vote la fermeture de toutes les académies et de toutes les sociétés savantes, ce qui provoque également la fermeture des écoles de médecine. Le 4 décembre 1794, sous l'impulsion de Fourcroy, la Convention vote une loi visant à créer trois écoles de médecine à Paris, Montpellier et Strasbourg. De 1795 à 1808, l'Ecole centrale de Santé, comme est nommée celle de Paris, devient l'Ecole de médecine, puis la Faculté de médecine (Lemaire, 1994).

Corvisart, devenu premier médecin de Bonaparte, statut qu'il conserve lorsque l'Empire est décrété, pour éviter les querelles inutiles, influe pour que le premier médecin,- en l'occurrence lui-même -, soit le seul à nommer les médecins affectés à la Maison impériale, mais aussi au Conseil des professeurs de la future Faculté de médecine de Paris. Cette institution, à elle seule, dispose de toute latitude et de toute l'autorité requise pour prendre des décisions engageant toute la profession médicale sur tout le territoire de l'Empire.
Les écoles de Montpellier et de Strasbourg ne disposeront jamais d'un tel pouvoir et seront reléguées à un rôle plus subalterne (Lemaire 1994 ; Corlieu, 1896).
Fourcroy jette son dévolu sur les locaux de l'Académie de chirurgie. Spacieux, agrémenté d'un amphithéâtre majestueux, ils peuvent recevoir la bibliothèque, les cours magistraux, les collections d'anatomie ainsi que toute l'instrumentation requise. Pourtant, les démonstrations chirurgicales, les dissections ou encore les expériences de physique - chimie se font dans le couvent des Cordeliers qui est désaffecté et à quelques pas de l'académie (Lemaire, 1994 ; Kersaint, 1966).
L'enseignement repose sur quatre principes fondamentaux et incontournables. Le choix pour la chirurgie ou la médecine ne peut s'envisager qu'après un tronc commun d'études.

L'enseignement théorique est impérativement accompagné d'un enseignement pratique sur le malade qui se résume à des démonstrations et des exercices directement effectués sur le patient. L'entrée au sein de la structure passe obligatoirement par un concours. Il en va de même pour les enseignants, ce qui suscite une indéniable émulation. Les études sont sanctionnées par un diplôme, le doctorat en chirurgie ou le doctorat en médecine. Des droits universitaires sont légitimement perçus (Lemaire, 1994).

En 1797, le nombre des étudiants est supérieur à 1 000. La formation dure trois ans. Il y a neuf cours de médecine et trois de clinique. L'école comprend deux enseignants par chaire, soit 24 professeurs, chacun ayant la responsabilité d'un semestre. En 1808, avec la création de l'Université impériale, l'école devient la Faculté de médecine avec à sa tête un doyen. Finalement, l'enseignement médical reprend les caciques de celui de l'Ancien Régime (Lemaire, 1994).

Selon Lemaire (1994), *« Dès 1795, Fourcroy s'octroie la chaire de chimie médicale et de pharmacie. Pourtant, c'est Nicolas Deyeux qui en assure les cours. Chaussier, très proche de Fourcroy, prend en charge la chaire d'anatomie et de physiologie, associé à Duméril. Sabatier est désigné pour celle de la médecine opératoire. Son adjoint est Lallement. Sue s'occupe de la chaire de médecine légale et de celle de l'histoire de la médecine. De Jussieu et de Richard délivre leurs connaissances en histoire naturelle médicale. Hallé, quant à lui, se voit confier la chaire de physique médicale et d'hygiène, associé à Desgenettes. La pathologie externe est enseignée par Richerand et Percy. Les cours de pathologie interne sont dispensés par Pinel et Bourdier. Leroy et Baudelocque, dont l'antagonisme devant les tribunaux a alimenté les chroniques médicales de l'époque, expliquent l'art des accouchements. La clinique interne pour la médecine, la clinique externe pour la chirurgie et la clinique de perfectionnement sont attribuées à Corvisart et Leroux qui officient à la Charité, Pelletan et Boyer, à l'Hôtel-Dieu, Dubois et Petit-Radel, dans la Faculté elle-même. Directeur depuis 1795, Thouret en devient le doyen. Leroux sera son successeur. »*

Corvisart, Thouret, Hallé, Leroux et Leroy sont des docteurs-régents, Desgenettes est titulaire d'un doctorat soutenu à

Montpellier et Baudelocque, Dubois, Lassus, Pelletan et Sabatier sont issus du Collège de chirurgie (Lemaire 1994 ; Corlieu, 1896).
La plupart de ces enseignants, dans le même temps, occupent les plus hautes fonctions dans la Maison impériale (Corvisart, Dubois, Deyeux, etc.), dans la politique (Cabanis), dans l'administration (Fourcroy) ou dans l'armée (Percy, Desgenettes). Bien évidemment, compte tenu de ces hautes responsabilités, Légion d'honneur et noblesse d'Empire leur tendent les bras (Lemaire, 1994).

A partir de 1796, les programmes annuels enseignés sont clairement définis. Ainsi, les étudiants en 1ère année sont-ils dénommés les *commençants*. Pour eux, durant le semestre d'hiver, l'anatomie, la physiologie, la chimie médicale et la pharmacie et durant l'été, la matière médicale, la physique médicale et l'hygiène, des séances d'ostéologie, des exercices de bandages et d'appareillage. Pendant quatre mois, dans le même temps, ils ont pour obligation de suivre un stage à la clinique chirurgicale de l'Hôtel-Dieu. Ceux de 2ème année, ou *commencés*, vaquent, l'hiver, à l'étude de l'anatomie agrémentée d'exercices, de la physiologie, de la chimie médicale, de la médecine opératoire. L'été, ils découvrent la matière médicale, les accouchements, des exercices de bandages, d'appareillages. Un stage similaire de quatre mois doit être effectué à la Charité où les étudiants se mettent au service des malades, ce qui constitue la grande nouveauté de cette réforme médicale. Enfin, ceux de 3ème année, ou encore les *avancés*, finissent leur cursus avec, en hiver, l'anatomie, la chimie médicale et la médecine opératoire. Les exercices sont libres. En été, s'offrent, à eux, la matière médicale, la pathologie externe, la pathologie interne et les accouchements, la médecine légale et l'histoire de la médecine. Le stage clinique dure toute l'année à l'hospice de l'École, sous l'égide de la clinique de perfectionnement où les étudiants soignent activement les malades et voient leurs prestations justement rémunérées (Lemaire, 1994 ; Ganière, 1970).
Lors de l'ouverture de l'Ecole centrale de Santé en 1794, il n'y a aucun examen venant sanctionné la fin des études. Cela change avec l'accession de Bonaparte au poste de Consul.

L'année qui suit voit des examens de fin d'année, puis en 1799, la thèse redevient obligatoire. Malgré une organisation extrêmement précise, les ratés existent, mais ne sont que des ponctuations dans l'ordonnancement de l'institution. En outre, au vu du grand nombre des étudiants, il est très difficile de les encadrer afin de leur rendre l'accès aux malades possible. Cent à deux cents élèves autour du lit d'un malade unique n'est pas chose envisageable (Lemaire, 1994).

Au cours des démonstrations cliniques dans l'amphithéâtre de l'Ecole pratique, Les deux responsables, Dubois et Petit-Radel, diagnostiquent, interrogent et expliquent aux étudiants présents, les malades étant dévêtus et sous l'autorité des assistants. A côté, deux internes prennent en note, l'un, les prescriptions et les consignes relatives au traitement mis en place, l'autre, les questions soumises à la réflexion des étudiants sur un temps très limité. En définitive, l'idéal est de se voir attribuer quelques lits, voire une partie de la salle (Lemaire 1994 ; Corlieu, 1896).

Le concours de l'externat et de l'internat a été conçu par Chaptal, ministre de l'Intérieur, en 1801. L'externat est aisé et, globalement, les 2/3 des candidats aboutissent à une nomination. L'internat, quant à lui, est autrement plus difficile. Le 13 septembre 1802, le jury présidé par Lepreux retient 24 candidats sur la quarantaine qui s'est présentée. Les sessions suivantes se tiennent en décembre et voient leur nombre tomber à 10-15% de succès seulement. En 1812, la réalité de cette compétition est si féroce que le nombre d'impétrants est de 120 pour seulement 18 postes à pourvoir (Lemaire, 1994).

Les dissections de cadavres ne sont plus interdites, mais il convient mieux de ne pas se faire prendre où les sergents de police peuvent demander le rachat du cadavre. Si elles sont tolérées, elles doivent être pratiquées dans la discrétion. Ainsi, Bichat pratique-t-il près de 500 autopsies dans les 18 mois qui précèdent sa mort. L'autopsie devient un acte médical à part entière. En tous cas, Bichat lui confère ses lettres de noblesse. Souvent contrôlé à la sortie des cimetières, la calèche remplie de corps, il aura souvent maille à partir avec la police. Tous agissent de même. Selon Lemaire (1994), *« Dubois, quant à lui, paye des femmes de petite vie pour qu'elles distraient la police pendant qu'il fait sa collecte, Dupuytren reste une nuit durant, pour ne pas être attrapé, sous une dalle tombale ou encore Portal, de son côté, dissèque sur son lit, dans sa chambre, les corps que des rabatteurs lui ont amené, et lorsque les forces de police menacent sa tranquillité, en tirant un drap, il évacue le corps dans la ruelle attenante. »* Corvisart, de son côté, dans son service, n'hésite pas à réaliser l'autopsie sur des malades morts dans son service (Lemaire 1994 ; Rabusson Corvisart, 1988).

Si les corps sont à profusion pour les dissections, il est important, pour mieux en maîtriser la valeur, de manipuler des pièces en bois ou en cire, répliques fidèles des organes du corps humains. Lors de son séjour à Florence, Napoléon s'émerveille devant 40 cires anatomiques conçues par Felice Fontana pour Léopold II, grand-duc de Toscane et futur empereur d'Autriche, que l'artiste lui détaille en 1796. En souvenir de cet instant, Napoléon suggère logiquement la fondation d'une école française entièrement dévolue à la conception de cires anatomiques. Tous ses interlocuteurs, emballés, ne tarissent pas d'éloges dans une réponse pleine d'enthousiasme, le 8 mai 1806. Le 29 mai, l'Empereur promulgue un décret instaurant, dans la ville de Rouen, *« une école destinée à l'enseignement de l'art des préparations anatomiques modelées en cire. »* Le chirurgien Laumonier, anatomiste reconnu et aussi le beau-frère de Thouret, directeur de l'Ecole de médecine depuis 1795, en a la charge. Il a pour mission de réaliser des pièces d'anatomie humaine les plus fidèles et les plus précises possibles pour l'Ecole de médecine, le musée d'histoire naturelle et toutes les structures hospitalières intéressées. Ces pièces sont anatomiques, démonstratrices ou à caractère pathologique. Cette école ouvre ses portes en 1807 et les ferme en 1810. Moins de six étudiants l'animeront (Lemaire, 1994 ; Corlieu, 1896).

Outre l'enseignement, les sollicitations sont nombreuses. Des ministres posent des questions ou missionne la Faculté sur différents thèmes le plus souvent en rapport avec la Santé publique : contrôle des eaux minérales, épidémies, etc. Par exemple, selon Lemaire (1994), *« le 8 mars 1810, le ministre veut savoir s'il est nécessaire d'adjoindre un chirurgien aux médecins pour le contrôle des eaux minérales. »* ou encore, *« les 9 et 15 février 1809, le Conseil* (des professeurs de la Faculté) *discute du trajet d'une épidémie d'une fièvre encore indéterminée dans la Creuse, la Corrèze, la Dordogne, la Haute-Vienne. »* Des mémoires présentent les résultats d'investigations ou des nouveaux matériaux médicaux sont débattus. L'administration de guerre, elle-même, n'hésite pas à écrire pour soumettre des interrogations relatives à l'hygiène ou à certains protocoles aseptiques. Ainsi, les interventions de la Faculté de médecine sont très diverses et touchent, outre à la médecine, mais aussi à de grands sujets sociétaux (Lemaire, 1994).

La Société médicale d'émulation est fondée en 1796, à l'Ecole de médecine. A sa tête, Corvisart la préside et insuffle cette émulation tant recherchée. Outre les concours ou les discours, elle est omniprésente, jusqu'à la remise annuelle d'une médaille d'or que le premier médecin de l'Empereur a voulu avec le portrait de Bichat qui récompense le concours de la Faculté de médecine. Dans le bureau de cette société, apparaissent cinq membres de l'Institut, treize enseignants de la Faculté de médecine, Coste et Desgenettes pour l'armée et Jeanroy pour les dispensaires. L'accessit est limité à 60 membres. Les places sont chères et la compétition est rude. Larrey, Yvan ou Ribes notamment en font partie. En 1809, l'ensemble des mémoires présentés représente six volumes qui sont publiés dans l'Almanach de 1810 (Lemaire, 1994 ; Ganière, 1951).

En 1800, le ministre de l'Intérieur, Lucien Bonaparte, signe un décret autorisant l'Ecole de médecine de s'allouer les services de quinze personnes extérieures susceptibles de l'aider dans les multiples sollicitations que l'institution rencontre au quotidien. C'est l'acte de naissance de la Société de l'Ecole de médecine qui est différente de la société d'émulation. Triés sur le volet, Corvisart y fait figurer tous les plus grands noms de la médecine de l'époque et, en particulier, ceux qui n'ont pas vu leur candidature retenue pour enseigner. Associés aux professeurs, avec des statuts similaires, ils forment un groupe de quarante membres qui ont pour vocation d'enseigner, mais aussi d'améliorer les pratiques médicales. En 1800, y entrent Bichat, Chaptal ou encore Cuvier, etc. En 1809, c'est au tour de Bourdois de la Motte, de Larrey notamment. Le succès de cette société est si grand et son prestige, si important que Corvisart instaure quinze places supplémentaires d'associés-adjoints. Parmi ceux-ci, Royer-Collard ou Laënnec sont en bonne place. En 1810, cette association ne compte aucune publication à son actif. La recherche ne semble pas y avoir été véritablement mise à contribution, mais s'assurer d'une notoriété conséquente et indiscutable semble en avoir été le but premier (Lemaire, 1994 ; Ganière, 1951).

Lorsque Napoléon missionne Fourcroy pour créer l'Université impériale en 1808 et après que ce dernier ait été amené à réécrire jusqu'à 23 fois le texte législatif visant à l'instaurer, les corrections de l'Empereur étant particulièrement dures, il ne fait aucun doute pour le monde médical que Fourcroy, une fois effective cette nouvelle institution, en assumera la plus haute fonction, celle de Grand-Maître. Hélas, Napoléon lui préfère le comte de Fontanes, ce qui déclenche, chez le médecin, une vague de ressentiment qu'il conservera jusqu'à sa mort. Toujours est-il que, le 11 janvier 1809, Thouret, le doyen de la Faculté de médecine, reçoit une lettre du Grand-Maître lui annonçant sa visite prochaine. Rendez-vous est pris pour le 19 janvier, au cours de la soutenance de thèse de Beauchène fils, très bon chirurgien en devenir, bonapartiste convaincu et prosecteur à l'Ecole pratique. Son père est médecin à Paris et soigne un ami très proche de Fontanes, le sieur Joubert. Ayant exercé à la Cour de Louis XVI, il suit la famille royale en exil et en devient un proche. De retour en France, il a la charge d'un service à l'hôpital du Gros-Caillou. La thèse de Beauchène fils s'intitule *Considérations sur l'organisation de l'oeil et sur l'opération de la cataracte appliquée au traitement des animaux domestiques* et est présidée par Thouret lui-même. Quelques temps plus tard, Fontanes reviendra présider la séance d'hommages rendus par Leroux, le successeur de Thouret, à la mort de Fourcroy (Lemaire, 1994 ; Kersaint, 1966).

A la Restauration, le concours public est supprimé. C'est le roi, en personne, qui nomme les enseignants et leur attribue une chaire (Lemaire, 1994 ; Ganière, 1966).
En novembre 1822, onze professeurs de la Faculté, ayant tous acquis une notoriété internationale, sont démis de leurs fonctions. Ils exercent tous depuis 1803. Il s'agit de De Jussieu, l'ancien vice-recteur, du doyen Leroux, des professeurs Chaussier, Desgenettes, Deyeux, Antoine Dubois, Lallement, Moreau de la Sarthe, Pelletan, Pinel et Vauquelin. Lors de l'éloge funèbre de Hallé qui se tient dans le grand amphithéâtre, Desgenettes tient des propos discutables sur Hallé en laissant entendre qu'il n'a jamais été capable d'imposer ses *« propres convictions »*, ce qui déclenche un tollé accompagné d'applaudissements mettant le vice-recteur dans une situation très difficile. Quelques jours après, les cours sont annulés et les enseignants ayant des affinités prononcées pour l'Empire sont tous *« révoqués »*. La Faculté rouvre ses portes en février 1823, avec de nouveaux professeurs avec des convictions fidèles au régime en place, dont Laënnec. A l'arrivée de Louis-Philippe au pouvoir, ces nouveaux enseignants sont tous, à leur tour, renvoyés, hormis Laënnec et Bertin décédés entre-temps. Antoine Dubois, Deyeux, Desgenettes, Lallement et le doyen Leroux, tous bonapartistes rescapés, sont alors de retour. Trop âgé, Leroux ne reprend pas sa fonction de doyen qu'il confie alors à Dubois (Lemaire, 1994).

Sous l'impulsion de Corvisart et de Fourcroy, la Faculté de médecine de Paris devient incontournable dans le milieu médical français et au sein de l'Empire. Lui assurant une hégémonie indéniable, elle voit tous les plus grands noms s'y succéder, ceux officiant sous l'Empire et bien après. Centralisant les pouvoirs, elle répond à des missions essentielles de Santé public et forme les médecins, et chirurgiens de la Grande Armée. Enfin, suite à la réforme de 1794 fomentée par Fourcroy qui crée par la même occasion l'enseignement hospitalo-universitaire et suite, également, à l'apparition de l'Université impériale mise en place par le même homme, elle est à la base de tous les préceptes et de toutes les institutions de la médecine du XXIème siècle, celle que nous connaissons aujourd'hui.

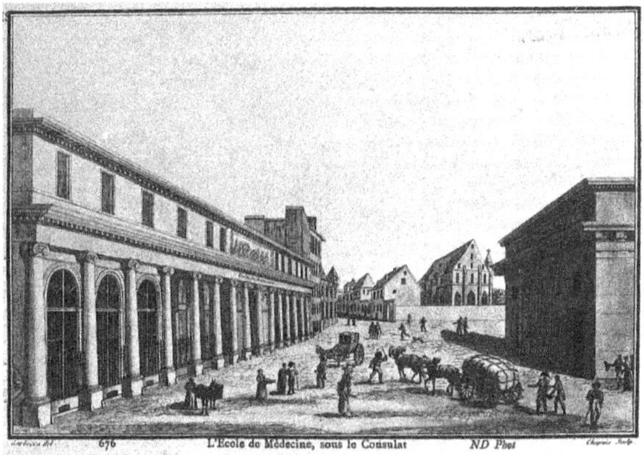

Ecole de médecine sous le Consulat (© BIUS).

Références bibliographiques :

Bibliothèque interuniversitaire de Santé (BIUS), communication personnelle, Paris, 2010 et 2012.

Corlieu Auguste, *Centenaire de la Faculté de médecine de Paris (1794-1894)*, Alcan - Baillère - Doin - Masson (éd.), Paris, 1896.

Ganière Paul, *Corvisart*, Flammarion (éd.), Paris, 1951.

Ganière Paul, « Baron Antoine Portal, président perpétuel de l'Académie royale de médecine », in *Bull. Acad. Natl. Med.*, 1966 Oct. 18 ; 150(26) : 539-545.

Ganière Paul, « La médecine et les médecins », in *Revue du Souvenir napoléonien*, oct. 1970, n° 256, pp. 14-16.

Kersaint Georges, *Antoine-François de Fourcroy (1755-1809). Sa vie, son œuvre*, du Muséum (éd.), Paris, 1966.

Lemaire Jean-François, « L'émulatrice Faculté de médecine de Paris sous l'Empire », in *Revue du Souvenir napoléonien*, mars-avril 1994, n°394, pp. 14-35.

Rabusson Corvisart Didier, « Avis au lecteur », in *Essai sur les maladies et les lésions organiques du cœur et des gros vaisseaux* par Corvisart J. N. (3ème édition de 1818), Pariente (éd.), Paris, 1988, pp. 7-41.

Riaud Xavier, « Corvisart, Jean Nicolas (1755-1821), physician to the Emperor », in *Fondation Napoléon*, http://www.napoleon.org, 2011, pp. 1-2.

Riaud Xavier, « Antoine-François Fourcroy, un médecin et comte d'Empire, directeur de l'Instruction publique », in *Revue de l'AMOPA*, janvier-février-mars 2012, n° 195, pp. 31-32.

Les enseignants de la Faculté de médecine de Paris sous l'Empire

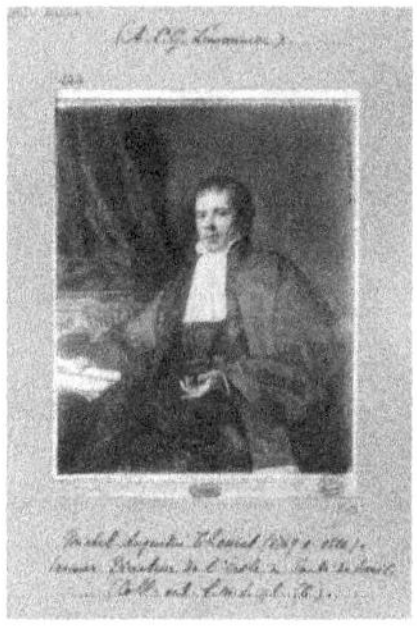

Doyen Michel Augustin Thouret (1749-1810) (© BIUS).
Directeur depuis 1795, doyen en 1808 jusqu'en 1810.

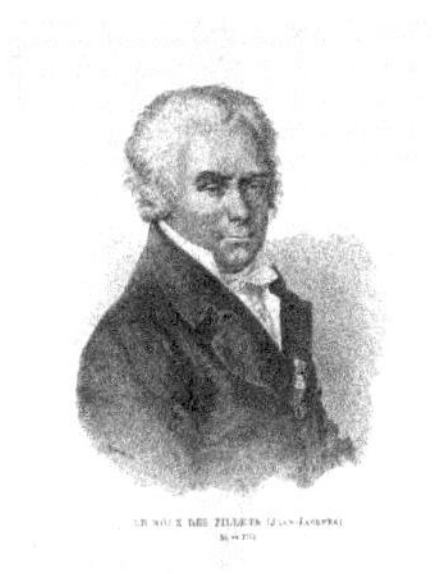

Successeur : Jean-Jacques Leroux des Tillets (1749-1832) (Corlieu, 1896, © BIUS).
Doyen de 1810 à 1822.

- Chaire de chimie médicale et de pharmacie

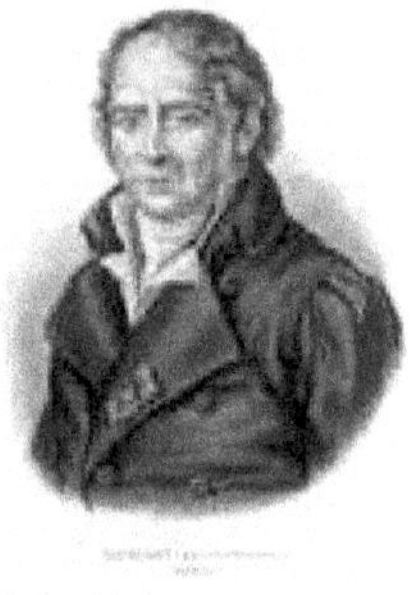

Antoine François Fourcroy (1755-1809) (Corlieu, 1896, © BIUM).

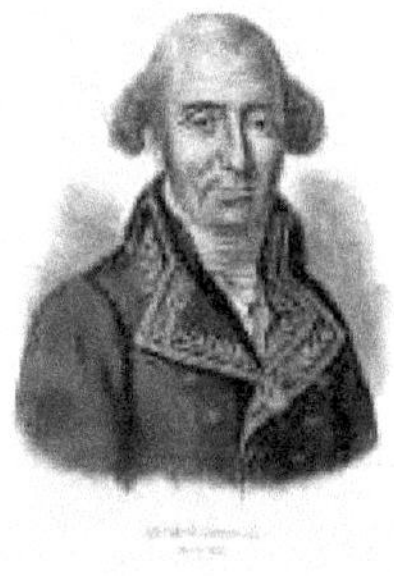

Nicolas Deyeux (1745-1837) (Corlieu, 1896, © BIUM).

- Chaire d'anatomie et de physiologie

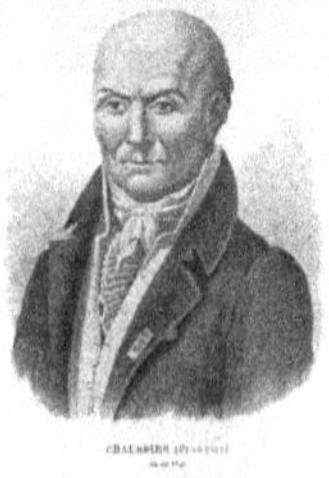

François Chaussier (1746-1828) (Corlieu, 1896, © BIUS).

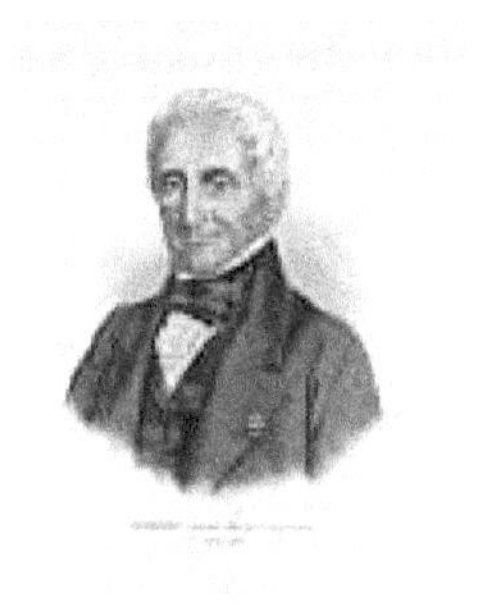

André Marie Constant Duméril (1774-1860) (Corlieu, 1896, © BIUM).

- Chaire de médecine opératoire

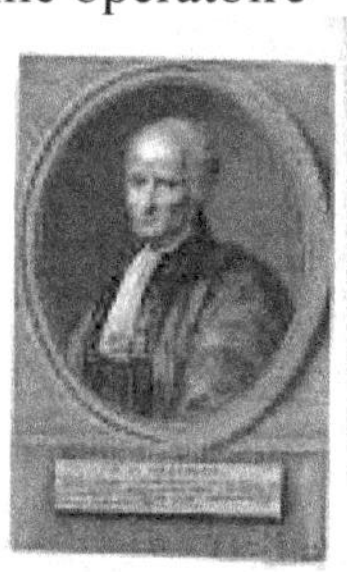

Raphaël Bienvenu Sabatier (1732-1811) (© BIUS).

- Chaire de médecine légale et d'histoire de la médecine

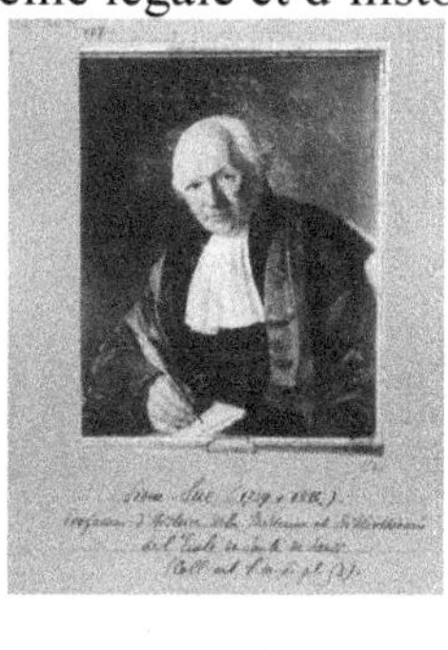

Pierre Sue (1739-1816) (© BIUS).

- Chaire d'histoire naturelle médicale

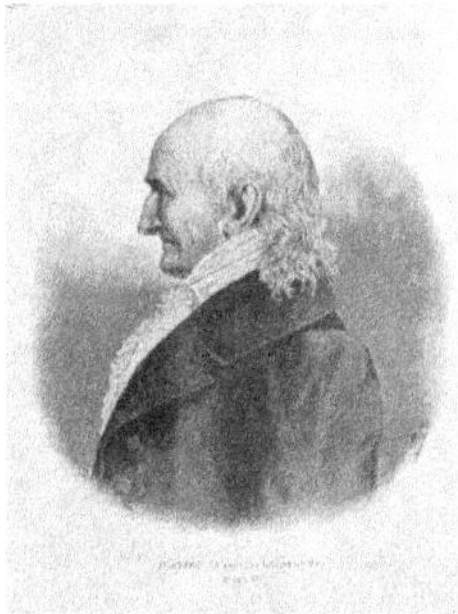

Antoine Laurent de Jussieu (1748-1836) (© BIUS).
Professeur de botanique au Jardin du Roi. Professeur d'histoire naturelle médicale. Membre de l'Académie royale de médecine et de l'Institut.

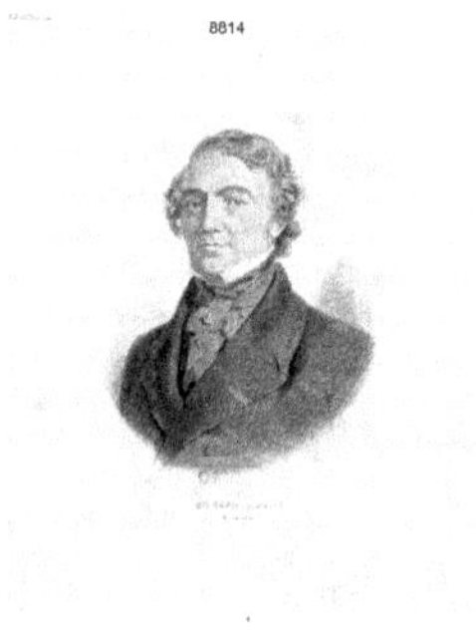

Achille Richard (1794-1852) (© BIUS).
Membre de l'Académie royale de médecine.

- Chaire de physique médicale et d'hygiène

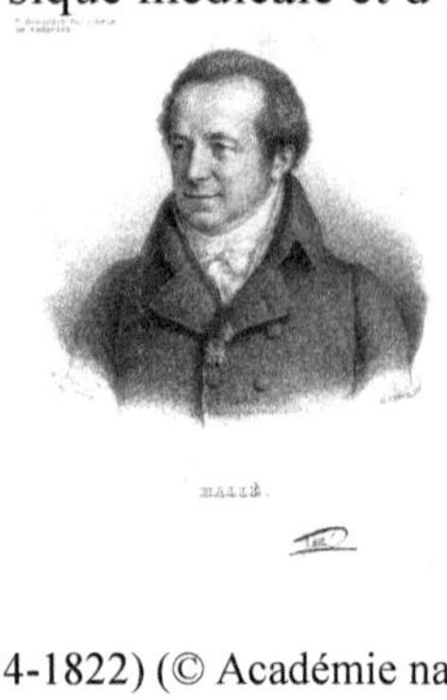

Jean Noël Hallé (1754-1822) (© Académie nationale de médecine).

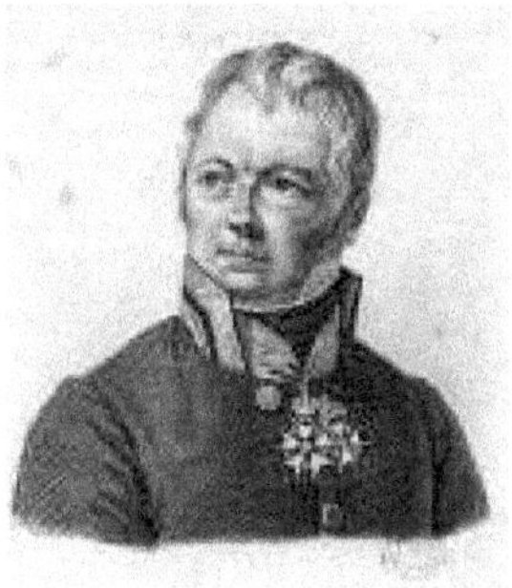

René-Nicolas Dufriche Desgenettes (1762-1837) (© BIUS).

- Chaire de pathologie externe

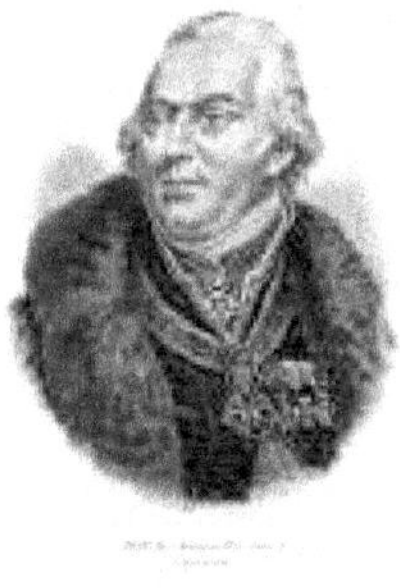

Pierre François Percy (1754-1825) (Corlieu, 1896, © BIUS).

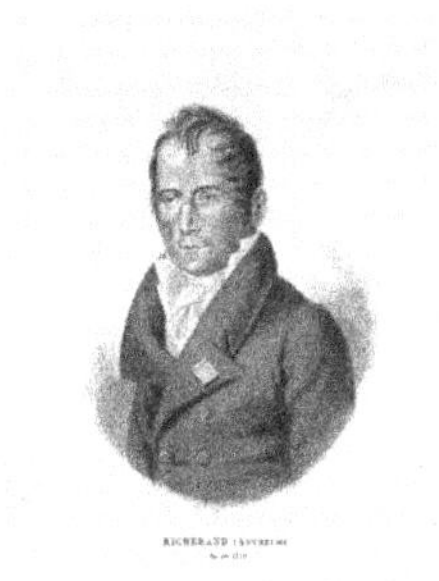

Anthelme Balthasar Richerand (1779-1840) (Corlieu, 1896, © BIUS).

- Chaire de pathologie interne

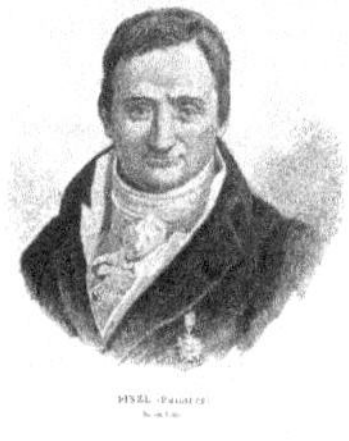

Philippe Pinel (1745-1826) (Corlieu, 1896, © BIUS).

- Chaire de l'art des accouchements

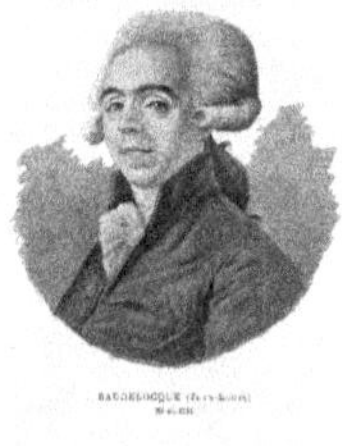

Jean-Louis Baudelocque (1745-1810) (Corlieu, 1896, © BIUS).

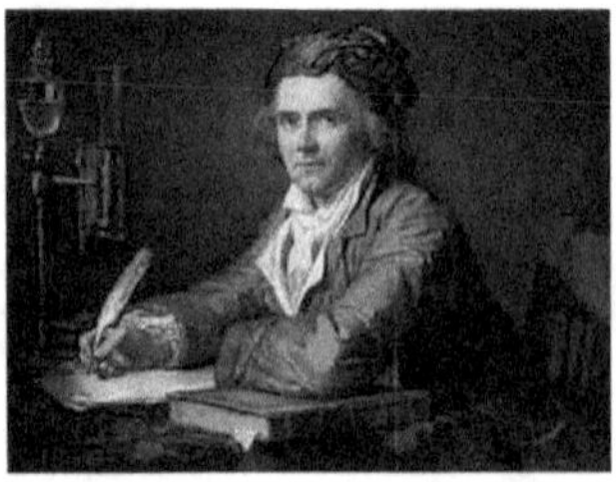

Alphonse Leroy (1742-1816) (© Musée Fabre).

- Clinique interne à la Charité

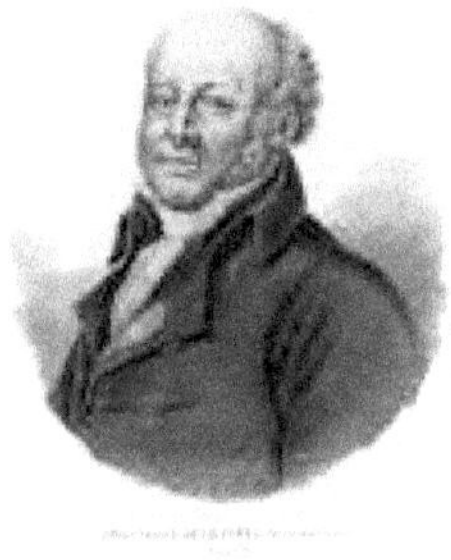

Jean Nicolas Corvisart (1755-1821) (Corlieu, 1896, © BIUS).

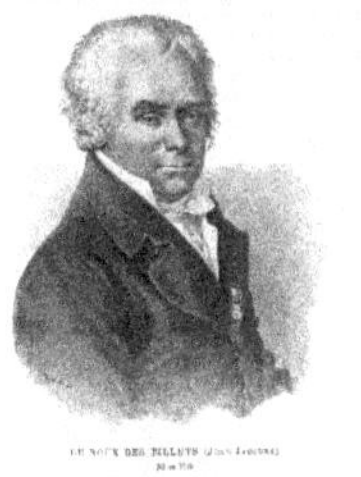

Jean-Jacques Leroux des Tillets (1749-1832) (Corlieu, 1896, © BIUS).

- Clinique externe à l'Hôtel-Dieu

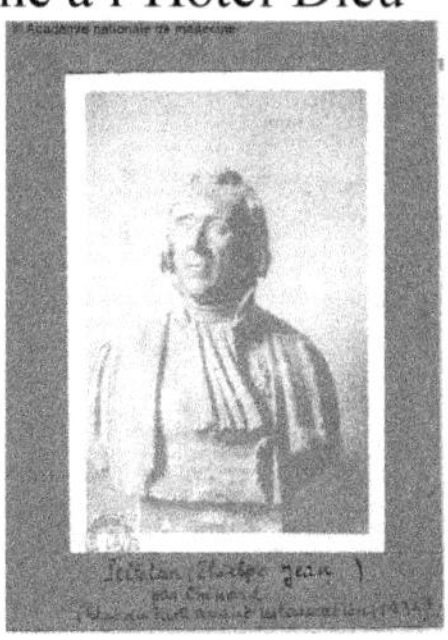

Philippe Jean Pelletan (1747-1829) (© Académie nationale de médecine).

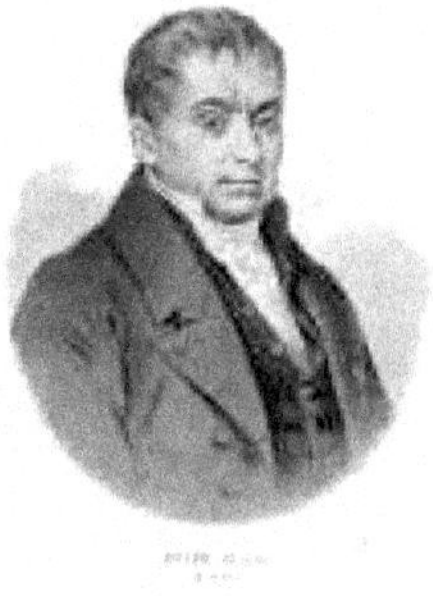

Alexis Boyer (1757-1833) (Corlieu, 1896, © BIUS).

- Clinique de perfectionnement à la Faculté

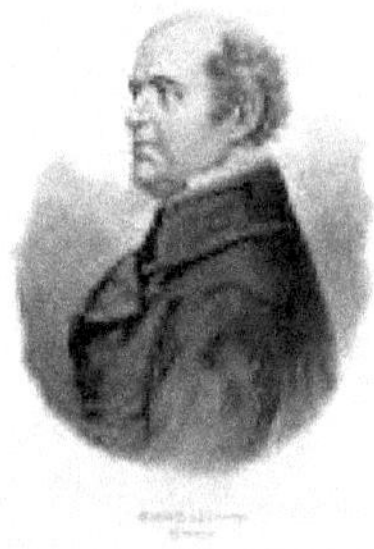

Antoine Dubois (1757-1837) (Corlieu, 1896, © BIUS).

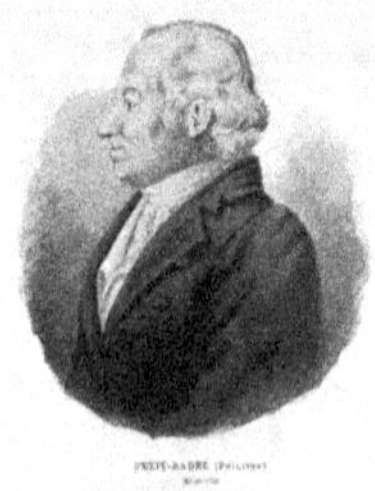

Philippe Petit-Radel (1749-1815) (© BIUS).

Références bibliographiques :

Académie nationale de médecine, communication personnelle, Paris, 2010 et 2012.

Bibliothèque interuniversitaire de Santé, communication personnelle, Paris, 2010.

Corlieu Auguste, *Centenaire de la Faculté de Médecine de Paris (1794-1894)*, Alcan - Baillère - Doin - Masson (éd.), Paris, 1896.
Lemaire Jean-François, « L'émulatrice faculté de médecine de Paris sous l'Empire », in *Revue du Souvenir napoléonien*, mars-avril 1994, n°394, pp. 14-35.
Musée Fabre, communication personnelle, Montpellier, 2012.

Les médecins

« Je ne crois pas en la médecine, je crois en Corvisart »
(Napoléon)

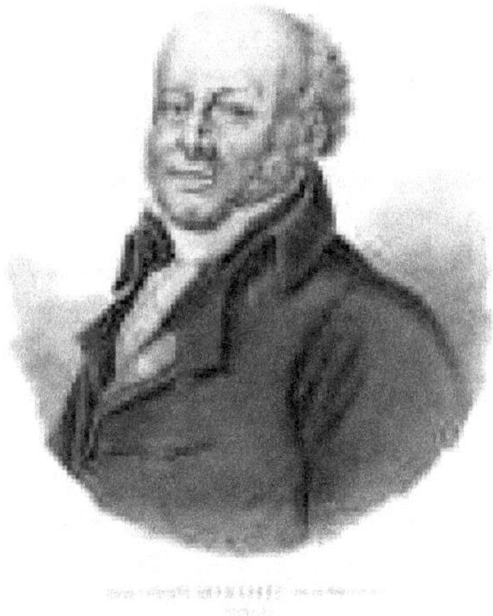

Jean Nicolas Corvisart (1755-1821) (Corlieu, 1896, © BIUS).

Jean Nicolas Corvisart naît le 15 février 1755, dans les Ardennes, à Dricourt. Il rejoint très tôt son oncle qui est curé près de Boulogne-sur-mer. Chez lui, il apprend le français et le latin. A douze ans, il entame sa scolarité au collège Sainte-Barbe. Ses facultés brillantes, son esprit réfléchi et ses aptitudes sportives le distinguent des autres élèves. Corvisart fait la rencontre du professeur Antoine Petit, célèbre anatomiste, qui se révèle déterminante (Gourdol, 2010). Il commence alors des études à l'Ecole de médecine de Paris en 1777, à l'instar de son père qui le prédestine à une carrière d'avocat, lui-même étant procureur au Parlement de Paris (Rabusson Corvisart, 1988). Vexé, il lui supprime tous subsides. Devenu l'ami de ses maîtres, Jean Nicolas prépare les pièces anatomiques dont ils se servent lors de leurs dissections. C'est au cours de l'une d'entre elles qu'il se blesse grièvement à la main gauche et aurait probablement perdu son bras si Desault, un de ses mentors, n'avait pas été là. Mais, après avoir été licencié de l'école de médecine en 1782, le jeune homme s'obstine, repasse des examens et devient docteur régent de la faculté de Paris, la même année, après avoir soutenu deux thèses. Son père est alors rassuré (Rabusson Corvisart, 1988).

En 1783, il donne des cours d'anatomie, de pharmacie et de physiologie, son premier étant sur l'art d'accoucher (Rabusson Corvisart, 1988).

Tour à tour, dans les services de Petit, de Desault, de Vicq d'Azir et de Portal, il côtoie les noms les plus fameux de la médecine du XVIIIème siècle, apprend d'eux et gagne leur respect. Alors docteur régent de la faculté, Jean Nicolas répugne à porter la perruque, ce qui constitue un motif d'éviction de l'hôpital des Paroisses. Il entre en fonction dans un hôpital consacré aux pauvres et rejoint l'hôpital de la Charité où il rencontre celui qui est devenu un grand ami, le médecin Desbois de Rochefort. Obsédé par les techniques de diagnostic, il développe les méthodes de percussion mises au point par Auenbrugger en 1761. En 1785, Corvisart soutient une autre thèse intitulée *Les Agréments de l'étude de la médecine et les désagréments de la pratique.* Lorsque son ami décède en 1786, Corvisart prend sa suite et est titularisé à son poste en 1788. Très exigeant et très dur, il est promu professeur de pathologie et de physiologie. Il a eu, dans son service, Laënnec notamment, l'inventeur du stéthoscope (Gourdol, 2010).

Confronté à l'agitation populaire et à la politique révolutionnaire, Corvisart décide de rester neutre et de ne pas prendre part aux débats. Il se dévoue au quotidien pour restaurer le moral des troupes.

Pourtant, il accuse le coup lorsqu'un décret de l'Assemblée législative est promulgué en 1792, qui ordonne la suppression de toutes les institutions médicales enseignantes. Cette loi est confirmée par celle du 8 août 1793 de la Convention nationale qui décrète la fermeture des facultés, des organisations enseignantes et la suppression des académies, et autres sociétés savantes. N'importe qui peut alors exercer la médecine. Aucun diplôme n'est plus requis. Les écoles de santé ne sont réorganisées qu'à la fin de l'année 1794 (Gourdol, 2010 ; http://www.histoire-empire.org, 2010).

La nouvelle Ecole de santé de Paris ouvre ses portes, le 4 décembre 1794. Corvisart est tout naturellement recruté au poste du professeur Petit qui est décédé la même année. Il y reste jusqu'en 1807. Il y perfectionne un protocole basé sur l'étude des symptômes d'une maladie. Il acquiert une notoriété internationale et voit des étudiants du monde entier assistés à ses conférences. En 1795, il crée une école de clinique médicale. En 1796, il anime la Société médicale d'émulation qui a été instaurée cette année-là, pour discuter des problèmes que les jeunes médecins rencontrent au quotidien (Ganière, 1970). En 1797, les écoles de santé sont incorporées dans le cadre de la nouvelle université (Gourdol, 2010) et le statut des professeurs est renforcé. Titulaire d'une chaire de médecine pratique, il véhicule ses idées novatrices au Collège de France où il distille son savoir. A la Charité, il institutionnalise l'observation du malade, l'examen clinique, l'anamnèse et l'étude étiologique. Sur ses directives, un amphithéâtre d'anatomie est bâti. En 1801, il est au commande du *Journal de médecine, chirurgie et pharmacie* qui reçoit des papiers des universitaires notamment (Ganière, 1970, Gourdol, 2010 ; http://www.histoire-empire.org, 2010).

C'est cette année-là également qu'il rencontre le Premier Consul, en juillet exactement, par l'entremise de Joséphine de Beauharnais. Séduit par l'homme et la sûreté de son diagnostic, Bonaparte s'attache ses services et en fait son Premier médecin. Mais, le futur empereur n'en reste pas là. Il fait nommer Corvisart au poste de médecin du gouvernement. Il a pour objectif de suppléer les pouvoirs publics dans la prévention contre les épidémies et les maladies contagieuses. Il est aussi responsable de l'organisation et du fonctionnement du service de santé de la Maison impériale. C'est en effet lui qui choisit les médecins susceptibles de remplir des fonctions auprès de la famille impériale. Les candidatures sont bien évidemment très nombreuses. Le choix n'en est que plus difficile. Pourtant, Corvisart l'assume avec une probité irréprochable et une sincérité remarquable envers ses confrères (Rabusson Corvisart, 1988).

En 1802, derrière les aphorismes principalement cardiologiques de Laënnec (1802), toute la rigueur scientifique, toute l'analyse méticuleuse de l'étiologie d'une maladie, tout le sens clinique de Corvisart sont palpables (Gourdol, 2010 ; Rabusson Corvisart, 1988).
Premier médecin, il guérit en 1801, le Premier Consul qui présente des troubles digestifs en lui prescrivant un régime alimentaire strict. Le 14 juillet 1804, le médecin reçoit la Légion d'honneur et le 19 juillet, il devient Premier médecin de l'Empereur (Ganière, 1951).
Corvisart vient en consultation ses jours de service qui sont le mercredi et le samedi. Il vient rarement autrement. Il assiste au lever de Napoléon et revient pour son coucher. Il n'hésite pas à réprimander son illustre patient si celui-ci n'a pas respecté à la lettre ses prescriptions. L'Empereur apprécie particulièrement leurs échanges. Très méfiant envers les médecins, il provoque régulièrement Jean Nicolas en lui faisant part de son scepticisme quant à l'utilité de la médecine. Piqué au vif, Corvisart convient de l'incertitude des sciences médicales, mais il en défend pied à pied l'importance. Soucieux de conserver son autonomie, il refuse tout logement aux Tuileries (Rabusson Corvisart, 1988).
Ses nouvelles fonctions permettent à Jean Nicolas de réformer la médecine en profondeur. Ses préceptes sont toujours en vigueur aujourd'hui. La médecine ne peut s'exercer qu'après l'obtention d'un diplôme venant sanctionner des études. Il crée une police de la médecine et de la pharmacie. Un concours d'internat des hôpitaux est instauré. Bref, il est de tous les combats (Ganière, 1951)…
En 1806, Corvisart publie son œuvre de référence intitulée *Essai sur les maladies et les lésions organiques du cœur et des gros vaisseaux* dont l'idée originelle aurait été suggérée par Napoléon lui-même au cours d'une conversation.
Pendant 10 ans, le médecin ne quitte plus son illustre patient. Italie (1805), Autriche (1809), il est au côté de son patient en permanence. Appelé d'urgence par le docteur Lanefranque qui suit l'Empereur, il visite en 1809, un champ de bataille à Schönbrunn, pour la seule et unique fois (Rabusson Corvisart, 1988). En 1808, Napoléon anoblit son médecin et en fait un

baron d'Empire avec une dotation de 10 000 francs (http://www.histoire-empire.org, 2010 ; Gourdol, 2010).
C'est Corvisart qui affirme la stérilité de Joséphine et qui essaie de la traiter. Mais, sa patiente lui demande toujours plus de médicaments. Le médecin finit par lui donner un placebo à base de mie de pain (Gourdol, 2010 ; Rabusson Corvisart, 1988 ; http://www.histoire-empire.org, 2010).
En 1808, Jean Nicolas traduit l'ouvrage de Leopold Auenbrugger sur la percussion. En 1809, il est l'émissaire qui confirme à Napoléon que Marie Walewska est enceinte. Cette année-là, il assiste Joséphine en pleine détresse dans son divorce avec l'Empereur (Ganière, 1951).
Le 20 mars 1811, il apporte son soutien à Antoine Dubois qui accouche l'impératrice Marie-Louise.
Cette même année, Corvisart siège à l'Académie des sciences et est élu à l'Académie de médecine en 1820, dès sa création. De même, il est membre de toutes les sociétés savantes d'Europe (Dupont, 1999 ; Gourdol, 2010 ; Rabusson Corvisart, 1988 ; http://www.histoire-empire.org, 2010).
Commandeur de l'ordre de la Réunion, il est un des premiers nominés le 29 février 1812.
Lorsque Napoléon abdique en 1814, accablé, Jean Nicolas suit Marie-Louise de Blois jusqu'à Vienne qu'il quitte le 20 mai. Se retirant à la campagne d'où il ne sort que très rarement, il quitte une première fois le monde médical. Malgré tout, il n'hésite pas à garder un œil sur l'impériale épouse et sur son fils qu'il accompagne dans la vie tel un vieux maître. C'est aussi à la nouvelle de l'abdication qu'il fait sa première crise d'apoplexie (Gourdol, 2010 ; Rabusson Corvisart, 1988 ; http://www.histoire-empire.org, 2010).
Apprenant son comportement à la veille de son départ pour l'île d'Elbe, l'Empereur déchu lui tient ce propos : *« J'ai vu avec plaisir la bonne conduite que vous avez tenue dans ces derniers temps où tant d'autres se sont mal conduits. Je vous en sais gré et cela confirme l'opinion que j'avais conçue de votre caractère. Donnez-moi des nouvelles de Marie-Louise et ne doutez jamais des sentiments que je vous porte ; ne vous livrez pas à des idées mélancoliques et j'espère que vous vivrez encore pour rendre des services et pour vos amis* (http://www.histoire-empire.org, 2010 ; Gourdol, 2010). *»*

Corvisart voit le nombre de ses disciples se multiplier. Devenu membre de l'Académie de médecine, la plupart des futurs compagnons qui l'intègrent ont été ses élèves : Laënnec, Dupuytren, Broussais, Bayle, Bouillaud, etc (Halls Dally, 1941 ; Davies & Hollman, 1997).

Pendant les Cent-Jours, il redevient le Premier médecin de l'Empereur. Il se retire après Waterloo. Atteint par la limite d'âge, il prend en charge le choix du médecin qui doit partir avec l'Empereur sur l'île de Sainte-Hélène. Il est l'un des derniers à saluer Napoléon avant qu'il ne débute son périple pour Rochefort. Napoléon dit de lui qu'il est *« un habile et un honnête homme »* (http://www.histoire-empire.org, 2010 ; http://napoleonbonaparte.wordpress.com, 2008).

En 1816, il est atteint d'hémiplégie. Il cesse toutes ses activités médicales et se voit lentement décliner.

Atteint de crises d'apoplexie répétées, il trouve la mort le 18 septembre 1821, à Courbevoie.

Il est enterré dans le cimetière d'Athis-Mons dans l'Essonne.

Une rue et une station de métro de Paris portent son nom. En 1964, un timbre à son effigie de 0,20 francs est émis par les Postes de la République française (Bouchon & Grau, 2008-2010).

Références bibliographiques :

Bibliothèque interuniversitaire de Santé (BIUS), communication personnelle, Paris, 2010.

Bouchon L. A. & Grau D., « Jean Nicolas Corvisart (1755-1821), Premier médecin de l'Empereur, commandeur de la Légion d'honneur, baron de l'Empire », in *http://www.napoleon-empire.net*, 2008-2010, pp. 1-3.

Corlieu Auguste, *Centenaire de la Faculté de médecine de Paris (1794-1894)*, Alcan – Baillère – Doin – Masson (éd.), Paris, 1896.

Davies M. K. & Hollman A., « Jean Nicolas Corvisart (1755-1821) », in *Heart*, 1997 ; 78 : 4.

Dupont Michel, *Dictionnaire historique des médecins dans et hors de la Médecine*, Larousse (éd.), Paris, 1999.

Ganière Paul, *Corvisart*, Flammarion (éd.), Paris, 1951.

Ganière Paul, « La médecine et les médecins », in *Revue du Souvenir napoléonien*, oct. 1970, n° 256, pp. 14-16.

Gourdol Jean-Yves, « Jean-Nicolas Corvisart des Marets, Dricourt 1755 – Paris 1821, Premier médecin de Napoléon », in *http://www.medarus.org*, 2010, pp. 1-6.

Halls Dally J. F., « Life and Times of Jean Nicolas Corvisart (1755-1821) », in *Proceedings of the Royal Society of Medicine*, 1941 March ; 34 (5) : 239-246.

http://www.histoire-empire.org, *Jean-Nicolas Corvisart (1755-1821), Premier médecin de Napoléon*, 2010, pp. 1-4.
http://napoleonbonaparte.wordpress.com, *Jean Nicolas Corvisart (1755-1821), baron d'Empire*, 2008, pp. 1-7.
Rabusson Corvisart Didier, « Avis au lecteur », in *Essai sur les maladies et les lésions organiques du cœur et des gros vaisseaux* par Corvisart J. N. (3ème édition de 1818), Pariente (éd.), Paris, 1988, pp. 7-41.

Jean Antoine Chaptal (1756-1832), médecin, ministre et comte d'Empire

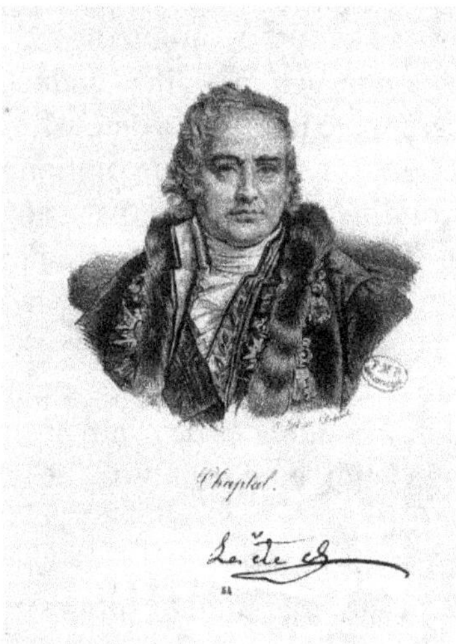

Jean Antoine Chaptal (© BIUS).

Jean Antoine Chaptal naît à Nojaret, dans le Languedoc, le 5 juin 1756. A 10 ans, il est initié au latin par le bénéficier de la cathédrale de Mende. Il rejoint, les cinq années suivantes, le collège des doctrinaires de Mende. Son oncle, médecin à Montpellier, l'envoie suivre un cours de philosophie au collège de Rodez. En 1774, il entame des études de médecine à Montpellier. En 1776, il soutient sa thèse intitulée *Coup d'œil physiologique sur les sources des différences parmi les hommes au point de vue de la culture des sciences.* Phénoménale, elle est éditée à deux reprises (http://lacitoyennete.com, sans date). Il est docteur en 1777. Il est incorporé dans la Société royale, dans la section des aides-anatomistes. Très vite, après l'autopsie d'un adolescent qui se réveille au cours de l'opération, il souhaite prendre du recul par rapport à la médecine, cette expérience l'ayant traumatisé (Lemaire, 1992). Il n'envisage plus dès lors la médecine que sous l'angle de la santé publique. Aussi, ne se consacre-il plus qu'à la chimie. En 1781, Louis XVI donne son accord pour la création d'une chaire de chimie à Montpellier qui est confiée en 1782, à Chaptal (http://lacitoyennete.com, sans date). Il devient alors professeur de chimie à l'Ecole de médecine de Montpellier (Dupont, 1999). La même année, il publie son livre qui porte le titre *Mémoires de chimie* (http://lacitoyennete.com, sans date). En 1787, il reçoit les « Lettres de noblesse et la décoration de l'Ordre du Roi » pour ses activités industrielles (Lemaire, 1992 ; http://lacitoyennete.com, sans date). En 1789, il ne cache pas sa sympathie pour les idées révolutionnaires. Le 2 juin 1793, ses amis girondins sont arrêtés. Aussitôt, il est élu député du Comité central de Salut public. Il est emprisonné suite à la parution du *Dialogue entre un Montagnard et un Girondin*. C'est la raison pour laquelle il décide de partir pour les Cévennes se mettre à l'abri. Ses qualités étant reconnues, il est promu Inspecteur des poudres et des salpêtres par le Comité de Salut public, dans le Midi, en décembre 1793 (Bouchon L. A. & Grau D., 2008-2010).

En 1792, il publie *Les éléments de chimie*. Ce livre est immense, fait le tour du monde et est traduit dans de nombreuses langues. Il y décrit un procédé révolutionnaire de fermentation du vin et de bonification du sucre. C'est ce qui est communément appelé encore aujourd'hui : la chaptalisation (http://lacitoyennete.com, sans date). Dans le même temps, lui est donné la charge de mettre en place une chaire de chimie à Toulouse.

En janvier 1794, il est rappelé à Paris, pour prendre le poste de directeur de l'Agence révolutionnaire des poudres et salpêtres et le commandement de la poudrière de Grenelle. Son travail intensif aboutit à la multiplication par deux, puis par quatre, de la production annuelle. En septembre de cette année-là, il est missionné pour réformer l'enseignement de la médecine en France (Emptoz, 2006). De plus, il occupe la fonction de professeur de chimie végétale à l'Ecole centrale des travaux publics, future Ecole polytechnique (Bouchon L. A. & Grau D., 2008-2010 ; Emptoz, 2006). Lorsque la poudrière explose, il

s'en retourne à Montpellier. Il y réorganise l'Ecole de médecine en 1795, puis ouvre une usine de produits chimiques. En 1796, il est également élu en tant que membre associé de l'Institut. En 1798, il en est définitivement membre (Dupont, 1999 ; Emptoz, 2006). Il prend aussi la suite de Berthollet au professorat de chimie de l'Ecole polytechnique.
Ses affaires sont florissantes. Il les vend pourtant. En 1798, il emmène sa famille s'installer à Paris et ouvre une usine à Ternes, et à Nanterre. Il publie alors son *Essai sur les vins* (http://lacitoyennete.com, sans date).
Lorsque Bonaparte prend le pouvoir en 1799, Chaptal intègre le Conseil d'Etat. Le 6 novembre 1800, il devient ministre de l'Intérieur par intérim. Il est titularisé à cette fonction le 21 janvier 1801 (Emptoz, 2006). A ce poste, il modernise l'administration des prisons, actualise le mode de fonctionnement des professions médicales, réforme les structures hospitalières, etc. Son activité est énorme. Il s'implique totalement et ne se contente pas de finaliser les idées du gouvernement, ou de Fourcroy au Sénat, quant à la mise en place de l'enseignement médical. Il réfléchit, construit, les améliore et les perfectionne. Il n'hésite pas à défendre les siennes, du moins celles qu'il estime justifiées, comme la création en 1802, d'une école de sages-femmes. De 1802 à 1814, cette école diplôme environ 1 300 élèves (Lemaire, 1992). Avec elles, il fait diminuer de façon vertigineuse, la mortalité infantile. Fervent adepte de la vaccination, il en fait une promotion très active sans la rendre obligatoire pour ne pas heurter. Supprimé par la Révolution, il cherche à humaniser les conditions de vie dans les hôpitaux, à commencer par le rétablissement d'un service de religieuses (Lemaire, 1992). Il réforme aussi les écoles de pharmacie (Tulard, 2001 ; Chaptal, 2009).
En 1801, il parraine la Société d'encouragement pour l'industrie nationale. Il en prend la présidence en 1802. Il y demeure jusqu'à sa mort. D'ailleurs, en 1819, dans ce cheminement logique, il fait paraître un ouvrage intitulé *De l'industrie française* (Emptoz, 2006).
Au retour d'Egypte, Chaptal, alors ministre de l'Intérieur, nomme huit membres de l'expédition scientifique, le 18 février 1802, avec pour mission de collecter tout le matériel

scientifique et de le publier. Cette entreprise avait été initialisée par Kléber en 1799. De 1809 à 1828, paraissent ainsi les 20 volumes de *Description de l'Egypte ou Recueil des observations et recherches qui ont été faites en Egypte pendant l'expédition de l'armée française* (http://fr.wikipedia.org (a), 2010 ; Riaud, 2010).
Sous son ministère, sont rétablies les chambres de commerce et est créée l'Ecole des arts et des métiers. Il est responsable de la construction des principales routes et de la presque totalité des canaux sur le territoire français (Dupont, 1999 ; Emptoz, 2006).
Le 27 juillet 1803, il est reçu à l'Académie des sciences, belles-lettres et arts de Rouen (http://fr.wikipedia.org (b), 2010).
Le 5 août 1804, en butte avec Napoléon et ses choix gouvernementaux, il démissionne de ses fonctions et reprend ses recherches qui l'occupent à plein temps. Peu de temps après, il fait paraître un *Traité de chimie appliquée aux Arts*. Parmi ses préoccupations, le sucre de betterave lui permet d'obtenir une aide concrète de l'Institut en 1811 (http://lacitoyennete.com, sans date). Le blocus maritime décrété par les Anglais empêche les échanges commerciaux. Ceci est aggravé par le blocus continental ordonné par Napoléon. Le sucre se raréfie. Il faut donc trouver d'autres moyens. Chaptal s'associe aux travaux de Delessert sur le sucre de betterave qui aboutissent le 2 janvier 1812. Aussitôt, sont mises en chantier trois écoles expérimentales de chimie sucrière à Albi, Quiers et Bogo San Lepolero. L'année suivante, cinq autres sont créées. Delessert reçoit la Légion d'honneur, celle de Napoléon lui-même venu constater les résultats, qui la lui remet aussitôt. Deux mois après, Delessert devient baron d'Empire. Napoléon fait aussi construire à Rambouillet une fabrique de sucre dont la capacité de production est montée jusqu'à 200 tonnes par an (Ganière, 1971 ; Chaptal, 2009).
Les usines de Chaptal prospèrent et fabriquent de la soude, de l'acide sulfurique et de l'alun. Il en ouvre trois autres sur le sol français. Malgré tout, le 6 août, il est pressenti au siège de sénateur qu'il accepte, mais il est peu présent au Sénat. Il en occupe tout de même la charge de trésorier (Chaptal, 2009).
Napoléon le fait comte d'Empire en 1808. En 1813, il est missionné en tant que commissaire extraordinaire à Lyon

(Bouchon L. A. & Grau D., 2008-2010). Il est fait grand officier de la Légion d'honneur (Dupont, 1999).
Ses liens avec l'Empereur sont changeants. Il n'hésite jamais à s'opposer à lui si ses convictions le justifient. Pourtant, Napoléon le gardera toujours en très haute estime et lui conservera toute sa confiance (Chaptal, 2009).
En avril 1814, il participe néanmoins au vote pour la destitution de l'Empereur, mais ne s'implique pas dans le régime qui lui fait suite. Au retour de l'île d'Elbe, Napoléon lui confie la fonction de ministre d'Etat et la direction de l'agriculture, du commerce, et de l'industrie. Il le nomme aussi Pair de France.
Après Waterloo, Louis XVIII revient en France et le déchoit de ce titre. Mais, en 1819, il le réintègre.
Membre de la loge de la Parfaite Union, à Montpellier, il avance en franc-maçonnerie avec une conviction sans cesse renouvelée (Dupont, 1999).
Ruiné par son fils à qui il a confié la codirection des usines en 1809, il doit vendre en 1823, son domaine de Chanteloup acquis en 1802, pour rembourser ses dettes (Emptoz, 2006). Il meurt désargenté, le 30 juillet 1832, à Paris. Jean Antoine Chaptal est enterré au Père-Lachaise, dans la 89ème division, 4ème ligne, L, 31 (http://www.appl-lachaise.net, 2005). Son nom est inscrit sur la Tour Eiffel, comme soixante-douze autres savants. De plus, quatre écoles françaises portent son nom (à Paris, à Mende, à Quimper et à Saint-Brieuc) (http://fr.wikipedia.org (b), 2010).

Références bibliographiques :
Bibliothèque interuniversitaire de Santé (BIUS), communication personnelle, Paris, 2010.
Bouchon L. A. & Grau D., « Jean Antoine Chaptal (1756-1832), comte de Chanteloup », in *http://www.napoleon-empire.net*, 2008-2010, pp. 1-5.
Chaptal Jean Antoine, *Mes souvenirs sur Napoléon*, Mercure de France (éd.), Paris, 2009.
Dupont Michel, *Dictionnaire historique des médecins dans et hors de la Médecine*, Larousse (éd.), Paris, 1999.
Emptoz Gérard, « Célébrations nationales 2006 – Sciences et techniques – Jean-Antoine Chaptal », in *http://www.culture.gouv.fr*, 2006, pp. 1-2.
Ganière Paul, « La bataille du sucre », in *Revue du Souvenir napoléonien*, janvier 1971, 257 : 15-18.
http://fr.wikipedia.org (a), *Description de l'Egypte*, 2010, pp. 1-6.
http://fr.wikipedia.org (b), *Jean-Antoine Chaptal*, 2010, pp. 1-4.
http://lacitoyennete.com, *Jean-Antoine Chaptal, un chimiste qui devient ministre de l'Intérieur*, sans date, pp. 1-4.

http://www.appl-lachaise.net, *Chaptal Jean-Antoine, comte de Chanteloup (1756-1832)*, 2005, p. 1.

Lemaire Jean-François, *Napoléon et la médecine*, François Bourin (éd.), Paris, 1992.

Riaud Xavier, « Bonaparte, fondateur de l'Institut d'Egypte », in *The International Napoleonic Society*, Montréal, 2010, http://www.napoleonicsociety.com, pp. 1-3.

Tulard J., « Chaptal, ministre de l'Intérieur, 21 janvier 1801 », in *Revue Napoléon*, janv.-mars 2001, n° 5, pp. 5-9.

Antoine François Fourcroy (1755-1809), médecin et comte d'Empire, réformateur et promoteur de l'enseignement hospitalo-universitaire en France

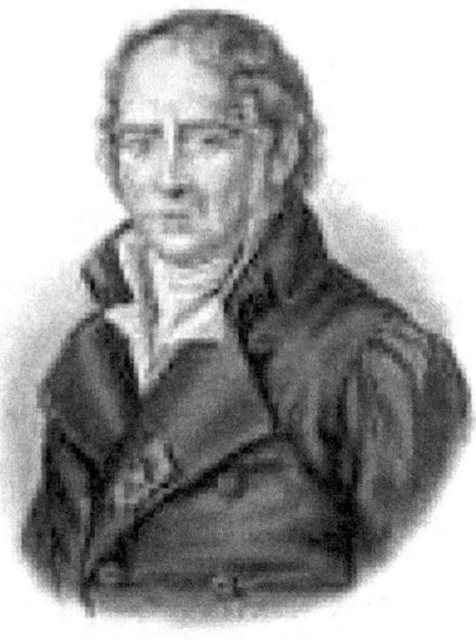

Antoine François Fourcroy (Corlieu, 1896, © BIUS).

Antoine François Fourcroy est né le 15 juin 1755, à Paris. Sa mère meurt alors qu'il n'a que sept ans. Fourcroy est le fils d'un apothicaire de la Maison du duc d'Orléans, mais alors, que le jeune homme finit ses études dans la capitale, son père perd sa charge. En 1769, Antoine est contraint de quitter le collège d'Harcourt. Il apprend aux enfants à écrire pour vivre. Vicq d'Azir, le célèbre anatomiste, le persuade de faire une carrière médicale, l'installe comme répétiteur à son cours et lui permet de travailler dans son laboratoire (Fondation Napoléon, 2008). Le 12 octobre 1775, il est maître ès-arts. Le 11 avril 1778, il prête le serment de bachelier (Viel, 2003). Une bourse lui est refusée, au motif des amitiés de la famille avec Vicq d'Azir, serviteur zélé de la Société royale de médecine, concurrente directe de la Faculté de médecine. Vicq d'Azir sollicite les membres de sa société et obtient des subsides qui permettent de payer la fin des études de Fourcroy. Bon gré, mal gré, la faculté plie et laisse le jeune homme achever ses études. Pourtant, elle lui interdit une régence, le privant de la possibilité d'enseigner (Lemaire, 1992). Fourcroy devient docteur en médecine, le 28 septembre 1780 (Dupont, 1999). Jean-Baptiste Bucquet, homme providentiel et professeur de chimie à la Faculté de médecine de Paris, le soutient, mais meurt cette année-là (Feltgen, 1994). En octobre 1780, il est nommé membre de la Société royale de médecine, alors qu'il a fait le serment par écrit, six mois plus tôt, qu'il ne l'intègrerait pas (Viel, 2003). En 1782, il publie son premier ouvrage et en 1783, il enseigne la physique générale, et la chimie à l'Ecole vétérinaire royale d'Alfort. Il donne aussi des cours de physiologie et écrit un livre de thérapeutique appliquée. C'est Buffon qui lui confie une chaire de chimie au Jardin du roi, en 1784. Fourcroy y transmet ses connaissances dans le domaine jusqu'à sa mort. Pourtant, ses préoccupations médicales sont loin d'être finies. Le 11 mai 1785, il est élu à l'Académie des sciences et la même année, il donne un enseignement de matière médicale (Dupont, 1999 ; Feltgen, 1994).

En décembre 1791, il préside aux sociétés de médecine et d'agriculture (Grison, 2000 ; Kersaint, 1966).

Politique dans l'âme, il participe à la rédaction des cahiers du Tiers état en 1789. Nouveau membre élu de la Société d'histoire naturelle, il demande que, pour y adhérer, il faille faire la preuve de son patriotisme. De même, à l'Académie des sciences, le 25 août 1792, il demande le bannissement de ses compagnons émigrés, ce que l'Académie refuse arguant du fait que, seul, le ministre peut trancher sur un tel dossier. En avril 1792, il est nommé à la commission des poudres et salpêtres dont il prend très vite la présidence. Le 8 août 1793, la Convention vote la fermeture de toutes les académies et de toutes les sociétés savantes. L'Académie des sciences est donc supprimée et Fourcroy est directement impliqué dans cette mesure. De plus, il soutient activement Marat et ses idées, puisqu'il intègre sa liste. Par le truchement des désistements et l'assassinat de Marat, il est élu quatrième suppléant, et se retrouve à siéger à la Convention où ses talents d'orateur lui permettent de briller, le 25 juillet 1793 (Lemaire, 1992 ; Feltgen, 1994). Rapidement, il entre au Comité d'instruction publique, le 30 juillet. Il en prend même la présidence. Le Jardin du roi est agrandit et devient, dans la logique des choses, le Muséum national d'histoire naturelle (Dupont, 1999). Un mot d'ordre chez ce fin politicien : semer l'anarchie pour rétablir l'ordre. C'est ainsi qu'il procède pour réformer l'enseignement hospitalo-universitaire (Lemaire, 1992). Il est nommé secrétaire de la Convention et commande au club des Jacobins, à partir du 1er décembre 1793, jusqu'au 17 du même mois (Feltgen, 1994). Il propose de réformer l'instruction publique en remplaçant le latin par le français, en défendant la gratuité de l'enseignement pour tous, l'accession aux fonctions par concours et le non-cumul des postes d'enseignants. Il souhaite faire fusionner la médecine et la chirurgie, et milite pour la création de trois hôpitaux majeurs (Dupont, 1999). Le 1er septembre 1794, il intègre le Comité de Salut public, où il siège jusqu'au 3 juin 1795. Il réintègre le Comité d'instruction publique aussitôt après. Ainsi, le 22 novembre 1794, il suggère la mise en place d'une école de santé consacrée aux militaires qui sont dépourvus dans le domaine médical. Sur le front, la catastrophe sanitaire atteint un niveau jamais égalé. A force de manœuvres stratégiques et politiques extrêmement habiles, Fourcroy parvient à faire voter par la Convention, le 4 décembre, une loi qui vise à instaurer des écoles de santé à Paris, Strasbourg et Montpellier notamment. La Convention, sans mesurer la portée de son acte, vient de réhabiliter les écoles de médecine, à son corps défendant. Fourcroy met aussitôt en chantier la fondation de ces trois institutions qu'il fait travailler en parfaite corrélation avec les hôpitaux attenants (Lemaire, 1992). Les études y sont gratuites, les enseignants y officient à temps plein et n'obtiennent leurs postes que sur concours. Quant aux diplômes, ils sont nationaux (Dupont, 1999). L'enseignement délivré axe sa priorité sur la pratique. Rien n'a changé depuis finalement. Les étudiants nouvellement diplômés sont affectés prioritairement aux hôpitaux militaires. Fourcroy devient professeur de chimie et de pharmacie à l'Ecole de santé de Paris nouvellement créée (Grison, 2000 ; Kersaint, 1966). Les cours ne commencent qu'en avril 1795 (Feltgen, 1994).

Ses fonctions lui permettent de sauver de la guillotine, Desault (mai 1794), Chaptal (septembre 1793), Vicq d'Azyr et D'Arcet, mais il échoue pour Lavoisier. Certains ont dit qu'il n'a pas mis la même ardeur à défendre ce dernier que les autres, lui, pourtant, reconnu comme orateur si irrésistible. Pourtant, Cuvier, lors de son éloge du 7 janvier 1811, atteste avec fermeté que rien n'est venu vérifier pareille assertion.

Fourcroy défend activement de nouvelles institutions comme l'Ecole polytechnique dénommée ainsi à partir du 1er septembre 1795, ancienne école centrale des travaux publics décrétée par la Convention, où il dispense ses connaissances dès l'ouverture de ses portes le 21 décembre 1794 (http://cths.fr, 2010 ; Feltgen, 1994). Pendant un mois, il délivre un cours de chimie par jour, puis aidé de Vauquelin, son assistant avec qui il publie un livre en 1783, ils se partagent l'enseignement. En décembre 1795, il intègre l'Institut à sa création, section chimie. Il en est élu président en 1797 (Fondation Napoléon, 2008).

Par la suite, il est élu par la Sarthe, aux Conseils des Anciens, en novembre 1795. Il y reste jusqu'au 20 mai 1797.

Le 2 octobre 1796, Fourcroy est élu membre associé libre de la Société libre de pharmacie de Paris. Il en est membre résidant le 5 décembre de la même année (Viel, 2003).

Après le 18 brumaire, Bonaparte le nomme au poste de conseiller d'Etat, le 25 décembre 1799, et lui confie la direction de l'Instruction publique, le 20 septembre 1802 (Dupont, 1999 ; Grison, 2000 ; Kersaint, 1966). Il renonce alors à son traitement de professeur. Il travaille à la mise en place de six écoles de médecine, d'écoles de pharmacie, de douze écoles de droit, d'une trentaine de lycées et de trois cents collèges communaux. Malgré l'immensité de sa tâche, il la mène avec brio.

En 1801, il est missionné en Vendée pour y faire un état des lieux, après la paix provisoire obtenue dans la région par Bonaparte (http://fr.wikipedia.org, 2010 ; Feltgen, 1994). Il établit durant ce voyage, un rapport sur les hospices civils et les enfants trouvés (Feltgen, 1994).

A partir de 1802, Fourcroy milite activement pour une réforme de la médecine. Il a ainsi une large part de responsabilité dans la loi du 19 ventôse an XI (10 mars 1802) qui fixe la durée des études médicales et leurs programmes sanctionnés, à la fin, par des examens, et la soutenance d'une thèse (Grison, 2000 ;

Kersaint, 1966). La loi promulguée le 11 avril 1803, dont Fourcroy assume l'entière paternité, voit la création de trois écoles de pharmacie : Paris, Montpellier et Strasbourg. Fourcroy participe activement également à l'enseignement délivré aux étudiants (Viel, 2003).
Il est fait chevalier de la Légion d'honneur, le 2 septembre 1803, puis commandeur, le 14 juin 1804.
Napoléon, extrêmement tatillon, lui fait réécrire vingt-trois fois les derniers textes établissant l'Université impériale, qui est décrétée le 10 mai 1806, et n'est officiellement adoptée par le Conseil d'Etat que le 5 mars 1808. Le décret n° 3 179 l'organisant n'est signé par Napoléon que le 17 mars 1808. Avec lui, l'enseignement hospitalo-universitaire voit définitivement le jour. Dans un autre domaine, Fourcroy est aussi à l'origine de l'attribution, en récompense pour services rendus, des Palmes académiques qui deviennent effectives cette année-là.
Napoléon n'apprécie pas Fourcroy et n'hésite pas à le harceler. Pourtant, conscient de la réforme que ce dernier entreprend et du travail accompli, il le fait comte d'Empire, le 26 avril 1808, mais ne le nomme pas à la tête de l'Université, ce que le médecin perçoit comme une humiliation qui l'accompagne dans ses derniers jours et dont il ne se remettra pas. Le 31 décembre 1808, il quitte la direction de l'Instruction publique. A la fin, une fois le texte approuvé, Fourcroy, y ayant laissé ses dernières forces, décède à Paris, le 16 décembre 1809, d'une crise cardiaque (Lemaire, 1992). Napoléon le prédestinait à prendre la direction générale des Mines. Il lui avait aussi attribué une rente annuelle de 10 000 francs juste avant sa mort (Feltgen, 1994). Il est enterré au Père-Lachaise dans la 11ème division (Landru, 2008).
Fourcroy, bien qu'orateur brillant et vaniteux, soucieux de gloire et du bien paraître, n'a jamais fait preuve de jalousie, et n'a jamais brigué le pouvoir pour le pouvoir. Il s'est attaché au bien public et n'a pas hésité à s'investir au maximum de ses fonctions, et de son potentat pour défendre les idées qui lui étaient chères, et qui lui semblaient justes. C'est en cela que Napoléon l'a sollicité, ainsi que pour ses talents d'administrateur et d'organisateur (Grison, 2000 ; Kersaint, 1966). Napoléon a d'ailleurs conservé de lui, dans sa

bibliothèque à l'île d'Elbe, deux de ses livres : *Système des connaissances chimiques et de leurs applications aux phénomènes de la nature et de l'art* (Paris, an IX-X) et *Philosophie chimique ou vérités fondamentales de la chimie moderne disposées dans un ordre nouveau* (1792). C'est dire la valeur des écrits de Fourcroy au vu de l'inimitié que lui a portée l'Empereur (Fondation Napoléon, 2008). Il a été un chimiste hors norme, dont l'œuvre monumentale a été consacrée par ses pairs. Il a été un professeur de chimie très apprécié à l'éloquence rare. Il a été un politique avant tout au service des autres dont la valeur n'a eu d'égale que celle des institutions qu'il a mises en place et qui sont toujours pérennes deux cents ans après sa disparition.

Références bibliographiques :

Bibliothèque interuniversitaire de Santé (BIUS), communication personnelle, Paris, 2010.

Corlieu Auguste, *Centenaire de la Faculté de médecine de Paris (1794-1894)*, Alcan – Baillère – Doin – Masson (éd.), Paris, 1896.

Dupont Michel, *Dictionnaire historique des médecins dans et hors de la Médecine*, Larousse (éd.), Paris, 1999.

Feltgen, « Antoine François de Fourcroy », in *CHU – Hôpitaux de Rouen*, séance du 16 mars 1994, www3.chu-rouen.fr, pp. 1-15.

Fondation Napoléon, « Fourcroy Antoine-François, comte de (1755-1809), chimiste, conseiller d'Etat », in *http://www.napoleon.org*, 2008, pp. 1-3.

Grison Emmanuel, « Fourcroy », in *Bulletin de la Société des amis de la bibliothèque de l'Ecole polytechnique*, avril 2000, vol. 23, http://www.sabix.org, pp. 1-5.

http://cths.fr, *Fourcroy Antoine François*, 2010, pp. 1-2.

http://fr.wikipedia.org, *Antoine-François Fourcroy*, 2010, pp. 1-3.

Landru Philippe, « Fourcroy Antoine de (1755-1809) », in *http://www.landrucimetieres.fr*, 2008, p. 1.

Kersaint Georges, *Antoine-François de Fourcroy (1755-1809). Sa vie, son œuvre*, du Muséum (éd.), Paris, 1966.

Lemaire Jean-François, *Napoléon et la médecine*, François Bourin (éd.), Paris, 1992.

Viel Claude, « Antoine-François de Fourcroy (1755-1809), promoteur de la loi de Germinal an XI », in *Revue d'histoire de la pharmacie*, 2003 ; n° 339 : 377-394.

Pierre Jean Georges Cabanis (1757-1808), médecin, comte et sénateur de l'Empire

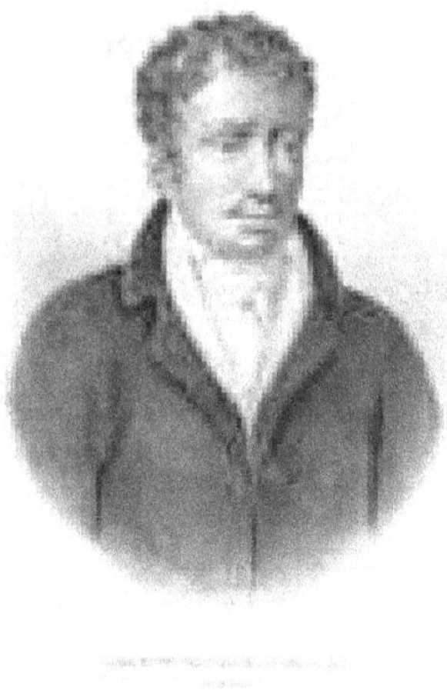

Pierre Jean Georges Cabanis, (Corlieu, 1896, © BIUS).

Pierre Jean Georges Cabanis naît le 5 juin 1757, à Cosnac. Sa scolarité étant laborieuse, son père l'envoie à Paris pour continuer ses études. Il est placé sous l'autorité de Turgot, ministre de Louis XVI. Dans la capitale, il se passionne pour la poésie et se consacre à l'étude des textes d'Homère. En 1773, en qualité de secrétaire, il accompagne un seigneur polonais à Varsovie. De 1773 à 1775, Cabanis se retrouve en Allemagne et en Pologne où il demeure peu de temps (http://fr.wikipedia.org, 2010). Il lit les plus grands philosophes, mais c'est en 1777, qu'il s'oriente vers une carrière médicale sur les conseils d'un autre médecin, Dubreuil. Il est diplômé le 4 septembre 1784 et prête serment à Reims (Gourdol, 2010 ; Dupont, 1999). De 1785 à 1788, son nom apparaît sur la couverture de nombreuses œuvres littéraires et de rapports scientifiques pour lesquels il a été missionné. En 1788, il publie *Degré de certitude de la médecine*. Selon Pierre Jean Georges, la médecine confine à de la philosophie et s'apparente à une science morale. Il est le premier à appréhender l'activité intellectuelle sur un plan biologique et scientifique (Baertschi, 2005 ; Levin, 1984 ; Mitchell, 1978 ; Turgeon & Whitaker, 2000). Après la prise de la Bastille, Cabanis devient un ami intime de Mirabeau dont il rédige les quatre discours sur l'instruction publique. En 1791, dans les derniers jours de Mirabeau, Cabanis l'assiste en tant que médecin traitant. Pendant la Révolution, le médecin, grand humaniste, s'insurge contre la peine de mort. Des débats houleux ont lieu concernant l'absence de conscience, ou non, du guillotiné (Chazaud, 1998). Cabanis défend avec ardeur et véhémence ses thèses sur le lien qu'il estime exister entre vie psychique, et vie physiologique (Gourdol, 2010).

Entre 1790 et 1793, le directoire de Paris et la commission des hôpitaux dont il fait partie le requiert pour diverses missions avec obligation de rendre un rapport : *Observation sur les hôpitaux* (1790), *Travail sur l'éducation* (1791), *Quelques principes et quelques vues sur les secours publics* (1792), etc (Staum, 1974 ; Staum, 1978).

En se liant d'amitié pour Mirabeau, Cabanis affiche des convictions républicaines convaincues. Mais, la Terreur et le massacre de ses amis décident le médecin à se tenir dans l'ombre et à rester le plus discret possible. En juillet 1794, lorsque ses proches prennent le pouvoir, lorsque la Terreur cesse enfin, il revient aux affaires. Ainsi, avec le décret du 4 décembre 1794 qui permet la réouverture des écoles de médecine, Cabanis prend la fonction de professeur adjoint à la clinique du perfectionnement entre 1794 et 1795.

Le 15 décembre 1795, il est élu à l'Institut de France. En 1796, il se marie avec la sœur du maréchal de Grouchy.

Entre 1797 et 1798, il devient l'adjoint de Corvisart. C'est à cette époque qu'il écrit une série d'articles pour le journal *Le Conservateur* dans lequel il publie tantôt des textes scientifiques, tantôt des textes de propagande antiroyaliste (Gourdol, 2010 ; Role, 1994).

Dans les textes visant à structurer et à réformer la médecine, tant sur le plan de la formation que de sa pratique (1er juillet

1796, 1er et 13 novembre 1796, 15 mars 1798, 2 janvier 1798, 24 février 1798 et 26 septembre 1798), Cabanis est omniprésent et il parvient, non sans mal, à faire adopter la majeure partie de son programme. En 1798, il est élu représentant du peuple pour le département de la Seine, au conseil des Cinq-Cents.

De retour d'Egypte en 1799, Bonaparte fréquente assidûment les salons parisiens et semble adopter les idées prônées par l'élite intellectuelle. C'est à cette époque que Cabanis rencontre le futur empereur. Soucieux constant de la pérennité de la médecine, il est un vif partisan du coup d'Etat devant le conseil des Cinq-Cents. Ainsi, est-il rencontré dans l'essentiel des complots fomentés autour du 18 Brumaire (Role, 1994). Mais, très vite, comme bon nombre d'idéologues pensant que les valeurs défendues par la Révolution seront immortalisées, il est attristé par les prises de position du général corse. Il se réfugie dès lors dans ses recherches et se remet à écrire. Il rédige alors en 1802, une œuvre majeure dont le titre est *Rapports du physique et du moral de l'homme*, ouvrage en deux volumes qui connaît un franc succès et place son auteur au rang de chef de file des idéologues. Il émet une théorie qui stipule que l'origine des idées de chacun proviendrait du cerveau qui absorberait les sensations extérieures (Baertschi, 2005 ; Levin, 1984 ; Mitchell, 1978 ; Turgeon & Whitaker, 2000). Cet organe aurait un rôle, selon lui, fondamental dans l'émission physiologique des idées (Staum, 1974 ; Staum, 1978).

Le 28 janvier 1803, l'Institut étant réformée, il intègre la classe de Langue et Littérature françaises, et occupe le fauteuil 40 de la future Académie française. L'année suivante, il reçoit la Légion d'honneur (http://www.academie-francaise.fr, 2010).

En 1804, il publie un travail intitulé *Coup d'œil sur les révolutions et la réforme de la médecine à Paris* qui est un ensemble de constats effectués sur le mode de fonctionnement de l'Ecole de médecine.

Fidèle adepte des préceptes de Corvisart, Cabanis prône l'examen du patient, l'anamnèse et l'observation des symptômes d'une maladie au chevet du patient (Gourdol, 2010). Il émet une remarque dramatique concernant la mortalité effroyable qui sévit dans les hôpitaux. Fidèle aussi à Bonaparte, il est promu sénateur d'Empire, mais refuse de siéger parce qu'antiroyaliste acharné, il ne veut pas entériner les décisions de l'Empereur. Sa carrière politique est terminée. Il est malade. Il reprend sa traduction de l'Iliade et finit d'écrire la *Lettre à Thurot sur les poèmes d'Homère* en 1807. Il décède le 5 mai 1808, suite à une congestion du cerveau et est enterré au Panthéon. A titre posthume, il est fait comte d'Empire, le 23 mai 1808 (Gourdol, 2010).

Publications (http://www.academie-francaise.fr, 2010) :
Observations sur les hôpitaux, 1789 ;
Journal de la maladie et de la mort d'Honoré-Gabriel-Victor-Riquetti de Mirabeau, 1791 ;
Du degré de la certitude de la médecine, 1797 ;
Rapport sur l'organisation des écoles de médecine, 1799 ;
Quelques considérations sur l'organisation sociale, 1799 ;
Rapports du physique et du moral de l'homme, 1802 ;
Coup d'œil sur les révolutions et la réforme de la médecine, 1804 ;
Observations sur les affections catarrhales et particulièrement sur les rhumes de cerveau, 1807 ;
Quatre discours sur l'Éducation publique (découverts après son décès) ;
Lettre à Fauriel sur les causes premières, 1824 (ouvrage posthume).
Les ouvrages de Cabanis ont été réunis par François Thurot, en 5 volumes, de 1823 à 1825.

Références bibliographiques :
Baertschi B., « Diderot, Cabanis and Lamarck on psycho-physical causality. », in *History and philosophy of the life sciences*, 2005; 27 (3-4): 451–63.
Bibliothèque interuniversitaire de Santé (BIUS), communication personnelle, Paris, 2010.
Chazaud J., « Cabanis before the guillotine. », in *Hist. Sci. méd.*, 1998; 32 (1): 69–73.
Corlieu Auguste, *Centenaire de la Faculté de médecine de Paris (1794-1894)*, Alcan – Baillère – Doin – Masson (éd.), Paris, 1896.
Dupont Michel, *Dictionnaire historique des médecins dans et hors de la Médecine*, Larousse (éd.), Paris, 1999.
Gourdol Jean-Yves, « Pierre-Jean-Georges Cabanis (1757-1808), médecin, philosophe et homme politique français », in *http://www.medarus.org*, 2010, pp. 1-5.
http://fr.wikipedia.org, *Pierre Jean Georges Cabanis*, 2010, pp. 1-4.

http://www.academie-francaise.fr, *Pierre-Jean-Georges Cabanis (1757-1808), biographie et œuvres*, 2010, pp. 1-2.
Levin A., « Venel, Lavoisier, Fourcroy, Cabanis and the idea of scientific revolution: the French political context and the general patterns of conceptualization of scientific change. », in *History of science; an annual review of literature, research and teaching*, 1984 Sep.; 22 (57 pt 3): 303–20.
Mitchell H., « The passions according to Adam Smith and Pierre-Jean-Georges-Cabanis. Two sciences of man. », in *The Society for the Social History of Medicine bulletin*, 1979 Dec.; 25: 20–27.
Role André, *Georges Cabanis, médecin de Brumaire*, Fernand Lanore (éd.), Paris, 1994.
Staum A. S., « Cabanis and the science of man. », in *Journal of the history of the behavioural sciences*, 1974 Apr.; 10: 135–143.
Staum M. S., « Medical components in Cabanis's science of man. », in *Studies in history of biology*, 1978; 2: 1–31.
Turgeon Y. & Whitaker H. A., « Pierre Jean Georges Cabanis (1757-1808): an early nineteenth century source for the concept of nervous energy in European behavioural neurosciences. », in *Brain Cogn.*, 2000 Jun-Aug; 43 (1-3): 412-417.

Jean Noël Hallé, médecin, chevalier d'Empire et grand précurseur de l'hygiène médicale en France

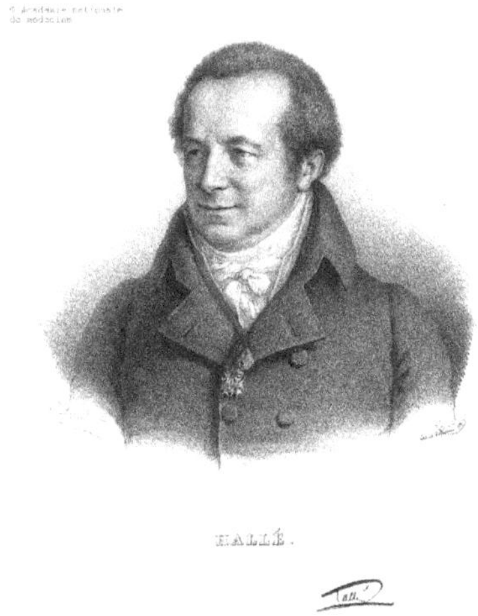

Jean Noël Hallé (1754-1822) (© Académie nationale de médecine).

Jean Noël Hallé est né à Paris, le 6 janvier 1754. Son père, Noël, est un peintre renommé qui dirige l'Académie de peinture de Rome. C'est dans cette ville précisément, au couvent des Minimes français qu'il fait sa scolarité. C'est au cours des leçons dispensées par son père à l'Ecole des beaux-arts qu'il découvre l'anatomie (Sans auteur, 1823 ; Lemaire, 1992 et 2003). Sur les conseils de son oncle maternel et médecin, Anne-Charles Lorry, dont il hérite plus tard de la bibliothèque, il entame des études de médecine à Paris, en 1776. Il y soutient sa thèse en 1778 (Société des Gens de Lettres et de Savants, 1839). Il intègre la Société royale de médecine, à peine diplômé, la même année. Cuvier (1827) affirme qu'il l'intègre avant d'avoir obtenu son doctorat. Faut-il y voir l'intervention de son oncle, éminent praticien, un des fondateurs de la dite société, reçu jusque dans les sphères intimes de Louis XV (Sans auteur, 1823)? Son oncle lui enseigne ses connaissances avec le secret espoir que le jeune homme lui succède (Cuvier, 1827).

Cette adhésion lui vaut la disgrâce de la Faculté de médecine qui est en compétition avec cette institution. Bien qu'il ait obtenu la régence qui lui aurait permis d'enseigner, celle-ci l'empêche de professer (Société des Gens de Lettres et de Savants, 1839). C'est dans la méditation, dans la recherche et dans la retraite qu'il franchit la tempête révolutionnaire. Au service des pauvres, il se dévoue sans compter et avec la plus grande bienveillance. En plus de ses soins éclairés, de ses conseils avisés, il n'hésite jamais à joindre les actes à la parole, puisque ses dons sont innombrables. Fervent pratiquant, reconnu et doué d'altruisme, il soigne les indigents gratuitement. Il traverse d'ailleurs la période révolutionnaire affublé du sobriquet de *« Médecin des pauvres »*. C'est ce qui le sauve. Profitant de son grand renom, il fait tout ce qu'il peut pour sauver Lavoisier, Malesherbes et d'autres, de l'échafaud au moment de la Terreur, allant jusqu'à leur faire profiter de ses soins dans les prisons où ils sont incarcérés. Il défend aussi Lavoisier, lors de son procès, devant la Convention nationale, se mettant ainsi lui-même en péril.

En 1794, devant l'excellence de ses travaux, Fourcroy lui attribue la chaire de physique médicale et d'hygiène de l'Ecole de santé de Paris que celui-ci vient d'établir. Jean Noël y met en place un enseignement d'hygiène médicale. Il est le premier en France. Il donne des leçons aussi à la même époque, à l'Ecole normale qui vient d'être ouverte. Alors qu'il a refusé le poste, les responsables de l'école passent outre et le lui imposent (Sans auteur, 1823).

Le 9 décembre 1795, il est élu membre de l'Institut, dès sa création, dans la section médecine et chirurgie. Il le préside en 1813 (http://fr.wikipedia.org, 2010). En 1795 toujours, il est nommé membre de la commission des livres élémentaires pour l'instruction médicale (Sans auteur, 1823). Cette même année, il parvient à guérir une paralysie faciale à l'aide de l'électrothérapie (Dupont, 1999).

Précurseur dans la transmission du savoir en hygiène médicale, défenseur convaincu de la vaccine, il milite activement pour une médecine préventive. Il publie d'ailleurs en 1800, à l'Institut, un *Rapport sur la vaccine* qui constitue un état des lieux sur sa mise en application, suivi d'un second rapport en 1812, qui établit un constat sur son accomplissement sur le sol français (Sans auteur, 1823). En 1810, il est d'ailleurs appelé en Italie, pour organiser la vaccination dans les régions de Lucques et de Toscane (Cuvier, 1827).

Il suit Pauline, la sœur de l'Empereur, en Italie, après son mariage en 1802 (Dupont, 1999).

Petite anecdote concernant Pauline : *« Pauline Bonaparte (1780-1825), sœur préférée de l'Empereur, aussi princesse Borghèse par son mariage, fait appeler un jour, son dentiste dénommé Borglet, afin de se faire arracher une dent. Une fois arrivé, ce dernier accompagne la sœur de Napoléon dans sa chambre où se trouve déjà un homme qu'il prend aussitôt pour son mari. Devant officier, le dentiste éprouve les plus grandes difficultés à faire ouvrir la bouche de la princesse. L'homme dans la pièce s'emporte « en lui disant que ce n'était qu'un instant de douleur pour éviter d'en passer beaucoup d'autres. Elle lui répond que, puisqu'il s'était plaint d'une dent avant-hier, il n'avait qu'à donner l'exemple et qu'alors elle se résignerait. » L'homme, gentleman, s'exécute et, par la suite, a demandé à la jeune femme de tenir son engagement. Enfin décidée, le dentiste peut réaliser l'opération motivant initialement sa venue. Il a été généreusement récompensé par le compagnon.*

Le soir, en société, la princesse Borghèse est sévèrement vilipendée pour le nombre de ses amants qu'elle multiplie sans se cacher. Présent dans la salle, le dentiste s'insurge et prend la défense de Pauline en affirmant avoir vu les deux époux le matin et la tendresse qu'ils se manifestent l'un pour l'autre. Plus il la défend, plus les moqueries fusent, allant jusqu'à l'hilarité générale. Le compagnon a vite été identifié comme étant un ancien comédien ambulant, alors que le vrai mari était en Italie depuis fort longtemps (Lamendin, 2002). » Pauline revient vivre en France à partir de 1803.

En 1804, Jean Noël devient le médecin ordinaire de Napoléon et de toute la famille impériale qu'il soigne avec son érudition,

sa dignité et son indépendance de caractère. Napoléon le fait d'ailleurs chevalier de la Légion d'honneur à l'instauration de cette décoration (Société des Gens de Lettres et de Savants, 1839 ; Georgel, 1869). Il apparaît pour la première fois dans l'Almanach impérial de 1805 (Almanachs impériaux, 1805-1813). Grand ami de Corvisart qui l'estime tout particulièrement, il soutient ses préceptes en affirmant : *« La médecine du symptôme doit toujours être subordonnée à la médecine de la maladie* (Lemaire, 1992 et 2003). »
En 1805, il prend la suite de Corvisart au Collège de France. C'est d'ailleurs ce même Corvisart, qui y enseigne la médecine pratique, qui l'y désigne dans un premier temps pour l'assister, puis pour lui succéder, étant débordé par sa charge de Premier médecin de l'Empereur (Sans auteur, 1823 ; Cuvier, 1827). Hallé y rencontre notamment Laënnec qu'il a comme élève. Il dit d'ailleurs de celui-ci, avec une grande clairvoyance : *« S'il continue à travailler comme il travaille, il deviendra le premier médecin de l'Europe* (Lemaire, 1992 et 2003). » C'est l'inventeur du stéthoscope qui reprend la chaire de Hallé, à son décès, en 1822 (Cuvier, 1827).
En 1806, d'après ses leçons au Collège de France, un ouvrage est publié, intitulé *Hygiène, ou l'art de conserver la santé* (Quérard, 1830).
Les 15 et 19 avril 1807, le médecin ausculte Pauline Bonaparte, suite à une crise de salpingite aigüe et son état le laisse perplexe.
A partir de 1809, il édite les *Œuvres complètes* de Samuel Tissot, médecin britannique, qu'il connote de façon extrêmement judicieuse et pertinente (Sans auteur, 1823).
En 1812, il participe à l'élaboration du *Dictionnaire des sciences médicales* où il rédige une longue série d'articles en rapport avec sa discipline de prédilection, l'hygiène médicale. Il démontre l'influence réciproque du physique sur le moral et du moral sur le physique (Sans auteur, 1823).
En 1818, il contribue à la publication du *Codex des médicaments ou pharmacopée française* qui paraît à Paris. Durant sa carrière extrêmement prolifique, il s'intéresse notamment à l'étude du cancer du sein et des effets du camphre.
A la Restauration, il est rappelé par le futur Charles X, à son service (Sans auteur, 1823). Alors gravement malade, Jean Noël

le guérit. Louis XVIII le nomme aussitôt son Premier médecin et le fait chevalier dans l'Ordre royal de Saint-Michel nouvellement créé. Jusqu'à la fin de sa vie, le roi lui témoigne la plus grande attention et la plus haute estime (Sans auteur, 1823). En 1820, il est élu, dès sa création, à l'Académie royale de médecine (Dupont, 1999). Il en préside d'ailleurs la section de médecine dès son ouverture (Société des Gens de Lettres et de Savants, 1839).

Il est décédé le 11 février 1822, des suites d'une intervention chirurgicale. Atteint de la maladie de la pierre (calculs rénaux), il en meurt. Il est enterré au cimetière du Père-Lachaise, dans la 10ème division (http://www.appl-lachaise.net, 2007). Selon Lemaire (2003), il est indubitablement le meilleur médecin ayant exercé au cours de l'épopée napoléonienne.

Le jugement de Napoléon à Sainte-Hélène se révèle aigre, quant à lui. Un jour, aux Tuileries, Napoléon lui manifeste un geste d'une étrange familiarité,- il est dit que l'Empereur lui aurait pincé l'oreille ou agité son rasoir sous le nez -, qui choque profondément le médecin, au point que ce dernier décide de ne pas y revenir. L'Empereur lui en a voulu pour cette décision (Lemaire, 1992 et 2003).

Doué d'un instinct médical poussé au paroxysme, la qualité de son examen clinique est recherchée dans toute la capitale. Affable et jovial, ses étudiants le portent très haut dans leur estime. Son enseignement d'une érudition rare est très prisé, d'autant plus qu'il se dévoue jusqu'à obtenir de son auditoire une parfaite compréhension (Lemaire, 1992 et 2003). Habile dessinateur, il n'hésite pas à agrémenter ses démonstrations de nombreux croquis qui viennent illustrer son propos (Société des Gens de Lettres et de Savants, 1839). Homme naturellement bon, ses malades l'adorent. Lorsque tout est perdu, il sait par sa drôlerie faire oublier au patient ses maux. D'une probité exemplaire, d'une générosité que rien n'est jamais venu démentir, il abandonne les droits d'auteur de ses livres, à ses proches collaborateurs et n'accepte aucune rétribution pour ses soins (Cuvier, 1827).

A la fin de sa vie, il est devenu membre correspondant des Académies de Saint-Pétersbourg, de Vienne et de Madrid (Sans auteur, 1823).

Références bibliographiques :
Académie nationale de médecine, communication personnelle, Paris, 2010.
Almanachs impériaux, Testu & Cie imprimeurs, Paris, 1805 à 1813.
Cuvier Georges, *Recueil des éloges historiques lus dans les séances publiques de l'Institut royal de France*, F. G. Levrault (éd.), tome 3, Paris, 1827.
Dupont Michel, *Dictionnaire historique des médecins dans et hors de la Médecine*, Larousse (éd.), Paris, 1999.
Georgel Alcide, « Armorial de l'Empire français », in *http://www.euraldic.com* ou *Bibliothèque nationale de France*, Paris, 1869.
http://fr.wikipedia.org, *Jean Noël Hallé*, 2010, p. 1.
http://www.appl-lachaise.net, *Hallé Jean Noël (1754-1822)*, 2007, pp. 1-2.
Lamendin Henri, *Anecdodontes*, Aventis (éd.), Paris, 2002.
Lemaire Jean-François, *Napoléon et la médecine*, François Bourin (éd.), Paris, 1992.
Lemaire Jean-François, *La médecine napoléonienne*, Nouveau Monde/Fondation Napoléon (éd.), Paris, 2003.
Quérard J.-M., *La France littéraire ou dictionnaire bibliographique*, Librairie Firmin Didot frères, Paris, tome 4, 1830.
Sans auteur, *Catalogue des livres de la bibliothèque de feu M. Jean Noël Hallé*, De Bure frères Librairie, Paris, 1823.
Société des Gens de Lettres et de Savants, *Biographie universelle ancienne et moderne*, L.-G. Michaud (éd.), tome 66, Paris, 1839.

Claude Louis Berthollet (1748-1822), médecin, chimiste, président de la Commission des arts et des sciences de l'expédition d'Egypte, et comte d'Empire

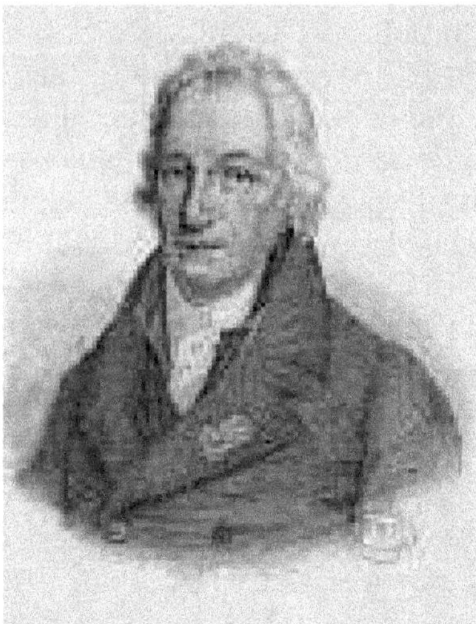

Claude Louis Berthollet (©BIUS).

Il naît à Talloires, le 9 décembre 1748. Il fait ses études de médecine à Chambéry, puis à Turin. C'est dans cette dernière ville qu'il devient docteur en médecine en 1768. En 1772, il s'installe à Paris pour y étudier la chimie. C'est en 1776 qu'il fait paraître son premier mémoire dans le *Journal de Physique* (Fleury-Heusghem, 2000). Il commence par réfuter les thèses avancées par Lavoisier sur le rôle de l'oxygène dans la combustion, ce qui l'amène à publier pas moins de 17 mémoires. En 1778, il se fait naturaliser Français, étant né en Sardaigne (Bouchon & Grau, 2008-2010). En 1779, il est docteur en médecine de la Faculté de médecine de Paris, puis docteur régent (Fleury-Heusghem, 2000). Un confrère,

Tronchin, lui permet de devenir le médecin ordinaire de Mme de Montesson, épouse morganatique du duc d'Orléans. Ce dernier lui permet l'accès au laboratoire qu'il a créé au Palais Royal (Fondation Napoléon, 2008). Dès lors, il se passionne pour la chimie. En 1780, il est élu membre de l'Académie des sciences, ce qui constitue un véritable désaveu pour les recherches de Lavoisier par le régime politique en place. En 1784, il dirige les teintures de la manufacture des Gobelins. Il y comprend les propriétés décolorantes de l'hypochlorite qu'il exploite dans le blanchiment des toiles. Il vient d'inventer l'eau de Javel du nom du quartier où la première manufacture qui la fabriquait était installée (Dupont, 1999 ; Bouchon & Grau, 2008-2010). En 1787, il reconnaît son erreur et se réconcilie avec Lavoisier. Ils publient ensembles, un ouvrage au titre évocateur, *Méthode de nomenclature chimique*. Il est considéré comme le travail précurseur de la chimie scientifique contemporaine (Fondation Napoléon, 2008). En 1789, il fait paraître un ouvrage qui a un retentissement dans toute l'Europe, *Description du blanchiment des toiles et fils par l'acide muriatique oxygéné*, dans les Annales de chimie. Le blanchiment berthollien est né. Le 30 avril 1789, il est fait membre de la Royal Society (Bouillet & Chassang, 1878 ; Sadoun-Goupil, 1977 ; http://fr.wikipedia.org, 2010). Il rejoint aussi la Société hollandaise des sciences de Haarlem et l'Académie des sciences de Turin. En 1791, paraissent les *Eléments de l'art de la teinture* qui deviennent, dans leur domaine de spécialité, incontournables. En 1792, cet opus est traduit en anglais et en allemand (Fleury-Heusghem, 2000).

En 1792 également, il réside à l'Hôtel des Monnaies, où il officie en tant que commissaire, puis administrateur en 1799 (Fleury-Heusghem, 2000).

En 1793, il élabore divers explosifs en employant les chlorates, contribuant ainsi à l'effort de guerre du pays. Après avoir été membre de la commission des Poids et Mesures, il collabore avec Monge à la raffinerie de salpêtre de Saint-Germain-des-Prés et à la poudrerie de Grenelle. Il est alors professeur de chimie à l'Ecole normale, puis à l'Ecole polytechnique à partir de 1794, dès son ouverture à laquelle il a largement participé (Dupont, 1999 ; Fleury-Heusghem, 2000 ; Bouchon & Grau, 2008-2010). Il contribue, en collaboration avec Chaptal, Monge

et Laplace, à la création de l'Ecole des arts et des métiers (Bouillet & Chassang, 1878 ; Sadoun-Goupil, 1977 ; http://fr.wikipedia.org, 2010).
En 1795, il incorpore l'Institut de France dès sa fondation, dans le premier tiers nommé par le Directoire, ce qui lui permet d'élire d'autres membres (Fleury-Heusghem, 2000). En 1796, il est d'ailleurs missionné pour organiser le rapatriement d'œuvres d'art italiennes confisquées au profit du Louvre. C'est à l'occasion de ce voyage qu'il rencontre Bonaparte. Une grande confiance unit aussitôt les deux hommes, au point que Berthollet est mis dans la confidence du projet de l'expédition en Egypte bien avant l'heure. Il est un des seuls. C'est lui, ainsi que Monge et Fourier, qui doivent déterminer les 167 savants, ou artistes, suffisamment compétents, qui composeront la Commission des arts et des sciences, pour les accompagner et les décider sans leur révéler l'objet du périple. Ces hommes ne savent au demeurant qu'une seule chose : Bonaparte sera avec eux (Fleury-Heusghem, 2000 ; Bouchon & Grau, 2008-2010 ; Fondation Napoléon, 2008).
En 1798, il part avec Bonaparte en Egypte et intègre, dès l'ouverture de l'Institut d'Egypte le 22 août, qu'il contribue à créer, la section de physique et histoire naturelle. Grand ami de Gaspard Monge, son président, ils ne se quittent plus (Dupont, 1999). En 1799, il devient président de l'Institut. Il se bat avec courage lors de la révolte du Caire et accompagne Bonaparte dans son expédition en Syrie. Le 23 août 1799, Bonaparte quitte l'Egypte et revient avec Berthollet en France. Il l'installe au siège de sénateur après le 18 brumaire, dès la première promotion de décembre (Bouchon & Grau, 2008-2010 ; Fondation Napoléon, 2008). En 1801, il participe à l'élaboration de la Société d'encouragement pour l'industrie nationale (Bouillet & Chassang, 1878 ; Sadoun-Goupil, 1977 ; http://fr.wikipedia.org, 2010). Cette année-là, il s'installe à Arcueil. Il y écrit son rapport dans le cadre de l'ouvrage commandé par le ministre de l'Intérieur, Chaptal, en 1802, sur ordre de Bonaparte, et présentement initié par Kléber, intitulé *Description de l'Egypte ou Recueil des observations et recherches qui ont été faites en Egypte pendant l'expédition de l'armée française* (Riaud, 2010). Sur recommandation du Premier Consul, il a d'ailleurs en charge la présidence de la

commission qui doit mettre en place la parution de cet ouvrage (Bouillet & Chassang, 1878 ; Sadoun-Goupil, 1977 ; Fleury-Heusghem, 2000 ; http://fr.wikipedia.org, 2010). Il n'hésite pas à investir pour mettre en place un laboratoire du dernier cri et s'entoure d'assistants reconnus. Les plus grands noms de la science de cette époque s'arrêtent à son domicile. Associé à Laplace, il crée à cette occasion la Société d'Arcueil qui est florissante de 1806 à 1816 (Bouchon & Grau, 2008-2010). Deux fois par mois, des savants comme Chaptal, Gay-Lussac, etc. se réunissent pour débattre et faire état de leurs projets scientifiques (Fondation Napoléon, 2008).

En 1803, il devient sénateur de Montpellier. Cette année-là, il publie son œuvre majeure, intitulée *Essai de statistique chimique*. Napoléon lui attribue la Légion d'honneur en 1804 et en fait un comte d'Empire en 1808 (Bouchon & Grau, 2008-2010). En 1804, il publie un autre livre essentiel, *Recherche sur les lois des affinités chimiques*, où il analyse de nombreux corps dont la composition était inconnue jusqu'alors (Fondation Napoléon, 2008).

En 1807, Napoléon, souhaitant lui montrer toute l'estime qu'il lui porte, lui fait remettre la somme de 100 à 150 000 francs pour, ce qu'il ne sait pas, lancer le fils de Berthollet dans l'industrie. Après maintes spéculations hasardeuses, le fils du chimiste est ruiné et se suicide en 1811. Berthollet père ne s'en remettra jamais (Fondation Napoléon, 2008).

Pourtant, en 1814, Berthollet est contraint de voter, par les Alliés, comme d'ailleurs tous les sénateurs, la destitution de l'Empereur. Louis XVIII, reconnaissant, en fait un Pair de France, dès son arrivée au pouvoir (Fleury-Heusghem, 2000 ; Bouchon & Grau, 2008-2010). Pendant les Cent-Jours, Berthollet se réjouit du retour de l'Empereur, qui ne le confirme pourtant pas dans la toute nouvelle Chambre des Pairs. Doit-on y voir une rancœur de l'Empereur ? Louis XVIII, à son retour en 1815, l'y rétablit. Le chimiste siège à la toute nouvelle Académie des sciences, est maintenu à l'Institut et intègre l'Académie de médecine dès sa création, en 1820 (Fleury-Heusghem, 2000). En 1816, la Société d'Arcueil est dissoute. Berthollet se contente de cultiver son jardin, tout en prêtant tout de même une oreille attentive à ce qui se passe autour de lui. En 1819, il devient maire de sa ville adoptive, mais bientôt, son état général se désagrège. Il se rétablit et n'hésite pas à se rendre à pied aux séances des Académies et de la Chambre des Pairs (Fleury-Heusghem, 2000).

Il décède à Arcueil, le 6 novembre 1822, suite à une septicémie consécutive à des furoncles mal soignés (Fleury-Heusghem, 2000). Ayant vécu en chercheur toute sa vie, pourtant franc-maçon, il a toujours fuit le monde et la politique (Fondation Napoléon, 2008). Des funérailles grandioses sont organisées à son décès, puis des éloges académiques, autant d'honneurs qui traduisent la perte incommensurable que vient de subir le monde de la chimie française et internationale (Fleury-Heusghem, 2000).

Un timbre est fait à son effigie en 1958. Une statue est élevée à Annecy en son honneur. Un lycée de cette ville porte son nom et une rue de Paris également (Bouchon & Grau, 2008-2010).

Berthollet est un des concepteurs de la théorie de l'atome. Il a contribué à l'élaboration d'une nomenclature chimique et démontré les relations existant entre les acides, et les bases (Dupont, 1999).

Références bibliographiques :

Bibliothèque interuniversitaire de Santé (BIUS), communication personnelle, Paris, 2010.

Bouchon L. A. & Grau D., « Claude-Louis Berthollet (1748-1822), comte de l'Empire, grand-officier de la Légion d'honneur », in *http://www.napoleon-empire.net*, 2008-2010, pp. 1-5.

Bouillet Marie-Nicolas & Chassang Alexis, « Claude-Louis Berthollet », in *Dictionnaire universel d'histoire et de géographie*, Hachette (éd.), Paris, 1878.

Dupont Michel, *Dictionnaire historique des médecins dans et hors de la Médecine*, Larousse (éd.), Paris, 1999.

Fleury-Heusghem Nicole, « Claude-Louis Berthollet (1748-1822) », in *Bulletin de la Société des amis de la bibliothèque de l'Ecole Polytechnique*, 2000 ; 54.

Fondation Napoléon, « Berthollet, Claude Louis (1748-1822), chimiste », in *http://www.napoleon.org*, 2008, pp. 1-2.

http://fr.wikipedia.org, *Claude Louis Berthollet*, 2010, pp. 1-3.

Riaud Xavier, « Bonaparte, fondateur de l'Institut d'Egypte », in *The International Napoleonic Society*, Montréal, 2010, http://www.napoleonicsociety.com, pp. 1-3.

Sadoun-Goupil Michelle, *Le chimiste Claude-Louis Berthollet (1748-1822), sa vie, son œuvre*, Vrin (éd.), Paris, 1977.

Berthollet, Bonaparte et l'Institut d'Egypte

Au-delà de son aspect historique, quel a été le rôle prépondérant de l'Institut d'Egypte sur la médecine du futur empire français ? En 1798, Bonaparte embarque à Toulon pour une expédition sur le sol des pharaons. Accompagné d'un corps d'armée d'élite, il s'est entouré aussi d'une équipe de scientifiques de très grand renom. Toutes les disciplines y sont représentées pour véhiculer la connaissance européenne en Egypte et en faire comprendre la culture aux Français. Jamais auparavant une expédition militaire n'avait été entourée d'un aussi grand nombre d'éminents intellectuels. Il demande à Antoine Dubois (1756-1837), professeur de clinique chirurgicale à l'Ecole de santé de Paris depuis 1796, de diriger l'équipe médicale. Ce dernier commande alors aux 108 officiers de santé de l'expédition. Le 18 avril, le médecin embarque à Toulon, dans le navire-amiral l'Orient. Le 2 juillet 1798, le corps expéditionnaire débarque à Alexandrie. Après la prise du Caire, Bonaparte réunit six sommités les plus importantes dont Desgenettes, Berthollet et Monge, son futur président, le 20 août, afin qu'ils définissent le règlement interne et les membres qui siégeront dans cette institution.

Le même jour, le décret émis par Bonaparte paraît : *« Il y aura en Egypte, un Institut pour les sciences et les arts, lequel sera établi au Caire. Cet établissement aura principalement pour objet :*

1/ le progrès et la propagation des lumières en Egypte ;

2/ la recherche, l'étude et la publication des faits naturels, industriels et historiques de l'Egypte ;

3/ de donner son avis sur les différentes questions pour lesquelles il sera consulté par le gouvernement. »

Le général officialise la création de l'Institut d'Egypte, le 22 août. Cette institution est bâtie comme l'Institut de France avec

laquelle elle entretient une correspondance étroite, certains de ses membres appartenant aux deux. L'Institut de France d'ailleurs a publié les premiers procès-verbaux de son homologue égyptien (Vercoutter, 1987). C'est une académie qui comprend 4 sections (Mathématiques ; Physique et histoire naturelle ; Economie politique ; Littérature et Beaux-Arts) et aurait dû compter 12 membres par section (Beaucour, 1970). Très vite, le nombre de ses membres ne dépasse pas 36. Bonaparte, son vice-président, intègre Dubois à la section de physique et histoire naturelle créée par Berthollet, futur président de l'Institut en 1799, dès le 22 août (Ganière, 1988). Dubois, malade, quitte l'Egypte en 1799. Après, cette section ne comprend que 5 membres (Berthollet, Dolomieu, Desgenettes, Conté, Geoffroy Saint-Hilaire) et n'a jamais dépassé le nombre de 10 membres. Larrey n'y siège pas à sa fondation, mais cela ne l'empêche pas de commencer une collection de crânes à des fins anatomiques. La première séance est placée sous la présidence de Gaspard Monge, le 23 août. Sa dernière, la 62ème, se tient le 22 mars 1801 (http://fr.wikipedia.org (b), 2010). L'Institut d'Egypte est installée dans le palais de Qassim Bey, dans les faubourgs du Caire, situé à seulement 2 km du quartier général (Gallo, 1998). Le registre des séances est ramené en France par son Secrétaire perpétuel, en 1801 et est égaré en 1807 (Vercoutter, 1987). Au début de chaque séance, les membres présents nomment des commissions, les unes pour répondre aux questions de Bonaparte et les autres, pour rédiger des rapports sur les mémoires lus en séance (Vercoutter, 1987).
L'objectif de cet Institut est de recueillir des informations sur l'Egypte et sa civilisation, mais dès la première réunion, le général français demande à ces membres d'étudier tous les moyens possibles pour améliorer la vie des troupes en Egypte. En fait, il pose 6 questions et les commissions, à peine formées, se sont mises au travail de suite pour tenter d'y répondre (Beaucour, 1970). Les médecins de la section de physique et de science naturelle débattent, cherchent et émettent des mémoires faisant la synthèse de leurs trouvailles. Les sujets portent notamment sur l'hygiène, l'alimentation ou les épidémies. Ainsi, en est-il de Larrey qui publie plusieurs traités qui établissent sa réputation scientifique jusqu'en France où ses travaux sont reconnus (Marchioni, 2003). Les médecins

communiquent devant leurs autres collègues de l'Institut qui devient un vrai organisme de recherches, mais aussi de débats et de discussions. Il y a une séance de 7 h00 à 9 h00 tous les jours et deux fois par mois en fin d'après-midi (Vercoutter, 1987). A la séance du 26 Fructidor an VI, Desgenettes effectue une lecture sur des maladies ayant une étiologie proche de la peste, pourtant distinctes de cette dernière. Les travaux, ou procès-verbaux de séance, sont publiés dans une revue scientifique, *La Décade égyptienne* (Beaucour, 1970). Desgenettes est président de séance et le rédacteur en chef de ce journal (Marchioni, 2003 & Ducoulombier, 2004). Ainsi, Larrey et Desgenettes font-ils paraître des circulaires d'informations sur l'hygiène, la prophylaxie et la thérapeutique aux officiers de santé de l'armée française, qui sont tirées à plusieurs centaines d'exemplaires par l'imprimerie nationale du Caire sous la direction de Jean-Joseph Marcel, et cela en seulement quelques heures. Ces documents sont ensuite acheminés dans les deltas par courriers postaux (Marchioni, 2003 ; Ducoulombier, 2004 & Riaud, 2010). D'ailleurs, au vu du travail accompli, Larrey est élu au sein de l'Institut, le 4 juillet 1799, dans la section de physique. Dans la même année, il publie son mémoire de 38 pages intitulé *Mémoire sur le tétanos traumatique* consécutif à l'observation des blessures engendrées par les projectiles turcs, qui fait grand bruit. En 1798, sans en être membre, il avait fait paraître son *Mémoire sur l'ophtalmie endémique en Egypte* qui avait déjà été consacré (Marchioni, 2003). En 1800, c'est autour du *Mémoire sur la fièvre jaune, considérée comme complication des plaies d'armes à feu* de paraître. Suivent *de hepatitis* et *L'atrophie des testicules*. En 1801, il autopsie le corps de l'assassin de Kléber, l'embaume et le fait exposer au Musée d'histoire naturelle (Marchioni, 2003). Il aurait embaumé le corps de Kléber également. Desgenettes, quant à lui, dresse une *Topographie physique et médicale de l'Egypte*, un *Avis sur la petite vérole*, communique sur *l'Ophtalmie régnante* ou sur la *Salubrité de l'Egypte*. Il établit avec exactitude les statistiques nécrologiques de la ville du Caire. Ses études sont regroupées dans les *Opuscules du citoyen Desgenettes, médecin en chef de l'armée d'Orient* qui sont publiées en 1799-1800 par l'imprimerie nationale. Dans le tome 1 de la *Décade égyptienne*, il publie notamment un « Rapport sur le Môristan ou hôpital du Kaire » (p. 275) (Ducoulombier, 2004 ; Viel & Fournier, 1999). Cette section de physique et science naturelle, de même que les autres, est donc florissante et prolifique en recherches, collections et publications. Tous ses membres travaillent constamment au service du savoir et de la connaissance.

Dans le palais, sont aménagés une bibliothèque, un laboratoire de chimie, un cabinet de physique, un jardin d'essai, etc (Beaucour, 1970).

Lors de l'insurrection du Caire, les savants prennent les armes pour défendre l'Institut et se joignent aux troupes de Bonaparte pour réprimer l'insurrection. Berthollet notamment se bat vaillamment. Certains savants perdent la vie au cours des affrontements. Il en est de même au cours de l'expédition en Syrie. De retour au Caire, Bonaparte demande à l'Institut d'étudier la peste qui a sévit à Jaffa et à St Jean d'Acre (Beaucour, 1970).

Lorsque Bonaparte quitte l'Afrique emmenant avec lui, Berthollet, l'Institut est en plein désarroi, encore plus lorsque le général Kléber, qui lui était très favorable, est assassiné. Le général Menou, qui lui succède, même s'il est bien intentionné, est très maladroit. Pourtant, il réorganise la bibliothèque et le cabinet de physique (Beaucour, 1970). En février 1801, ayant appris que la *Décade égyptienne* était imprimée aux frais de Jean-Joseph Marcel, Menou demande qu'elle soit désormais imprimée aux frais du gouvernement et qu'elle devienne le recueil des seuls travaux de l'Institut. Desgenettes, par cette mesure, s'est senti offusqué et a donné sa démission. Mais, après explications avec Menou, il l'a retirée (Ducoulombier, 2004). L'Institut a, dans son ensemble, approuvé cette mesure qui la hissait au rang des principales académies d'Europe (Noirot, 1998). Lors de la reddition, Menou parvient à négocier avec les Anglais, la conservation des archives, mémoires et collections amassées en Egypte, qu'il ramène en France (Beaucour, 1970). Larrey, notamment, conserve ses notes qu'il destine à publications, dès son retour en France, et ses collections de crânes, et de momies (Marchioni, 2003). Menou a été salué globalement par les savants comme un des généraux qui a facilité et encouragé leurs activités respectives (Noirot, 1998).

Au retour d'Egypte, Chaptal, alors ministre de l'Intérieur, nomme huit membres de l'expédition scientifique, le 18 février 1802, avec pour mission de collecter tout le matériel scientifique et de le publier. Cette entreprise avait été initialisée par Kléber en 1799. De 1809 à 1828, paraissent les vingt volumes intitulés *Description de l'Egypte ou Recueil des observations et recherches qui ont été faites en Egypte pendant l'expédition de l'armée française*. Neuf d'entre eux sont exclusivement du texte. Ce travail comprend 974 planches, dont 74 en couleur. La section de physique et de science naturelle serait concernée par cinq volumes selon certains auteurs (http://fr.wikipedia.org (a), 2010). A son retour d'Egypte, Larrey rencontre le futur Napoléon, en mars 1802. Il lui présente, en voulant lui dédier, sa *Relation chirurgicale de l'expédition d'Orient* qu'ému, le Premier Consul reçoit et transmet aussitôt à son secrétaire en lui ordonnant de le publier dans la *Description d'Egypte* (Marchioni, 2003). Dans cet ouvrage, il publie aussi en 1809, des « Mémoires et observations sur plusieurs maladies qui ont affecté les troupes de l'armée française pendant l'expédition d'Egypte et de Syrie et qui sont endémiques dans ces deux contrées » (*Etat moderne*, tome 1, pp. 427-524), et en 1812, une « Notice sur la conformation physique des Egyptiens et des différentes races qui existent en Egypte, suivie de quelques réflexions sur l'embaumement des momies » (*Etat moderne*, tome 2, pp. 1-6) (Viel & Fournier, 1999). Des pharmaciens communiquent également. Au nombre de quatre dans l'expédition, Rouyer publie une « Notice sur les embaumements des anciens Egyptiens » en 1809, dans la *Description d'Egypte* (*Antiquités*, tome 1, pp. 207-220) et la même année, une « Notice sur les médicaments usuels des Egyptiens » (*Etat moderne*, tome 1, pp. 217-232) (Viel & Fournier, 1999). Commencée sous Napoléon, la parution s'achève sous Charles X. La première édition est publiée par l'Imprimerie impériale, qui devient l'Imprimerie nationale après le retour à la monarchie. La deuxième édition est faite par les éditions Panckoucke (http://fr.wikipedia.org (b), 2010).

Si la durée de vie de cet Institut a été brève, la densité des études entreprises et publiées en fait indéniablement une institution essentielle pour la médecine française au crépuscule du XVIIIème siècle et à l'aube du XIXème, dont chacun des acteurs de cette médecine orientale, marqué à jamais par le souvenir de cette expédition sur le sol égyptien, a su tiré l'essence même de ses connaissances, et de son expérience des situations militaires extrêmes, voire précaires et arides, pour servir au mieux l'Empire et sa Grande Armée au cours des combats essaimés partout en Europe.

Références bibliographiques :

Beaucour Fernand, « L'Institut d'Egypte et ses travaux », in *Souvenir napoléonien*, http://www.napoleon.org, 1970, n° 255, pp. 11-13.

Ducoulombier Henri, *Le baron Pierre-François Percy, chirurgien de la Grande Armée*, Librairie Historique Teissèdre, Paris, 2004.

Gallo Max, *Napoléon - Le chant du départ*, Magellan (éd.), vol. 2, Paris, 1998.

Ganière Paul, « Dubois Antoine (1756-1837), médecin », in *Revue du Souvenir napoléonien*, décembre 1988 ; 362 : 51-52.

Ganière Paul, « Desgenettes, René-Nicolas (1762-1837), médecin », in *Revue du Souvenir Napoléonien*, http://www.napoleon.org, Fondation Napoléon, 1988, pp. 47-48.

http://fr.wikipedia.org (a), *Description de l'Egypte*, 2010, pp. 1-6.

http://fr.wikipedia.org (b), *Institut d'Egypte*, 2010, p. 1.

Marchioni J., *Place à Monsieur Larrey, chirurgien de la Garde impériale*, Actes Sud (éd.), Arles, 2003.

Noirot Paul, *La campagne d'Egypte (1798-1801), mythes et réalités*, In forma (éd.), Paris, 1998.

Riaud Xavier, « René-Nicolas Dufriche, baron Desgenettes (1762-1837), médecin chirurgien de la Grande Armée », in *The International Napoleonic Society*, Montréal, 2010, http://www.napoleonicsociety.com, pp. 1-3.

Vercoutter Jean, *Compte rendu des séances de l'Académie des Inscriptions et Belles-lettres*, 1987, vol. 131, n°3, pp. 619-620.

Viel Claude & Fournier Josette, « Voici deux cents ans : les pharmaciens et l'expédition d'Egypte », in *Revue d'histoire de la pharmacie*, 1999 ; 322 : 265-267.

René-Nicolas Dufriche, baron Desgenettes (1762-1837), médecin en chef de la Grande Armée

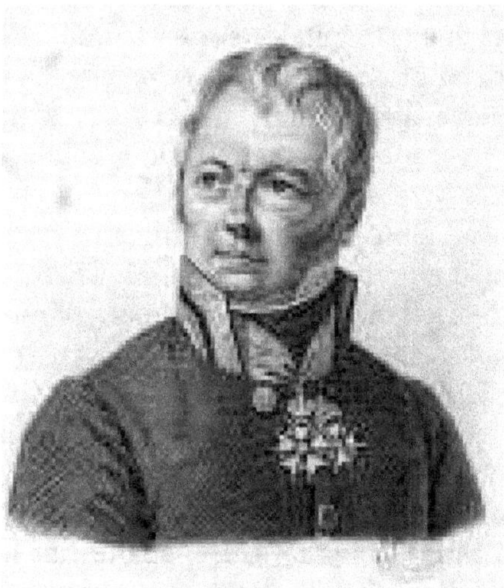

René-Nicolas Dufriche Desgenettes (© BIUS).

Né à Alençon le 23 mai 1762, d'un père avocat et procureur au baillage d'Alençon, René Nicolas Dufriche grandit dans le domaine familial qui s'appelle « Les Genettes ». Il étudie au collège des Jésuites d'Alençon. En 1776, arrivé à Paris, il entre à la pension Sainte-Barbe et suit les cours au collège du Plessis (Teyssou, 2011). Les sciences naturelles le passionnent. Fort logiquement, une fois reçu maître ès-arts, il s'engage vers des études de médecine. Il débute dans les services hospitaliers de Pelletan et de l'anatomiste Vicq d'Azyr, secrétaire de la Société royale de médecine et Premier médecin de Marie-Antoinette. Il suit les cours de Fourcroy et de Desbois de Rochefort à La Charité. Il y fait la connaissance de Boyer et de Corvisart. En 1784, René-Nicolas décide de voyager grâce à l'héritage que lui a donné sa mère qui est morte en 1782. Alors qu'il est à Londres, il assiste au cours de Moore et de Hunter. En 1785, il part en Italie où il demeure quatre années. Il découvre Florence, Sienne où il étudie l'anatomie auprès du grand Mascagni, Rome et Naples enfin. En 1789, il vient soutenir à Montpellier, le 6 juillet (selon Gourdol, 2010), le 20 novembre (selon Teyssou, 2011), sa thèse, inspirée de ce dernier, intitulée *Essai physiologique sur les vaisseaux lymphatiques.* Il se lie étroitement avec Barthez. Il rejoint naturellement le laboratoire de Chaptal où il suit ses cours (Gourdol, 2010).

En 1791, il rejoint la capitale. Après la fuite de Varennes et l'arrestation de Louis XVI, Desgenettes adopte les idées girondines. Leurs adeptes sont envoyés à la guillotine par les Montagnards. Rescapé, le jeune médecin gagne Rouen où son ancien maître, Vicq d'Azyr, lui enjoint de s'engager dans l'armée. Ayant obtenu son brevet ordinaire de médecin le 21 février, parlant couramment l'italien, Dufriche est envoyé en Italie où il rejoint en mars 1793, l'hôpital ambulant de l'armée de la Méditerranée (http://fr.wikipedia.org, 2010).

Il est présent à Fréjus, Grasse, Antibes, Sospel, Orneilles et Nice. C'est au cours de cette campagne qu'il fait la rencontre du jeune Bonaparte qu'il aurait soigné de la gale. Ce dernier est émerveillé par les connaissances de Desgenettes. Il ne l'oubliera pas. Quelques années plus tard, Bonaparte fait nommer René-Nicolas, médecin en chef de l'armée d'Orient. Affecté auprès de Masséna, Desgenettes enraye une épidémie de typhus. Il fait étalage de tous ses talents et compétences. Atteint lui-même par la maladie, il survit par miracle. Le 13 janvier 1794, il s'occupe des malades de l'hôpital d'Antibes. Le 16 septembre, il dirige le service médical de la division de droite située à Loano. Nommé à Toulon à l'aube de l'année 1795, il lui incombe de structurer le service médical de l'expédition maritime chargée d'envahir la Corse, alors sous la coupe anglaise, voyage qui n'a jamais eu lieu (Gourdol, 2010).

De retour sur le sol français, appuyé par Bonaparte, soutenu par Barras, il est promu le 29 octobre 1795, médecin ordinaire de l'hôpital d'instruction militaire du Val-de-Grâce et de la 17ème division militaire de Paris. En 1796, Desgenettes devient professeur d'hygiène et de physique médicale à l'Ecole centrale de santé de la capitale, future Faculté de médecine à partir de

1808. Il y rencontre Dominique Larrey notamment. Mais, ces nominations le retirent de l'armée d'Italie et il ne participe pas à ses succès (Gourdol, 2010).

Associé à Bichat et à Larrey notamment, il crée la Société médicale d'émulation en 1796 également. Dans le journal de la Société médicale de Paris, il publie son mémoire resté célèbre, *Les maladies qui ont régné à l'armée d'Italie* (Teyssou, 2011).

De retour à Paris, après la paix de Campo-Formio, le 17 octobre 1797, Bonaparte demande que Desgenettes soit attaché à l'armée d'Angleterre. Le 11 janvier 1798, il se marie avec la fille de l'ancien inspecteur général des hôpitaux sous Louis XVI. Le 22 mars 1798, Desgenettes doit partir pour Toulon afin de se placer sous les ordres du général corse en qualité de médecin en chef. La même année, il prend la direction du service médical de l'armée d'Orient. Il installe des ambulances à bord de chaque navire et en transforme trois, aidé de Larrey, en bateaux hôpitaux. Son action est si exemplaire que Bonaparte lui demande de gagner le vaisseau amiral l'Orient (Ganière, 1988). Sur le sol des pharaons, les médecins doivent faire face à des pathologies déclenchées par un climat harassant, des bivouacs fréquents et l'absence d'eau potable. Desgenettes impose des mesures d'hygiène et de prophylaxie d'une sévérité extrême : hygiène corporelle, désinfection des locaux, surveillance de l'alimentation et nettoyage des vêtements. Toutes les pathologies tropicales sont rencontrées. Pendant la marche à travers le désert de Syrie, René-Nicolas est confronté à une épidémie de peste. Face au moral des troupes qui est au plus bas, Desgenettes refuse que le nom de cette maladie soit seulement prononcé et lui trouve d'autres qualificatifs comme *« fièvre bubonneuse »* ou encore *« maladie des glandes »* en remplacement. Pour démontrer que la peste n'est pas contagieuse, Desgenettes s'inocule sous la peau à l'aide d'une lancette une goutte de pus prélevé sur un moribond (Ganière, 1988). Par son courage, il est parvenu ainsi à redonner le moral aux soldats désabusés et décimés. Plus tard, Desgenettes démentira avoir jamais commis un tel geste sur un *« moribond »*. Il parlera tout au plus d'un *« convalescent au premier degré »*.

Le 28 avril 1799, son nom entre dans l'histoire. Alors que Bonaparte doit lever le siège de Saint-Jean d'Acre, il demande aux médecins de procéder à l'évacuation des blessés. Ayant peur d'un massacre commis par les Turcs s'il les abandonne et d'une contamination des éléments de son armée s'il les emmène, le général aurait demandé à Desgenettes de procéder à l'euthanasie des pestiférés avec de l'opium (Ganière, 1988). Desgenettes refuse catégoriquement et se dresse contre le commandant en chef français de tout son poids. Bonaparte s'incline et tous les malades sont rapatriés sur Jaffa. Arrivé sur ce site, il laisse un détachement pour les garder. Toutefois, contraint d'abandonner la ville sous la pression ennemie, il aurait sollicité le pharmacien en chef de l'expédition, Claude Royer, afin qu'il administre aux mourants du laudanum pour abréger leurs souffrances. Au cours d'une réunion de l'Institut d'Egypte, le 29 juin 1799, l'animosité entre les deux hommes est palpable. Desgenettes n'adresse plus la parole au général jusqu'à son départ d'Egypte, le 22 août 1799. Le médecin officie au sein de l'armée de Kléber où il peut plus librement appliquer ses mesures d'hygiène et d'assainissement, puis de celle de Menou après l'assassinat du premier jusqu'en 1801 (Ganière, 1988). Devenu membre de l'Institut d'Egypte fondé en 1798, il écrit les tables de la revue *La Décade égyptienne* et y assure de nombreuses publications.

Alors Premier Consul, Bonaparte promeut Desgenettes, à son retour en France, en 1801, au rang de médecin en chef à l'hôpital militaire d'instruction de Strasbourg. Mais, fatigué par une campagne qui l'a marqué physiquement, il refuse et demande la possibilité de poursuivre son travail au Val-de-Grâce. Le 29 décembre 1801, Bonaparte approuve. En 1801 toujours, le médecin est nommé membre de l'Institut et membre associé des Sociétés de médecine de Marseille, et de Montpellier. L'année suivante, il publie son *Histoire médicale d'Orient* qui fait grand bruit dans le monde scientifique, qu'il dédie au général Kléber (Gourdol, 2010). Fervent partisan de la vaccination antivariolique, cette même année, il vaccine son fils sur le front des troupes (Lemaire, 2003).

Le 18 mai 1804, l'Empire est proclamé. Le lendemain, Desgenettes est fait membre de la Légion d'honneur et le 14 juin, il devient inspecteur général du service de santé des armées au même titre que Larrey, Percy et Heurteloup (http://fr.wikipedia.org, 2010).

Il part en Espagne avec une commission de médecins nommés par l'Empereur avec pour mission d'étudier l'épidémie de fièvre jaune qui y sévit. Il y est également chargé de la surveillance de la pharmacie. En 1806, René-Nicolas regagne le Val-de-Grâce qu'il doit réformer, Coste étant revenu à la tête du service de santé de la Grande Armée. Le 6 avril 1807, Desgenettes devient médecin en chef de la Grande Armée sur ordre de Napoléon. Ainsi, il est présent aux batailles d'Eylau (1807), de Friedland (1807) et de Wagram (1809). En 1808, il voyage avec l'Empereur en Espagne où la situation est jugée des plus inquiétantes. Le 29 septembre 1809, il est fait chevalier par lettres patentes et le 31 janvier 1810, baron de l'Empire par nouvelles lettres (Lemaire, 2003 ; Gourdol, 2010).
Pendant la campagne de Russie, il est de tous les affrontements. Son abnégation et son dévouement envers ses patients sont devenus légendaires. Le 10 décembre 1812, il est capturé à Vilna lorsque les troupes françaises font retraite. Au simple énoncé de son nom, le tsar Alexandre III le libère. En remerciement pour ses bons soins délivrés aux soldats russes, le médecin est raccompagné le 20 mars 1813, aux avant-postes français par la Garde de Cosaques. Pour le vol de ses effets personnels, le Tsar lui fait parvenir 10 000 roubles pour se dédouaner.
Médecin en chef de la Garde impériale pendant la campagne d'Allemagne, il n'apprend sa nomination qu'en 1814, à son retour en France. En 1813, les soldats français sont vaincus à Leipzig. Desgenettes, quant à lui, est enfermé dans la citadelle de Torgau où il doit faire face à une épidémie de typhus qui tue 13 448 hommes sans combattre sur les 25 000 de la garnison (Meylemans, 2010). Après la capitulation de la place, il est fait prisonnier à Dresde et ne rentre en France qu'à l'orée des Cent-Jours.
Après l'abdication de Napoléon, de retour à la tête du pays, Louis XVIII démet Desgenettes de ses fonctions militaires. Toutefois, ses prérogatives au Val-de-Grâce et à la Faculté sont maintenues.
Pendant les Cent-Jours, il rejoint naturellement l'Empereur de retour de l'île d'Elbe. Sa place de médecin de la Garde impériale lui est restituée fort logiquement et il la conserve jusqu'à Waterloo, le 18 juin 1815 (Ganière, 1988).

A la capitulation de Napoléon, Louis XVIII revient au pouvoir, mais le nom de Desgenettes est devenu mythique, tout comme celui de Larrey pour ne citer que lui. Le nouveau roi de France maintient donc le médecin dans les fonctions qui étaient les siennes sous la Première Restauration, mais l'autorise à rejoindre le Conseil général de santé des armées en 1819. Commandeur de la Légion d'honneur, il participe à la fondation de l'Académie royale de médecine qu'il intègre en 1820. En 1822, il est révoqué pour avoir lancé un appel à la tolérance suite à des manifestations étudiantes. Il vient d'avoir la responsabilité de désigner les médecins devant rejoindre l'Empereur à Sainte-Hélène. Hélas, ce dernier vient de mourir (Gourdol, 2010).

Après l'abdication de Charles X en 1830, il est rétabli dans ses titres et fonctions par Louis-Philippe. En 1832, il est élu membre de l'Académie des sciences. La même année, le 2 mars, il devient médecin en chef des Invalides où il meurt en 1837, le 3 février exactement, suite à une attaque d'apoplexie. Une première attaque l'avait rendu infirme en 1834.

Maire du Xème arrondissement (actuel 7ème) de Paris en 1830, il occupe cette fonction jusqu'en 1834. Son nom est donné à l'hôpital militaire de Lyon. Ses mémoires sont publiées en 1836.

Son nom figure sur l'Arc de Triomphe de l'Etoile. Il a été oublié par la commission en charge d'établir une liste de noms dignes d'y figurer. Percy et Larrey y sont quant à eux. Mais, sa fille, la baronne Sordeval, obtient réparation le 13 novembre 1841. Il apparaît sur la 29ème colonne du pilier sud (Bouchon L. A. & Grau D., 2008-2010). Les postes de la République ont émis en 1972, un timbre de 0,30 francs à son effigie (Bouchon L. A. & Grau D., 2008-2010).

Alexandre Dumas le qualifie de *« vieux paillard très spirituel et très cynique »*. Indépendant d'esprit, franc à l'extrême et doué d'une grande liberté de parole, Bonaparte le juge *« trop bavard »*.

Publications :

Souvenirs d'un médecin de l'expédition d'Égypte, 1893.

Souvenirs de la fin du XVIIIe siècle et du commencement du XIXe, ou Mémoires de R. D. G., 1836.

Examen de quelques idées du maréchal de Saxe sur la santé des troupes, 1829.
Remarques sur les institutions militaires de Végéce et *Notice sur un opuscule rare relatif à Linné*, 1828.
Ext. du Journ. Compl. du Dictionnaire des Sciences Médicales, Extrait du Mémoire de H. Fouquet sur l'utilité des bains de terre dans la phthisier, 1827.
Mélanges de médecine : Recueil factice formé par l'auteur sous ce titre. I-III, 1827-1829.
Essais de biographie et bibliographie médicales, 1825.
Éloge de M. Hallé : prononcé le 18 novembre 1822, devant la faculté de médecine de Paris, 1822.
Fragmens de médecine militaire, 1820.
Notice sur Benjamin Rusch, 1814.
Histoire médicale du siège de Torgau, en Saxe ou Rapports adressés a M. le Baron Des Genettes par le chevalier Masnou, 1814.
Eloges des académiciens de Montpellier, 1811.
Inspection des dépôts de prisonniers de guerre autrichiens dans les départements de l'Yonne, Saône-&-Loire, de la Côte-d'Or, de la Haute-Marne, de l'Aube et de la Marne en 1806, 1806.
Formulaire pharmaceutique à l'usage des hôpitaux militaires, 1804.
Histoire médicale de l'armée d'Orient, 1802.
Résultat général et comparatif des tables nécrologiques du Kaire, l'an VII et VIII, 1800.
Avis sur la petite vérole régnante, adressé au Divan du Kaire, 1800.
Lettre de M. Des Genettes, à M. Cuvier et *Michaelis Girardi... Prolusio de origine nervi intercostalis... edidi curavit Renatus Des Genettes*, 1792 (http://cths.fr, 2010).

Références bibliographiques :
Bibliothèque interuniversitaire de Santé (BIUS), communication personnelle, Paris, 2010.
Bouchon L. A. & Grau D., « René-Nicolas Dufriche, baron Desgenettes, baron de l'Empire, commandeur de la Légion d'honneur », in *http://www.napoleon-empire.net*, 2008-2010, pp. 1-4.
Fabre André, *Haschisch, chanvre et cannabis : l'éternel retour*, L'Harmattan (éd.), Collection Médecine à travers les siècles, Paris, 2011.

Ganière Paul, « Desgenettes, René-Nicolas (1762-1837), médecin », in *Revue du Souvenir Napoléonien*, http://www.napoleon.org, Fondation Napoléon, 1988, pp. 47-48.
Gourdol Jean-Yves, « René-Nicolas Dufriche baron Desgenettes (1762-1837), médecin français de la Grande Armée », in *http://www.medarus.org*, 2010, pp. 1-6.
http://cths.fr, « Desgenettes René Nicolas Dufriche, baron », in *Sociétés savantes de France*, 2010, pp. 1-2.
http://fr.wikipedia.org, *René-Nicolas Dufriche Desgenettes*, 2010, pp. 1-5.
Lemaire Jean-François, *Napoléon et la médecine*, François Bourin (éd.), Paris, 1992.
Lemaire Jean-François, *Les blessés dans les armées napoléoniennes*, Lettrage distribution, Paris, 1999.
Lemaire Jean-François, *La médecine napoléonienne*, Nouveau Monde/Fondation Napoléon (éd.), Paris, 2003.
Meylemans R., « Les maladies de l'Empire », in *Ambulance 1809 de la Garde impériale*, http://ambulance1809-gardeimperiale.ibelgique.com, 2010, pp. 1-6.
Riaud X. & Yactayo S., « Dysenterie et armées : un fléau séculaire », in *Forum Histoire – Passion Histoire*, http://www.passion-histoire.net, 01/07/2010, pp. 1-9.
Riaud X., « Epidémies et campagne de Russie de 1812 », in *The International Napoleonic Society*, Montréal, 12/07/2010, http://www.napoleonicsociety.com, pp. 1-3.
Teyssou Roger, *L'aigle et le caducée*, L'Harmattan (éd.), Collection Acteurs de la Science, Paris, 2011.

Desgenettes, Bonaparte et le haschisch

En 1798, le Directoire décide, sur les conseils de Talleyrand, l'envoi d'un corps expéditionnaire en Egypte sous le commandement du général Bonaparte. C'est ainsi que l'Occident fait connaissance avec le haschisch, ses mirages et ses périls.

L'Egypte... Une chaleur énorme... Un ravitaillement inexistant... Peu d'eau... Des tribus en perpétuelle insurrection... Des actes de terrorisme où toutes les armes sont employées... Des épidémies à répétition... Une contrée étrangère loin des proches des soldats... L'inactivité qui pèse parfois... Plus le temps passe et plus le moral est bas... Autant d'éléments favorables à la recherche de l'oubli dans des paradis artificiels justifiant l'absorption de substances illicites (Castelot, 1967). Au cours de la campagne en Egypte, les soldats français découvrent malheureusement le haschisch, ses mirages et ses risques (Fabre, 2010). Les médecins de la section de physique et science naturelle de l'Institut d'Egypte constatent les effets locaux ravageurs de la consommation du chanvre. Il y est mélangé à de l'opium ou à de l'hellébore. L'ensemble est présenté sous forme d'une confiture que les autochtones appellent le dyâsmouck (= médicament musqué), car y sont inclus du musc, du girofle et d'autres essences (http://fr.wikipedia.org (a), 2010).

Il existe une longue tradition orientale du haschisch qui a déferlé dans tout l'Orient, de la Syrie à l'Egypte, dès le XIème siècle. En 1378, l'émir ottoman Soudoun Scheikhouni a décrété un des premiers textes de loi interdisant son usage (Fabre, 2010). Mais, la progression s'est poursuivie vers le Maroc, puis l'Espagne où l'Inquisition, dès le XVIème siècle, a tenté de faire barrage à l'épidémie. Le premier texte sur le sujet paru en

Occident a été écrit par un médecin portugais Garcia da Orta (1500-1568). Il s'intitule *Colloque des simples* et a été publié en 1563. Après la mort du médecin, son corps et son livre ont été brûlés par l'Inquisition en autodafé (Fabre, 2010).

Constatant les dégâts causés par cette substance sur ses hommes, ayant de plus été agressé peu après son arrivée en Egypte, par un fanatique musulman en état d'ivresse cannabinique, Bonaparte a pris en conséquence la décision d'interdire *« l'usage de la liqueur forte faite par quelques musulmans avec une certaine herbe nommée haschisch, ainsi que celui de fumer la graine de chanvre. »*
L'attentat serait, d'après Max Gallo (1998), survenu au moment de l'entrée dans Alexandrie, le 1er juillet 1798. Castelot (1967) date l'entrée dans Alexandrie, le 2 juillet, et ne mentionne pas le triste épisode. Marchioni (2003), quant à lui, affirme que Bonaparte est entré dans la nuit du 1er au 2. Un musulman aurait tiré depuis une maison sur Bonaparte, alors à cheval, qui aurait reçu la balle dans sa botte gauche. Le général n'aurait pas été blessé. L'agresseur, entouré de six fusils, a été abattu (Gallo, 1998). Tous les auteurs consultés, du moins ceux qui en parlent, font état de cet événement dans les jours qui suivent l'entrée de Bonaparte dans Alexandrie.
Stupéfait par cette tentative d'assassinat, René-Nicolas Dufriche Desgenettes, alors médecin en chef de l'armée d'Orient, commence des recherches sur le haschisch et en étudie les effets afin d'en comprendre les mécanismes (Fabre, 2011).

Sous l'injonction de Bonaparte, le général en chef Abdallah Jacques Menou aurait promulgué, après le départ pour la France du futur empereur, un ordre du jour (le n° 11 (?)) du 17 vendémiaire an XI (9 octobre 1800). Cette ordonnance entendait mettre un terme à la consommation de haschisch et de graine de chanvre par les soldats du corps expéditionnaire (Fondation Napoléon, 2010). Pour la première fois, il est fait ouvertement mention du cannabis et de ses risques dans un texte.
« Art. 1. *L'usage de la liqueur forte faite par quelques musulmans avec une certaine herbe forte, nommée haschischa, ainsi que celui de fumer la graine de chanvre, sont prohibés*

dans toute l'Egypte. Ceux qui sont accoutumés à boire cette liqueur et à fumer cette graine perdent la raison et tombent dans un violent délire qui souvent les porte à commettre des excès de tout genre.
Art. 2. *La distillation de la liqueur de haschisch est prohibée dans toute l'Egypte. Les portes des cafés, des maisons publiques et particulières dans lesquelles on en distribuerait seront murées, les propriétaires arrêtés et détenus pendant trois mois dans une maison de force.*
Art. 3. *Toutes les balles de haschisch qui arriveraient aux douanes seront confisquées et brûlées publiquement, etc. »*
Une peine de prison de trois mois a donc été décidée pour tous les auteurs d'infractions à ce décret (http://fr.wikipedia.org (b), 2010 ; Escohotado, 2004 ; Fabre, 2010).

En 1840, le Dr Louis Aubert Roche publie son célèbre ouvrage *De la peste et du typhus d'Orient* où il préconise l'emploi du haschisch comme remède médical de choix contre certaines maladies contagieuses. La première loi française, quant à elle, qui réglemente la cession des substances vénéneuses afin d'en limiter la vente, dans le but de diminuer les empoisonnements, n'est votée que le 19 juillet 1845. Le 29 octobre 1846, sur arrêté royal, une classification des substances dites « vénéneuses » est réalisée sur un tableau unique incluant l'arsenic, l'opium et la morphine. Un premier texte aurait vu le jour en 1682, qui n'avait pour seul objectif que de prévenir les empoisonnements à l'arsenic (http://fr.wikipedia.org (c), 2010).
Le texte promulgué par Menou sur ordre du général corse, rarement cité dans les chroniques historiques, revêt une importance toute particulière. Il constitue la première mention, en Occident, du cannabis et de ses risques dans un texte de loi. *Bonaparte serait donc le précurseur, en France, en matière de lutte contre la drogue.*

A vrai dire, il est déjà trop tard. Le virus qui déferlera dans toute l'Europe est déjà dans la cale des navires ramenant le corps expéditionnaire en France.
En effet, en 1801, Desgenettes, ancien médecin en chef de l'armée d'Orient et futur baron de l'Empire, dès son retour en France, présente à l'Académie des sciences, quelques

échantillons de haschisch ramenés d'Egypte. De même, l'ancien pharmacien chef de cette même expédition, Pierre Charles Rouyer, témoigne de son expérience du haschisch, dans un ouvrage intitulé *Description de l'Egypte et notice sur les médicaments usuels des Egyptiens* (Fabre, 2011).

En fait, en moins de dix ans, le cannabisme est devenu une mode qui fait fureur. Ainsi, en 1810, le professeur Silvestre de Sacy (1758-1838), futur baron de l'Empire en 1813, le plus célèbre orientaliste de l'époque, publie un article qui fait grand bruit *« Des préparations enivrantes faites avec le chanvre »* (Fabre, 2011).

Références bibliographiques :

Castelot André, *Bonaparte*, Librairie académique Perrin, Paris, 1967.

Escohotado Antonio, *Histoire générale des drogues*, L'esprit frappeur (éd.), Paris, 2004.

Fabre André, *Haschisch, chanvre et cannabis : l'éternel retour*, L'Harmattan (éd.), Collection médecine à travers les siècles, Paris, 2011.

Fabre André, *De grands médecins méconnus*…, L'Harmattan (éd.), Collection médecine à travers les siècles, Paris, 2010.

Fondation Napoléon, communication personnelle (lettre adressée au Dr Fabre André qu'il m'a gentiment fait parvenir), Paris, 2010.

Gallo Max, *Napoléon - Le chant du départ*, Magellan (éd.), vol. 2, Paris, 1998.

Ganière Paul, « Dubois Antoine (1756-1837), médecin », in *Revue du Souvenir napoléonien*, décembre 1988 ; 362 : 51-52.

Ganière Paul, « Desgenettes, René-Nicolas (1762-1837), médecin », in *Revue du Souvenir Napoléonien*, http://www.napoleon.org, Fondation Napoléon, 1988, pp. 47-48.

http://fr.wikipedia.org (a), *Description de l'Egypte*, 2010, pp. 1-6.

http://fr.wikipedia.org (b), *Histoire du chanvre*, 2010, pp. 1-6.

http://.fr.wikipedia.org (c), *Prohibition des drogues*, 2010, pp. 1-11.

Marchioni J., *Place à Monsieur Larrey, chirurgien de la Garde impériale*, Actes Sud (éd.), Arles, 2003.

Riaud Xavier, « Bonaparte, précurseur en matière de lutte contre la drogue », in *The International Napoleonic Society*, Montréal, 2010, http://www.napoleonicsociety.com, pp. 1-2.

Edme Joachim Bourdois de La Motte (1754-1835), premier médecin du roi de Rome et ami de Bonaparte

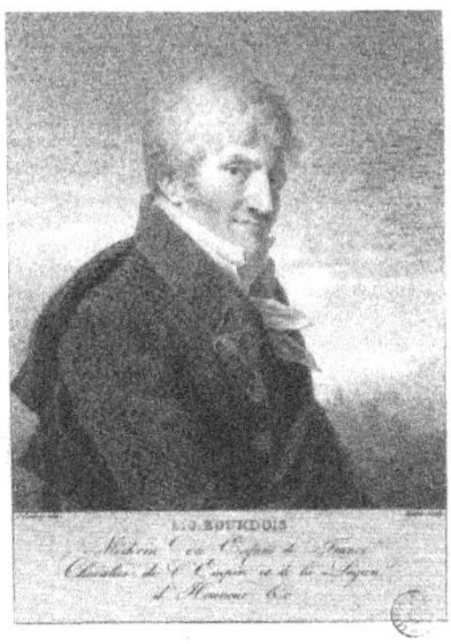

Edme Joachim Bourdois de La Motte[1] (© Académie nationale de médecine).

Edme-Joachim Bourdois de La Motte est né le 14 septembre 1754, à Joigny, dans l'Yonne. Son père était médecin et membre correspondant de la Société royale. Vicq-d'Azyr, fondateur de l'anatomie comparée et médecin de Marie-Antoinette, lui a rendu un hommage public.

Ayant achevé ses études au Collège d'Auxerre, Bourdois, une fois obtenue sa maîtrise ès-arts, vient faire ses études de médecine à Paris. Au cours de celles-ci, il partage avec Jean-Nicolas Corvisart, l'étroite mansarde où ils sont logés. Les deux hommes deviennent amis (Coquillard, 2009).

Le 11 février 1777, Bourdois soutient sa première thèse et le 6 mars suivant, la seconde, la « cardinale », sur une question

[1] L'orthographe « Bourdois de la Mothe » est aussi usitée.

d'hygiène. Il prouve que rester trop longtemps au contact de la chaleur au cours de la période hivernale est nocif. Il soutient ensuite les deux dernières sur des sujets de pratique médicale pure. En 1778, à l'âge de vingt-quatre ans, il est docteur en médecine (Bibet, sans date).

Il entame, malgré des accès répétés d'hémoptysie, une carrière de médecin à l'hôpital de la Charité, de médecin des pauvres à la paroisse de Saint-Sulpice et à celle du Gros Caillou (http://fr.wikipedia.org, 2010).

En 1779, il devient médecin du comte de Provence, le futur Louis XVIII, est rapidement nommé médecin du palais du Luxembourg, et du château de Brunoy, ainsi qu'intendant du cabinet de physique et d'histoire naturelle, poste créé spécialement à son intention. Il est nommé docteur régent de la Faculté de médecine. Il a ses appartements au palais du Luxembourg. En 1788, il est fait Premier médecin de Madame Victoire (Sans auteur, 2010).

En 1793, Edme, déclaré suspect, est arrêté, puis mis en prison. Grâce aux démarches incessantes de sa femme et à l'intervention d'Antoine Dubois, chirurgien membre du conseil des armées et professeur à l'école de médecine, il retrouve la liberté. Après la chute de Robespierre, Bourdois monte en grade. Il est informé par Dubois qu'une expédition française se prépare pour reconquérir la Corse, avec René Desgenettes à la tête des services médicaux. Le poste de médecin en chef de l'armée des Alpes est donc vacant. Bourdois le récupère le 7 septembre 1794 et s'occupe plus particulièrement de son aile droite (Sans auteur, 2010).

Dépité, Bourdois est confronté à une réalité extrêmement catastrophique : *« Le petit nombre de nos anciens établissements dans cette division, la grande quantité de malades qui y ont afflué en même temps, l'impossibilité absolue d'évacuer par terre, à cause des mauvais chemins, et par mer, faute de bâtiments, ont produit un engorgement considérable dont les suites eussent été nécessairement funestes si l'on ne se fut hâté d'en prévenir les effets. Depuis le 1er vendémiaire jusqu'au 1er ventôse, il est entré dans les hospices de l'armée 54 000 malades, et 5 300 y sont morts. De ce calcul, il résulte que, depuis quatre mois, le tiers de l'armée a été disséminé dans les hôpitaux, et que la mortalité pourra être évaluée au dixième des malades* (Coquillard, 2009). *»* Devant affronté une épidémie de typhus, Edme Joachim prend des mesures d'urgence. Il fait transporter les malades dans des tentes dressées en plein air. Il fait nettoyer, laver, ventiler les locaux des casernes et former une équipe d'ambulanciers. Il se distingue par une abnégation infatigable. Il met en place des hôpitaux espacés de trois lieues et réquisitionne les couvents, et hôpitaux où les malades atteints du typhus sont soignés nuit et jour. Un mois après, l'épidémie est enrayée. Le moral des hommes revient au beau fixe.

A son tour malade, Bourdois, dès son retour à Paris, est menacé d'arrestation par le Directoire. Il est sauvé de justesse par Talleyrand (Fabre, 2010 & http://fr.wikipedia.org, 2010).

A cette époque, il est présenté au général Bonaparte. Les deux hommes deviennent de grands amis. Lors de leurs promenades dans la campagne, Bonaparte emmène régulièrement le médecin dans un certain vallon. Un jour, interloqué, le médecin lui demande pourquoi toujours le même endroit. Le général se serait arrêté près d'un torrent pour confier à Bourdois : *« C'est ici que César a franchi le Rubicon ! »*

Le 13 octobre 1795, Bourdois est licencié après avoir donné sa démission pour raison de santé de son poste de médecin en chef de l'armée des côtes de Cherbourg. Le 26 octobre 1795, Bonaparte lui demande de prendre la fonction de médecin en chef de l'armée de l'Intérieur. Les rapports entre les deux hommes sont à leur apogée. Il cesse ses fonctions de médecin en chef de la 17ème division militaire de Paris, le 5 décembre 1796. Au lendemain du 13 vendémiaire, Bonaparte, inquiet, fait quérir des nouvelles du médecin. Les relations entre les deux amis se dégradent lorsque Bourdois décline l'invitation d'accompagner Bonaparte dans son expédition en Italie. Le général, se retournant vers Bourdois, lui aurait dit brusquement : *« Vous êtes des nôtres, j'espère ! »* Voyant que son ami, pris de court, hésite, Bonaparte, extrêmement susceptible, rétorque simplement : *« N'en parlons plus ! »*, mais les liens entre les deux hommes sont désormais distendus irrémédiablement. Bourdois ne veut pas quitter Paris, sa profession et surtout, sa femme souffrante à qui il doit tout. De retour d'Italie, puis d'Egypte, le général ne veut plus revoir le médecin pendant près de quinze années (Coquillard, 2009 ; http://fr.wikipedia.org, 2010).

En 1805, le préfet de la Seine, Frochot, le nomme au rang de médecin en chef des épidémies pour le département de la Seine. Sa mission est d'enrayer les épidémies qui font des ravages dans la capitale et dans ses alentours.

En 1806, Bourdois, sur ordre du gouvernement, prend en charge une épidémie qui vient de se déclarer à Lay, près de Sceaux. Il constate que la maladie déclarée se rencontre principalement chez les ouvriers qui travaillent les métaux, chez les peintres, chez les ouvriers potiers qui exploitent la céruse et chez les femmes qui mettent du blanc, un cosmétique à base de céruse. Associé à des mesures de prévention élémentaires, Bourdois de la Motte décide de recourir au traitement recommandé en pareilles circonstances, en Angleterre (Fabre, 2010).

Après avoir été inspecteur général de l'Université de France en 1809, il en devient le conseiller en 1811. La même année, sur l'injonction de Corvisart qui le plébiscite, Napoléon lui confie la charge de Premier médecin du roi de Rome (Sans date, 2010).

« Sire, aurait dit Corvisart à l'Empereur, *sacrifiez vos répugnances à l'intérêt de votre fils ; c'est à Bourdois qu'il faut confier une tête si précieuse! »* Au palais des Tuileries, convoqué dans la même journée, le médecin s'entend dire par l'Empereur : *« Vous êtes le médecin de mon fils ! Je ne puis vous donner une plus grande marque de confiance ; oubliez le passé comme je l'oublie moi-même ! »*

Le 29 décembre 1811, il est nommé chevalier de la Légion d'honneur. Le 27 février 1812, Bourdois est fait chevalier de l'Empire, puis baron. Sa modestie naturelle se refuse à porter cette dernière distinction. Il devient médecin au Collège des princes et médecin consultant de l'Empereur (Dossier de la L. H.).

Talleyrand, qui s'est pris d'amitié pour lui, a coutume de brocarder ses allures compassées : *« Il vient chez moi deux hommes sur le compte desquels on se trompe toujours, Cobenzl (un célèbre diplomate autrichien) qu'on prend pour mon médecin, et Bourdois, pour un ambassadeur ! »*

Alors qu'il est dévoué au fils impérial et lui prodigue les soins les plus attentionnés, Corvisart l'humilie un jour en remettant en cause son travail, et en contrôlant sa validité. Bourdois accuse le coup, mais digne, ne dit rien. Dix ans plus tard, Corvisart est mourant. Il fait mander Bourdois à son lit de chevet et lui présente des excuses que notre homme accepte (Coquillard, 2009 ; http://fr.wikipedia.org, 2010).

Lorsque l'Empire s'effondre, Bourdois suit l'impératrice Marie-Louise et son fils jusqu'à Blois. Il ne se résout pas à quitter son pays. Sous la Restauration, il revient à Paris et poursuit son exercice libéral. Il bénéficie d'une patientèle huppée. Il devient aussi médecin du département des Affaires étrangères en charge de la marine et des colonies. Louis XVIII le fait nommer son Premier médecin. Par la suite, Charles X en fait tout autant (Coquillard, 2009 ; sans auteur, 2010 & http://fr.wikipedia.org, 2010).

Pourquoi cette longévité ? Pourquoi une telle présence dans la médecine royale ? Il s'en explique par ces mots simples : *« Je suis loin de revendiquer le premier rang dans cet art honorable de la médecine, mais j'ai la prétention de l'exercer avec cette pureté d'intention, cet amour de l'humanité, j'oserai dire plus, ce désintéressement qui seuls peuvent rendre utiles aux hommes les lumières parfois étonnantes que l'on rencontre dans quelques médecins. Mon objet est d'être utile, mon devoir est de soulager les malheureux, ma gloire et ma récompense seront dans l'estime des gens de bien* (Coquillard, 2009). *»*

Bourdois a toujours manifesté le plus grand intérêt pour les essais de vaccination contre la variole. Il se fait admettre à une société nouvellement créée, la *Société pour l'extinction de la petite vérole*, et devient président du comité central de vaccine. Il réussit même à obtenir de son ami Talleyrand, devenu ambassadeur à Londres, quelques échantillons du vaccin dont la France manque cruellement.

Fort de ses différents travaux, Bourdois est admis dans toutes les grandes sociétés scientifiques de son temps. En 1806, il est associé ordinaire résidant de la Société de médecine de Paris, puis président d'honneur de la Société de médecine, adressant, à ce titre, à l'Empereur, *« les vœux et le respect des médecins de Paris dans un discours qu'il a daigné écouter avec indulgence et bonté »*.

Il est admis l'un des premiers, à l'Académie royale de médecine qui est créée en 1820. Il en est le président en 1822, 1823 et

1829. Il meurt le 7 décembre 1835, à l'âge de quatre-vingt-deux ans (Coquillard, 2009 ; Fabre, 2010 & http://fr.wikipedia.org, 2010).

Son dernier travail a été pour l'Académie de médecine où il réalise en 1835, un rapport sur Corvisart et ses titres. Son hommage chargé d'amitié, d'émotions et d'anecdotes croustillantes, lui l'intime du médecin impérial, est retentissant et connaît un véritable succès d'estime dans le monde médical.

A sa mort, l'Académie de médecine suspend ses travaux, ce qui a constitué une première dans la courte histoire de cette institution (http://fr.wikipedia.org, 2010).

<u>Publications</u> (http://fr.wikipedia.org, 2010):

Edme Joachim Bourdois de la Motte, *An diù focis ardentibus assidere, malum ?*, 1777, 4 p.

Edme Joachim Bourdois de la Motte, *An color sanguinis à vi vitæ ?*, 1777, 8 p.

Louis Charles Henri Macquart & Edme Joachim Bourdois de la Motte, *Quaestio medico-chirurgica : An in omni tumore ut plurimum sit tentanda resolutio ?*, Typis Quillau, 1778, 4 p.

Jean-Jacques Delaporte & Edme Joachim Bourdois de la Motte, *Quaestio medico-chirurgica : An variolis balnea tepida ?*, Typis Quillau, 1778, 8 p.

Edme Joachim Bourdois de la Motte, *An in omni tumore ut plurimum sit tentanda resolutio ?*, 1778, 4 p.

Eugène Clément Hellis, Edme Joachim Bourdois de la Motte, Jean Alexandre Le Jumeau de Kergaradec & François-Joseph Double, *Clinique médicale de l'Hôtel-Dieu de Rouen : précédée du rapport fait à l'Académie royale de médecine par Bourdois, Kergaradec et Double*, Gabon, 1826, 270 p.

Edme Joachim Bourdois de la Motte, *Rapport sur les expériences magnétiques : faites par la Commission de l'Académie royale de médecine, lu dans les séances des 21 et 28 juin 1831*, 80 p.

- Nombreux rapports sur les épidémies, une grande quantité de consultations médicales et d'ouvertures cadavériques des plus grands personnages de l'époque.
- Traduction d'un mémoire espagnol sur la racine de ratanhia, végétal employé contre certaines hémorragies passives, *Journal de Médecine* de Corvisart, vol. XV, 1806.

- Biographies de Galien, de Paracelse, de Lapeyronie, de Winslow et de Quesnay.

Références bibliographiques :
Académie nationale de médecine, communication personnelle, Paris, 2010.
Bibet Jean-Pierre, Archives nationales, Paris, sans date.
Coquillard Isabelle, « Personnalité des deux Empires : La longévité médicale du Docteur Edme Joachim Bourdois de la Motte », in *Napoleonica*, 2009/3, n°6, pp. 146-170.
Dossier de la Légion d'honneur, cote L0324087.
Fabre André, *De grands médecins méconnus…*, L'Harmattan (éd.), Collection Médecine à travers les siècles, Paris, 2010.
http://fr.wikipedia.org, *Edme Joachim Bourdois de La Motte*, 2010, pp. 1-9.
Sans auteur, « Bourdois de La Motte, Edme Joachim », in *Les amis du Souvenir napoléonien*, http://lesapn.forumactif.fr, 2010, pp. 1-2.

Antoine Portal (1742-1832), médecin, chevalier d'Empire et fondateur de l'Académie royale de médecine

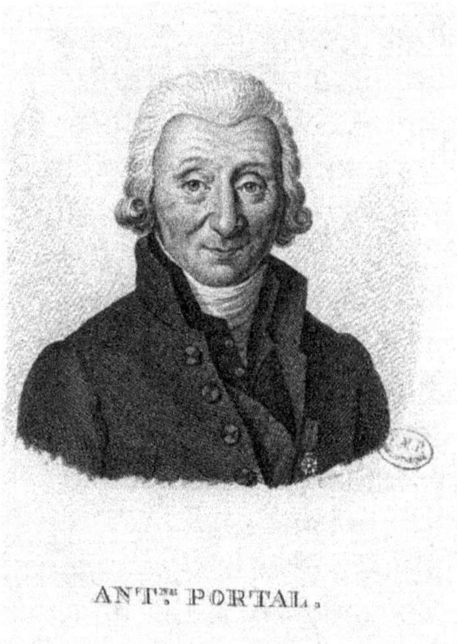

Antoine Portal (© BIUS).

Antoine Portal a ce particularisme d'avoir survécu à tous les régimes et d'avoir été couvert d'honneurs par chacun d'eux. Dupont (1999) dit de lui : *« Il traverse sans encombre tous les régimes, jurant fidélité à cinq rois, à une république et à un empereur. »*

Antoine Portal naît à Gaillac, dans le Tarn, le 5 janvier 1742. Il est issu d'une famille d'apothicaires. Il fait sa scolarité au collège jésuite d'Albi. En 1760, il entame ses études de médecine à Albi, Toulouse, puis Montpellier. L'anatomie recueille ses faveurs. Pourtant, c'est avec dégoût qu'il effectue des dissections et des autopsies. A son entrée à l'Académie des

sciences, Voltaire, alors présent, se serait exclamé à son sujet : *« C'est donc là ce médecin qui sait si bien découvrir les secrets de la vie en fouillant le sein de la mort* (Lemaire, 1992 et 2003). » En 1764, il soutient sa thèse de doctorat. Aussitôt, il enseigne l'anatomie. En 1766, il gagne la capitale. Il est recommandé au Premier médecin du roi Senac et à son assistant Lieutaud, par le cardinal de Bernis. Ceux-ci lui permettent de devenir précepteur d'anatomie du Dauphin en 1767 (Gourdol, 2010). Cette fonction lui vaut une reconnaissance de son diplôme par la Faculté de médecine de Paris (Dupont, 1999 ; Ganière, 1966).
En 1768, il publie un *Précis de chirurgie pratique* et devient professeur de médecine au Collège royal, puis au Collège de France. Il y demeure soixante-quatre ans. En 1769, il devient officiellement le médecin personnel du frère du roi. En 1770, il publie une *Histoire de l'anatomie et de la chirurgie* en 7 volumes. En 1771, c'est au tour d'un *Traité de physiologie* de voir le jour. En 1774, un *Traité de la structure du cœur* paraît. Cette même année, il se marie à Gaillac. En 1776, il devient professeur d'anatomie au Jardin du roi, Buffon l'ayant recommandé au détriment de Vicq d'Azyr, autre anatomiste célèbre. Il y officie pendant cinquante-cinq ans (Dupont, 1999).
A l'Académie des sciences, il est fait membre adjoint anatomiste, le 5 juillet 1769, associé anatomiste, le 17 février 1774, pensionnaire anatomiste, le 2 septembre 1784 et enfin, pensionnaire de la classe d'anatomie lors de la réorganisation du 23 avril 1775 (Gourdol, 2010).
Il installe son cabinet rue Saint-André-des-Arts et use de tous les subterfuges publicitaires pour convaincre les gens de venir se faire soigner chez lui. Très vite, la bourgeoisie parisienne le consulte (Necker, Mme de Staël, d'Alembert). Toutefois, il continue de délivrer ses bons soins aux indigents (Dupont, 1999).
Avant la Terreur, il soigne le futur Louis XVIII et Louis XVI également qui le fait écuyer en 1785 (Gourdol, 2010). Pourtant, à la mort du médecin personnel de Louis XVI, il n'est pas retenu pour remplir cette fonction et le vit très mal (Dupont, 1999). Il soigne aussi le cardinal de Rohan pendant son emprisonnement à la Bastille, à partir du 15 août 1785. A cette occasion, la population parisienne le raille dans une petite

chansonnette, ayant perçu son côté ambitieux et carriériste à travers ses manoeuvres politiques (Lemaire, 1992 et 2003).
Il n'est pas inquiété pendant la Terreur et reçoit même un brevet de civisme. En effet, pendant celle-ci, il soigne Pétion (Lemaire, 1992) ou Couthon (Lemaire, 2003), et après celle-ci, Barras. En 1793, il obtient la chaire nouvellement créée d'anatomie humaine au Muséum d'histoire naturelle. Il perd sa place à l'Académie des sciences en 1793, puisque celle-ci est fermée cette année-là, mais la retrouve à l'Institut de France en 1795. En effet, il y est élu membre résidant de la 1ère classe de l'Institut national des sciences et des arts, section médecine et chirurgie, le 9 décembre 1795 (Gourdol, 2010).
Il poursuit son travail de publication et fait paraître un *Cours d'anatomie médicale* en cinq volumes, en 1804. Cette année-là, il est promu membre de la Légion d'honneur. A l'aube de l'Empire, il est déjà membre de l'Institut national de Bologne, membre de l'Académie des sciences de Turin, de la Société des sciences de Harlem, des Sociétés de médecine d'Edimbourg, de Padoue, de Gênes, de Bruxelles, d'Anvers, de Paris, de Montpellier, de Toulouse, de Bordeaux, de Tours et de Neufchâtel (Portal, 1804 ; Ganière, 1966).
Sous l'Empire, il soigne les plus hauts dignitaires (la princesse Borghèse, Joseph Bonaparte, Masséna, etc.) et, à ce titre, est incontournable. Cependant, il se voit constamment refuser l'accès à la Maison impériale. Corvisart ne souhaite pas l'intégrer, estimant que son succès le gêne (Dupont, 1999). Associé à Berthollet et Monge avec lesquels Portal s'est disputé ou ne s'entend pas au sein de l'Institut, Corvisart met au point une coalition qui est un succès et empêche Portal de devenir le Premier médecin de Napoléon, de l'aveu même de ce dernier à Sainte-Hélène. Malgré toutes les injonctions, Napoléon n'en démord pas et suit fidèlement les recommandations de Corvisart. Portal ne sera pas Premier médecin et encore moins baron. Mais, si Corvisart fait barrage au niveau de la Maison impériale, son action ne s'arrête pas là. Il fait également barrage au niveau de la Faculté de médecine de Paris. Animosité ? Rivalités ? Jalousie ? Rancœur ? Nul ne sait. Corvisart semble être *« l'empereur de la médecine napoléonienne ».* Il recommande, sanctionne, plébiscite, attribue les affectations, tant dans l'entourage de Napoléon qu'au niveau universitaire, et

ferme les portes à ceux qui lui déplaisent (Lemaire, 1994). Portal semble, hélas pour lui, profondément déplaire à Corvisart qui se dresse sur sa route de tout son poids et de toute son envergure (Lemaire, 1994).
Toutefois, si l'Empereur n'est pas son patient, il soigne tout ce qu'il y a de plus important dans la capitale. Pour cela, il est élevé malgré tout au rang de chevalier de l'Empire en 1808 (Georgel, 1869). Gourgaud à Sainte-Hélène dit de lui : *« C'est le docteur le plus en réputation à l'étranger... »* Pourtant, sa pratique clinique et son étude de la symptomatologie sont les mêmes que celles de Corvisart (Lemaire, 1992 et 2003). Il prend le temps d'examiner son patient, de l'écouter et de l'ausculter avant d'émettre un diagnostic le plus souvent considéré comme très sûr. C'est de plus un touche à tout génial, qui développe un intérêt pour la médecine en général et affiche une omnipratique, et une omniscience bien réelles.
En 1818, Louis XVIII le nomme son Premier médecin, à la mort de son prédécesseur. Portal est alors âgé de 76 ans. Devant le monarque, Portal milite pour la création d'une Académie royale de médecine. Il obtient gain de cause en 1820, avec la fondation de cette noble institution dont il devient président perpétuel d'honneur dès l'ouverture. Cette Académie se doit de comprendre en son sein l'élite des médecins et des chirurgiens français (Gourdol, 2010). C'est l'œuvre de sa vie. Charles X le conserve à cette fonction. Le roi l'élève à la baronnie en 1824, le fait commandeur de la Légion d'honneur et chevalier de l'Ordre royal de Saint-Michel (Georgel, 1869). Arrivé au pouvoir, Louis-Philippe, quant à lui, souhaite conserver son propre médecin et refuse par conséquent ses services. A la fin de sa vie, Antoine Portal se rend aux séances de l'Académie tous les mardis. Il reçoit de moins en moins, excepté ses amis intimes (Ganière, 1966).
Il décède à Paris, le 23 juillet 1832, de la maladie de la pierre. Il a alors quatre-vingt-dix ans. Il est enterré au cimetière du Calvaire à Saint-Pierre de Montmartre (Dupont, 1999, http://www.appl-lachaise.net, 2008).
S'il a été un auteur extrêmement prolifique, il n'a malheureusement pas effectué de découverte majeure (http://fr.wikipedia.org, 2010). Il laisse derrière lui plus d'une

quinzaine d'ouvrages sur tous les sujets possibles de la médecine.
Antoine Portal brille en société par le cru des anecdotes qu'il se plaît à narrer. Il raconte notamment comment, sous le Directoire, il a fait commerce avec des personnes qui, clandestinement, lui ont livré des cadavres jusqu'à son propre domicile. Là, le médecin a effectué des autopsies sur son propre lit et, si par hasard, des forces de police sont venues l'interpeller, il s'est débarrassé des corps par une chausse-trappe dans la ruelle voisine. Portal est considéré par ses élèves et son entourage comme un médecin d'une grande valeur, placé sur une échelle de valeurs au niveau d'un Corvisart, sans aucun doute possible (Ganière, 1966). Il est l'ami de Larrey et de Dubois notamment (Dupont, 1999).

Références bibliographiques :
Bibliothèque interuniversitaire de Santé (BIUS), communication personnelle, Paris, 2010.
Dupont Michel, *Dictionnaire historique des médecins dans et hors de la Médecine*, Larousse (éd.), Paris, 1999.
Ganière Paul, « Baron Antoine Portal, président perpétuel de l'Académie royale de médecine », in *Bull. Acad. Natl. Med.*, 1966 Oct. 18 ; 150(26) : 539-545.
Georgel Alcide, « Armorial de l'Empire français », in *http://www.euraldic.com* ou *Bibliothèque nationale de France*, Paris, 1869.
Gourdol Jean-Yves, « Antoine Portal (1742-1832), médecin, anatomiste français et historien de la médecine », in *http://www.medarus.org*, 2010, pp. 1-2.
http://fr.wikipedia.org, *Antoine Portal*, 2010, pp. 1-3.
http://www.appl-lachaise.net, *Portal Antoine, baron de (1742-1832)*, 2008, p. 1.
Lemaire Jean-François, *Napoléon et la médecine*, François Bourin (éd.), Paris, 1992.
Lemaire Jean-François, « L'émulatrice faculté de médecine de Paris sous l'Empire », in *Revue du Souvenir Napoléonien*, mars-avril 1994 ; 394 : 14-35.
Lemaire Jean-François, *La médecine napoléonienne*, Nouveau Monde/Fondation Napoléon (éd.), Paris, 2003.
Portal Antoine, *Cours d'anatomie médicale ou élémens de l'anatomie de l'homme*, Imprimerie Baudouin, vol. V, Paris, 1804.

Paul Joseph Barthez (1734-1806), juriste, philosophe et médecin consultant de Napoléon

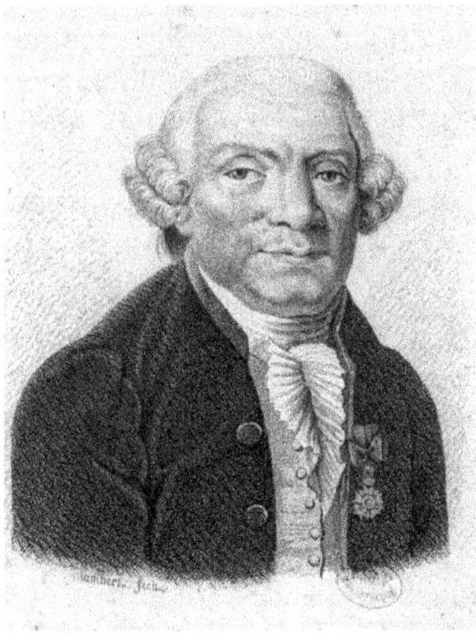

Paul-Joseph Barthez (© BIUS).

Paul Joseph Barthez est né à Montpellier, le 2 décembre 1734. Il passe son enfance à Narbonne et manifeste, dès son plus jeune âge, un goût très prononcé pour la lecture. En fait, il lit tout ce qu'il lui passe par la main. Lui interdire de parcourir un livre, c'est à coup sûr le punir (Teyssou, 2011). Il démarre sa scolarité chez les Pères de la Doctrine chrétienne de Narbonne. Brillantissime, il surclasse ses professeurs qui, vexés, lui recommande d'aller finir ses études à Toulouse. C'est là qu'il apprend la philosophie et la rhétorique. En 1750, il est Maître ès-arts. Le 30 octobre de cette année-là, il est immatriculé à la Faculté de médecine de Montpellier. Son cursus est alors tout ce qu'il y a de plus normal. Le 13 février 1753, il obtient son baccalauréat. Le 16 juillet 1753, c'est au tour de la licence et le

3 août 1753, suit le doctorat (Baumes, 1816; Dulieu, 1971; Dupont, 1999; Teyssou, 2011).

En 1754, il se rend à Paris où il fait la connaissance de Camille Falconet, le médecin personnel de Louis XV. Ils deviennent très vite de grands amis, d'autant plus que ce dernier possède une bibliothèque riche de plus de 45 000 livres. Par l'entremise de D'Argenson, alors ministre, il devient médecin ordinaire des armées et doit aussitôt rejoindre l'armée d'observation stationnée en Normandie. A peine arrivé en 1756, il est confronté à une épidémie au camp de Grandville dont la mortalité se révèle importante. Ses observations sont transmises à l'Académie des sciences qui les publient en 1760 (Baumes, 1816; Dulieu, 1971; Teyssou, 2011; http:/fr.wikipedia.org, 2011).

Pendant son séjour en Normandie, il décide de participer à deux prix de l'Académie des Inscriptions et Belles-Lettres. Sa culture générale l'amène à rédiger deux manuscrits littéraires et historiques qui remportent les deux récompenses en 1756 (Dulieu, 1971; Teyssou, 2011).

En 1757, il est transféré comme médecin consultant à l'armée de Westphalie. Là, il tombe malade, probablement du typhus. Il est soigné remarquablement par Paul-Gottlieb Werlhof à qui il voue par la suite une gratitude intemporelle. Mais, sa carrière militaire est terminée. Il doit revenir à Paris et trouver un travail rémunérateur pour survivre. Grâce à ses amitiés influentes, il est nommé au poste de censeur royal avec un revenu de 1 200 francs par an. Ses talents de latinistes sont mis à contribution. Il s'emploie en effet à un commentaire sur l'œuvre de Pline l'Ancien qui doit être adjoint à sa traduction en douze volumes. L'ensemble paraît en 1771. En parallèle de cette activité, Barthez prend la co-rédaction du *Journal des sçavans*. C'est aussi à cette époque qu'il écrit plusieurs articles pour l'*Encyclopédie* qu'il signe de la lettre G (Baumes, 1816; Dulieu, 1971; Dupont, 1999; Teyssou, 2011).

En 1758, le décès de l'actuel chancelier de Montpellier libère une chaire de botanique et d'anatomie. Un concours s'ouvre auquel Paul Joseph postule, mais celui-ci est retardé. Du 29 au 31 janvier 1761, il soutient douze thèses. Le 21 février, il est reçu à l'unanimité à ce concours, mais n'est officiellement

installé à ce poste que le 17 avril (Dulieu, 1971; Teyssou, 2011).
Ses cours sont exceptionnels et lui confèrent une renommée à nulle autre pareille. Il ne se répète jamais et ses méthodes bouleversent tous les caciques du genre. Alors qu'il souhaite établir un enseignement clinique à l'hôpital Saint-Eloy, ses administrateurs lui opposent une fin de non-recevoir.
Les tensions avec le nouveau chancelier Jean-François Imbert ne cessent de s'accroître. Souvent absent, ce dernier décide de confier la charge de survivancier, ou remplaçant, à Barthez qui accepte en 1772, mais réclame le même statut que celui d'Imbert. Ce privilège lui est accordé et fait de lui un chancelier-adjoint à l'âge de vingt-six ans seulement. Mais, quand il revient à Montpellier, Imbert prend un malin plaisir à expulser les affaires de Barthez dans la rue, ce qui provoque sa fureur. Après de nombreuses luttes pour faire démissionner Imbert qui demeurent sans succès, celui-ci décède en 1785. Après avoir assuré sa succession, Barthez devient alors chancelier de l'université de Montpellier (Baumes, 1816; Dulieu, 1971; Teyssou, 2011).
1772, c'est aussi l'année où Barthez prononce, le 31 octobre, son discours académique sur le principe vital intitulé *De principio vitali hominis*. Il est publié en 1773. Il publie un autre manuscrit sur cette question en 1774, où il approfondit le thème qui lui est cher consacré au vitalisme. En 1778, il fait paraître *Nouveaux éléments de la science de l'homme* (Baumes, 1816; Dulieu, 1971; Teyssou, 2011).
Ayant entamé des études de droit, il obtient son baccalauréat et sa licence en 1778, puis son doctorat à la Faculté de droit de Montpellier en 1780. Grâce à cela, il achète une charge de conseiller à la Cour des comptes de Montpellier où il fait preuve d'une grande aisance dans les procédures. En 1788, il obtient même des mains du roi une place au Conseil d'Etat, mais son ascension s'arrête là, bloquée par la malveillance de l'archevêque de Sens, Etienne Charles de Loménie de Brienne, également ministre, qui ne lui a pas pardonné un bon mot qu'il aurait jugé déplacé (Dulieu, 1971; Teyssou, 2011).
En 1781, nostalgique de la capitale, il s'y installe définitivement, ouvre un cabinet qui se révèle prospère, devient le médecin personnel du duc d'Orléans et gère la chancellerie

de l'université de Montpellier à distance (Dulieu, 1971; Teyssou, 2011).
Son travail est si important qu'il est admis dans la plupart des sociétés savantes et académies nationales, et étrangères. Il devient médecin consultant du roi et médecin en chef de tous les régiments de dragons. En 1788, il entre au Conseil de santé (Lordat, 1818; Dulieu, 1971; Teyssou, 2011).
Paris est agité par les idées révolutionnaires. Convaincu, Barthez publie un manuscrit en 1789, intitulé *Libre discours sur les prérogatives que doit avoir la Noblesse dans la Constitution, et dans les Etats Généraux de la France*. Distribué à Versailles et dans la capitale le 26 mai 1789, puis à la Chambre de la Noblesse, le 28 mai, son contenu est largement débattu (Baumes, 1816; Dulieu, 1971; Teyssou, 2011).
La Bastille étant tombée, notre homme décide de se faire oublier et se retire à Narbonne en novembre de cette année-là. Il y vit de ses rentes. Il quitte ses fonctions universitaires pendant quinze ans (Dulieu, 1971).
Lorsque les facultés sont réinstaurées, le médecin est oublié. C'est une épidémie où il brille par les soins qu'il prodigue au sein de l'armée des Pyrénées-Orientales qui le remet en selle. En 1798, il publie à Carcassonne, *La nouvelle méchanique des mouvements de l'homme et des animaux* où il décrit les mouvements de la locomotion animale et prône avec ardeur son fameux principe vital (Teyssou, 2011).
En nivôse de l'an VIII, il est nommé membre de l'Institut. Sur l'injonction de Chaptal, il devient médecin du gouvernement en 1802, associé à Corvisart. En nivôse de l'an IX, le même ministre le réintègre dans le corps professoral de l'Ecole de médecine de Montpellier. Chaptal réclame dès lors l'honorariat qui lui est aussitôt accordé. De retour dans sa ville de prédilection, le 4 Messidor, il inaugure un buste d'Hippocrate retrouvé dans des fouilles archéologiques et remis à l'Ecole de médecine. Son discours, particulièrement humaniste et qui rappelle ses grands préceptes, marque les esprits (Dulieu, 1971).
En 1802, il fait paraître son *Traité des maladies goutteuses* qui est un succès unanime et qui reçoit même les éloges de la presse. Cette étude est traduite en allemand en 1803 et en italien, en 1805 (Teyssou, 2011).

L'Empereur lui octroie la Légion d'honneur et lui attribue le poste de médecin consultant qu'il conserve jusqu'à sa mort en 1806 (Almanach impérial, 1806). Il n'est pas anobli, ses convictions royalistes trop fortement ancrées heurtant le régime napoléonien (Baumes, 1816; Dulieu, 1971; Teyssou, 2011).
Jamais marié, il voit mourir sa gouvernante en 1804, avec qui il vivait depuis quarante ans. Il ne se remet qu'à grande peine de cette perte. En 1805, Chaptal lui demande de rééditer ses *Nouveaux éléments de la science de l'homme*. Il y met toutes ses dernières forces. En effet, suite aux complications de la gravelle, il décède le 15 octobre 1806 (Lordat, 1818; Teyssou, 2011).
En hommage, il écrit à Chaptal, dans la dédicace de son dernier livre : *« La Révolution avait anéanti ma fortune et anéanti la plupart des titres honorables que j'avais réunis pendant le cours d'une longue et pénible carrière. Vous seul avez voulu me dédommager d'une partie de mes pertes, par un bienfait que je n'avais pu prévoir, et que vous m'avez fait obtenir du plus grand des hommes vivants. La reconnaissance est un sentiment naturel et très doux pour les hommes d'un caractère vraiment libre. Mais, ce que ce sentiment a d'élevé ne peut être connu de ceux dont l'âme est faite pour l'esclavage ; et qui ne sauraient porter sans se dégrader, la chaîne de leurs obligations. Il en est même qui pensent ne pouvoir s'en affranchir parfaitement, qu'en donnant des preuves de leur extrême ingratitude. Des exemples de cette déraison volontaire et coupable étaient devenus fréquents dans les années désastreuses dont nous sommes sortis depuis peu ; dans cette lie des derniers temps, où nous aurions vu se perdre tous les sentiments humains et vertueux, si le génie réparateur qui a planté sur ce chaos, n'eut eu la puissance et la volonté de recommencer la création d'un nouveau monde politique et moral* (Teyssou, 2011). *»*
Membre associé de l'Institut après avoir été membre libre de l'Académie des sciences, il est aussi membre des Académies des sciences de Stockholm et de Berlin, membre des sociétés des sciences de Göttingen, de Lausanne et de Montpellier, membre du Collège royal des médecins de Madrid, membre honoraire des sociétés médicales de Paris et de Montpellier, enfin membre des sociétés médicales de Paris, Toulouse, Bordeaux et Madrid (Dulieu, 1971).

Petit, laid, jaloux, colérique, vindicatif, ambitieux et avide d'honneur, enseignant de première force, il sait parler couramment le latin, le grec et de nombreuses langues vivantes. Il lit énormément, dispose d'une capacité de travail et d'une mémoire phénoménale. Il est globalement peu aimé.

Toutefois, sa pratique médicale dans l'étude des symptômes, dans ses choix thérapeutiques, dans son approche générale enfin, est révolutionnaire et est toujours pratiquée aujourd'hui. Il étudie les symptômes avec minutie et applique les traitements qui s'en approchent le plus. Quand il n'y parvient pas, il n'hésite pas à revenir à des médications empiriques dont les résultats sont connus depuis longtemps (Dulieu, 1971).

Références bibliographiques :

Almanachs impériaux, Testu & Cie imprimeurs, Paris, 1805 à 1813.

Baumes J.-B.-T., *Eloge de Paul-Joseph Barthez, chancelier de l'ancienne université de médecine de Montpellier prononcé en séance publique extraordinaire, le mercredi 8 avril 1807, devant l'Ecole de médecine de Montpellier*, Montpellier, 1816, 4.

Bibliothèque interuniversitaire de Santé (BIUS), communication personnelle, Paris, 2011.

Dulieu Louis, « Paul-Joseph Barthez », in *Revue d'histoire des sciences*, 1971 ; 24(2) : 149-176.

Dupont Michel, *Dictionnaire historique des médecins dans et hors de la Médecine*, Larousse (éd.), Paris, 1999.

http:/fr.wikipedia.org, *Paul-Joseph Barthez*, 2011, pp. 1-3.

Lordat Jacques, *Exposition de la doctrine médicale de P.-J. Barthez et mémoire sur la vie de ce médecin*, Paris, 1818, 322.

Teyssou Roger, *L'aigle et le caducée*, L'Harmattan (éd.), Collection Acteurs de la Science, Paris, 2011.

Pierre Marie Auguste Broussonet (1761-1807), médecin, botaniste et Jean Louis Victor Broussonet (? – 1846), médecin anobli par Napoléon : une famille de médecins sous l'Empire

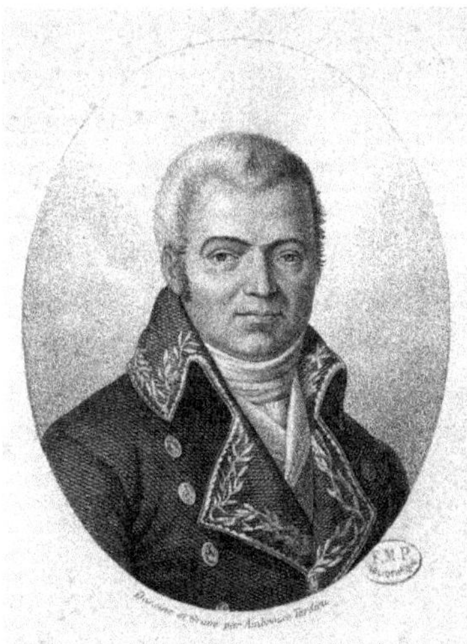

Pierre Marie Auguste Broussonet (© BIUS).

Pierre Marie Auguste Broussonet est né le 28 février 1761, à Montpellier. Dès sa plus tendre enfance, il est attiré par tout ce qui concerne la nature. Son père, professeur de médecine, le destine à de belles études. Pour le détourner de cet intérêt, il inscrit Pierre Marie Auguste dans des collèges spécialisés dans les Belles-lettres. De retour à Montpellier, il entame des études de médecine. Il herborise le jour et dissèque la nuit. En 1779, il soutient sa thèse de doctorat qui porte sur la respiration. Cette thèse est le prélude à la plupart des travaux qui le font élire à l'Académie des sciences en 1785. C'est dire son importance et sa qualité.

A dix-huit ans, il devient professeur de l'université de Montpellier qui demande que lui soit confiée la survivance de la chaire de son père. Cette même année, il présente aussi un mémoire consacré aux poissons (Cuvier, 1808).
Soutenu par son père et par le célèbre naturaliste Antoine Gouan, Broussonet comprend que le retour à des méthodes rigoureuses et le respect de nomenclatures peuvent lui permettre de briller.
En 1780, il part s'installer en Angleterre, à Londres plus exactement. Il intègre la Royal Society en 1781, grâce à l'intervention de Sir John Banks qui reconnaît la valeur du travail du Français. En 1782, Broussonet publie à Londres, un ouvrage réalisant l'étude de dix poissons rares. Les spécimens lui sont donnés par Sir Banks qui les a lui-même rapportés de sa première expédition avec le célèbre navigateur anglais, James Cook. C'est une première partie qui ne voit jamais sa deuxième paraître (Cuvier, 1808 ; Héral, 2009, http://fr.wikipedia.org, 2010).
En août 1782, il regagne la capitale. Avec lui, il emmène le premier pied de *Ginkgo biloba* sur le sol français. Il descend dans le midi de la France où il poursuit ses collections herboristes, puis revient à Paris, où il rencontre Louis Jean Marie Daubenton (1716-1800), célèbre médecin et naturaliste, qui devient son protecteur. Il le fait nommer son suppléant au Collège de France et en 1784, lui demande de travailler avec lui en tant qu'adjoint à l'école vétérinaire d'Alfort. A vingt-quatre ans, soit en 1785, grâce au soutien de Daubenton, Broussonet est élu membre de l'Académie des sciences à l'unanimité (Cuvier, 1808 ; Dupont, 1999 ; http://fr.wikipedia.org, 2010). Pendant les six mois qu'ont duré les épreuves, il brille par la qualité des mémoires présentés. Pas moins de sept qui innovent tous par l'aspect philosophique qu'il y développe. Ainsi, dans le dernier, *Mémoire sur les dents* qui est lu en séance les 16 février et 28 mai 1785, et imprimé en 1789, dans les *Mémoires de l'Académie des sciences* (volume de 1787), il établit la différence entre les dents des carnassiers et celles des herbivores. Les variétés, les nombres, les positions, rien ne manque à son étude (Cuvier, 1808, Héral, 2009).
Dans le même temps, Pierre Marie Auguste devient le secrétaire perpétuel de la Société d'agriculture de Paris en 1785. C'est

l'intendant de Paris, Berthier de Savigny, qui le charge de cette responsabilité. Sous sa tutelle, paraissent ainsi des publications trimestrielles et des prix sont également remis. La société n'hésite pas à organiser des formations dans les cantons pour expliquer aux agriculteurs les avantages de certains procédés. Cet organisme prend une place incontournable au sein des sociétés savantes de Paris (Cuvier, 1808 ; Héral, 2009). Dévoué, diplomate et chaleureux, Broussonet donne la pleine mesure de son talent à ce poste. Mais, très vite, la surcharge des obligations lui fait pressentir à quel point ses projets personnels sont mis de côté.

En 1789, il est élu au corps électoral de Paris, puis intègre l'Assemblée nationale. Il est missionné pour pourvoir à l'approvisionnement de la population et manque à de nombreuses reprises d'y perdre la vie. Entré dans les Girondins, il est proscrit avec eux, malgré des trésors de diplomatie, malgré tous ses efforts pour concilier entre eux, les groupuscules. En 1793, il se retire à Montpellier pour y cultiver sa terre. Mais, à céder à ses ambitions personnelles, il est vite rattrapé par la tourmente (Cuvier, 1808, Dupont, 1999). Emprisonné à la citadelle de sa ville natale pour son action politique,- il a en effet été nommé à la convention de Bourges des départements insurgés -, il s'évade (Cuvier, 1808).

Son fils Jean Louis Victor, médecin dans l'armée des Pyrénées, le cache sous un uniforme de médecin subalterne. Un jour qu'il est dans la montagne, sous des airs d'herboriste, il profite d'un instant d'inattention de ses confrères et gagne l'Espagne. C'est misérable qu'il rejoint Madrid, mais, aussitôt connu, son nom lui permet d'être accueilli et recueilli par le monde de la science espagnol. En France, perçu comme un émigré, ses biens sont saisis (Cuvier, 1808 ; Héral, 2009, http://fr.wikipedia.org, 2010). En Espagne, la communauté française exilée le déloge et le mande de partir. Il gagne Lisbonne où il est expulsé, cette fois, par l'inquisition en raison de ses accointances franc-maçonniques. Il traverse la Méditerranée et devient médecin de l'ambassade des Etats-Unis au Maroc. Il y découvre le salut du repos et la possibilité de se consacrer entièrement à l'étude des sciences naturelles. Il envoie régulièrement des mémoires à l'Académie des sciences. Sous le Directoire, il est autorisé à revenir en France. Il refuse un siège à l'Institut de France, car il

souhaite privilégier ses retrouvailles avec sa famille. Lorsque le Directoire officialise sa radiation de la liste des émigrés en 1797, il demande à retourner au Maroc au poste de consul, ce qui lui est accordé. Il séjourne à Mogador. En 1799, une épidémie de peste l'en fait partir. Il s'installe à Ténériffe où il vit jusqu'en 1803, et travaille pour le gouvernement français comme commissaire des relations commerciales (Cuvier, 1808 ; Héral, 2009, http://fr.wikipedia.org, 2010).
De retour à Montpellier en 1803, il obtient une chaire de botanique et la responsabilité du jardin botanique de la ville. Responsable de son renouveau, il y rassemble un nombre de plantes incomparable. Il ordonne l'ensemble harmonieusement et y incorpore une orangerie. Outre ses leçons qui séduisent un grand nombre d'étudiants, il reprend ses recherches sur le monde animal. En 1805, il est élu membre du corps législatif et la même année, il publie le catalogue du jardin botanique avec le titre *Elenchus plantarum horti botanici monspeliensis* (Cuvier, 1808 ; Héral, 2009, http://fr.wikipedia.org, 2010). Frappé d'une petite crise d'apoplexie, il guérit et reprend ses fonctions, mais suite à un coup de soleil sévère, il fait un malaise qui l'amène en profonde léthargie six jours durant, jusqu'à sa mort, le 21 juillet 1807 (Cuvier, 1808).

Jean Louis Victor, fils de Pierre Marie Auguste, effectue ses études de médecine à Montpellier, sa ville natale. Ensuite, il s'engage dans l'armée et sert dans le service de santé de celle des Pyrénées. En 1796, il devient professeur de clinique interne à la Faculté de médecine de Montpellier. Il y occupe la deuxième chaire de clinique interne de 1803 à 1846. En 1813, il prend en charge le décanat de la faculté et reste au poste de doyen jusqu'en 1819, où il est révoqué suite à une manifestation estudiantine qui dégénère. Il est aussi médecin en chef de l'hôpital Saint-Eloi (Lemaire, 2003). En 1814, une ordonnance royale l'autorise à changer son nom en Briçonnet. C'est la raison pour laquelle peu de choses sont connues sur lui. Auteur d'au moins quatre livres, il meurt en 1846 (Dupont, 1999).
Malgré son éloignement de la capitale, infatué de lui-même, il demande des honneurs qui lui sont accordés sans avoir brillé au service de Napoléon. *« J'ignore la manière dont on parvient aux distinctions, je ne connais que celle de les mériter. »* C'est

ce qu'il écrit en 1810, au grand chancelier de la Légion d'honneur, dans sa lettre où il demande ouvertement la médaille, estimant qu'elle aurait dû lui être remise bien avant (Lemaire, 2003). En janvier 1812, il apparaît en fin de liste de la promotion des chevaliers d'Empire, puisqu'il est anobli officiellement le 19 janvier 1811 (Georgel, 1869 ; Riaud, 2010). Ainsi, selon Lemaire (2003), Broussonet fils est un cas unique puisque médecin de province. Unique également, toujours selon Lemaire (2003), puisque d'autres avec les mêmes titres que lui ne bénéficient pas des mêmes honneurs. En effet, il n'est pas militaire, n'est pas proche du Premier Consul et n'habite pas Paris. Pire enfin, sa vision de la médecine est rétrograde et proche de sa mort, il réfute toujours la valeur de l'auscultation, près de trente années après que Laënnec en ait démontré toute l'importance (Lemaire, 2003). Faut-il voir dans ces distinctions accordées un hommage à la mémoire et à l'œuvre de son père ? Nul ne sait.

Référence bibliographique :

Bibliothèque interuniversitaire de Santé (BIUS), communication personnelle, Paris, 2010.

Cuvier Georges, « Éloge historique de Broussonet lu le 4 janvier 1808 », in *Recueil des éloges historiques des membres de l'Académie royale des sciences lus dans les séances de l'Institut royal de France*, Levrault (éd.), Strasbourg, 1819.

Dupont Michel, *Dictionnaire historique des médecins dans et hors de la Médecine*, Larousse (éd.), Paris, 1999.

Georgel Alcide, « Armorial de l'Empire français », in *http://www.euraldic.com* ou *Bibliothèque nationale de France*, Paris, 1869.

Héral Olivier, « Pierre Marie Auguste Broussonet (1761-1807), naturaliste et médecin : un cas clinique important dans l'émergence de la doctrine française des aphasies », in *Revue Neurologique*, 2009, 165, n° HS1, pp. 45-52.

http://fr.wikipedia.org, *Pierre Marie Auguste Broussonet*, 2010, pp. 1-4.

Lemaire Jean-François, *La médecine napoléonienne*, Nouveau Monde/Fondation Napoléon (éd.), Paris, 2003.

Riaud Xavier, « Chirurgiens, médecins ou pharmaciens nobles d'Empire et/ou titulaires de la Légion d'honneur », in *The International Napoleonic Society*, Montréal, 2010, http://www.napoleonicsociety.com, pp. 1-5.

Jean Joseph Sue fils (1760-1830), médecin, chevalier de l'Empire et père du célèbre écrivain Eugène Sue (1804-1857)

La famille Sue comprend quatorze médecins depuis Louis XIV, dont quatre chirurgiens des hôpitaux, cinq professeurs et le fondateur de la bibliothèque de l'Ecole centrale de santé de Paris.

Jean Joseph Sue dit le Jeune (1710-1792) a été un des plus grands anatomistes du XVIIIème siècle. Il est issu d'une famille qui compte pas moins de quatorze médecins depuis Louis XIV. Dans ses études anatomiques, il insère pour la première fois, en 1748, sa méthode de préparation anatomique dans un *Abrégé de l'anatomie du corps de l'homme*. Le livre a un tel succès que son auteur publie deux ans plus tard un nouvel ouvrage, *Anthropotomie* (1750), réédité en 1765. Il y détaille de façon très élaborée les étapes à suivre pour réussir les injections sur des cadavres. Sue est également professeur au Collège royal de chirurgie qui ouvre ses portes en 1768 et à l'École royale de peinture, et de sculpture dont il détient la chaire d'anatomie depuis 1746. Il travaille pendant plus de vingt années à La Charité. Il est membre des sociétés de médecine de Bruxelles, de Philadelphie et d'Edimbourg. Il publie plus de 200 planches d'anatomie et de nombreux traités de chirurgie et d'anatomie (http://fr.wikipedia.org, 2010). Il est membre de l'Académie royale de chirurgie. Il finit par être choisi pour devenir le médecin du roi.

Jean Joseph Sue II (janvier 1760-21 avril 1830), son fils, est reçu maître en chirurgie en 1781, à Paris. En 1783, il est docteur en médecine du Collège royal d'Edimbourg (http://correspondancefamiliale.ehess.fr, sans date). Il ne succède pas à son père à La Charité où il n'occupe qu'un poste de chirurgien substitut, mais récupère sa chaire d'anatomie à l'Ecole royale de peinture et de sculpture à partir du 8 mars 1789, où il occupe la fonction de professeur. Un enseignement délivré par lui y perdure jusqu'en 1807. Il officie toujours lorsque cette institution est transformée en Ecole des Beaux-Arts. Il conserve sa fonction jusqu'à sa mort. A côté de cela, il dispose de sa propre clientèle et de son propre cabinet. Il enseigne aussi l'anatomie à l'Athénée et aux Ecoles royales de chirurgie, et délivre ses soins à une clientèle florissante, dans son propre cabinet (http://correspondancefamiliale.ehess.fr, sans date). Dans un manuscrit non daté intitulé *Opinion du citoyen Sue sur le supplice de la guillotine*, il s'insurge contre la guillotine, convaincu de la souffrance du décapité dans chacun des morceaux de son corps, une fois la tête séparée. Il considère que, dans le corps humain, *« il existe deux caractères de sensibilité et qu'il n'existe pas de plus horrible situation que celle d'avoir la perception de son supplice (...). Plus l'action meurtrière a de célérité et de précision, plus ceux qui y sont exposés conservent longtemps la conscience de l'affreux tourment qu'ils éprouvent; la douleur locale, à la vérité est moins longue, mais le jugement du supplice a plus de durée, puisqu'alors l'impression de la douleur avertit, avec rapidité, le centre de la pensée de ce qui se passe »*. Il s'oppose ainsi ouvertement à Pierre Jean Georges Cabanis en 1791, autre médecin et homme politique de grande envergure, futur comte et sénateur d'Empire, qui s'insurge avec moins de véhémence contre l'usage de ce procédé morbide, moins convaincu, quant à lui, des théories de Sue (Lemaire, 1992 et 2003).

De même, il n'hésite pas à prendre position en tant que citoyen et médecin devant la Convention. Adepte du jeûne, il loue les vertus d'un comportement ascète (Dupont, 1999).

A partir de 1800, il est nommé par Bonaparte, alors Premier Consul, médecin en chef de l'hôpital de la Garde. Pendant dix ans, il parvient à y rester et à éviter le front.

En 1803, il publie *Recherches physiologiques et expériences sur la vitalité et le galvanisme*, ouvrage qui marque les esprits. Il reçoit la Légion d'honneur et pose volontiers en uniforme rutilant pour quelques toiles (Lemaire, 1992 et 2003). Si l'Empereur anoblit Jean Joseph Sue II, le 21 décembre 1808, ce n'est qu'au rang de chevalier, au grand désarroi de ce dernier (Georgel, 1869). Malheureusement pour lui, à l'entame de l'année 1812, Napoléon décrète qu'il souhaite un médecin chef qui accompagne au feu sa Garde partout où elle se trouve. Très vite malade, Sue est de retour dans la capitale en juin. Sur le dossier militaire, une note signale qu'il ne sait pas monter à cheval. Son rôle devient ainsi dérisoire, voire ridicule, aux yeux de l'Empereur tout à ses plans, sa berline ne pouvant suivre les troupes sur le champ de bataille.

Malgré les interventions répétées de Joséphine de Beauharnais dont il est le médecin,- Jean Joseph Sue II est également le médecin ordinaire du ministre Fouché sous l'Empire (http://correspondancefamiliale.ehess.fr, sans date) -, il n'est jamais devenu baron. Pourtant, jusqu'à la fin de sa vie, il signe avec une fierté non dissimulée toutes ses missives d'un emphatique chevalier Sue (Lemaire, 1992 et 2003). Sous l'Empire, il achète le château de Bouqueval en France, pour y établir ses quartiers d'été. C'est d'ailleurs dans le cimetière de cette bourgade qu'il est enterré.

Jean Joseph Sue II s'est marié à trois reprises et a eu en tout cinq enfants. Il a divorcé de sa première femme. Eugène et sa sœur Victorine (1811-?) sont issus de son second mariage, avec Marie Sophie Tison de Reilly ou Derilly, en 1803 (http://leschampdemaldoror.voila.net, sans date).

En 1804 donc, naît à Paris, Marie-Joseph Sue, futur Eugène Sue, auteur des fameux *Mystères de Paris* (1842-1843) et du non moins célèbre *Juif errant* (1844-1845), qui a Joséphine de Beauharnais, l'épouse de Bonaparte, comme marraine et Eugène de Beauharnais en tant que parrain.

A la Restauration, Jean Joseph devient le chirurgien consultant de Louis XVIII (Dupont, 1999). A partir de 1820, il intègre l'Académie royale de médecine.

De son côté, le petit Marie-Joseph est très vite envoyé au lycée Bonaparte. Il en sort à la fin de sa seconde, hésite entre plusieurs carrières, entre chez Gudin pour y apprendre la peinture, étudie la médecine sous la direction de son père et est embarqué par son père, comme chirurgien, sur un vaisseau de l'Etat, le *Breslau*. A la mort de Jean Joseph en 1830, possesseur d'une fortune qui s'élève à près de 40 000 francs de rente, Eugène quitte le service militaire après plusieurs campagnes et la médecine, pour vivre largement à Paris, en fils de famille. Il dilapide tout ce bien en sept ans et commence alors à écrire. Le 10 mars 1839, il reçoit la Légion d'honneur en récompense de la parution en 1835, de son *Histoire de la Marine*. Homme à femmes, lui et ses livres connaissent un immense succès. En 1850, il est élu député républicain et socialiste de la Seine (Assemblée nationale, sans date). Après le coup d'Etat de Louis-Napoléon Bonaparte, il doit s'enfuir et s'exiler. Il est accueilli dans les Etats de Savoie et s'installe à Annecy-le-Vieux où il finit sa vie.

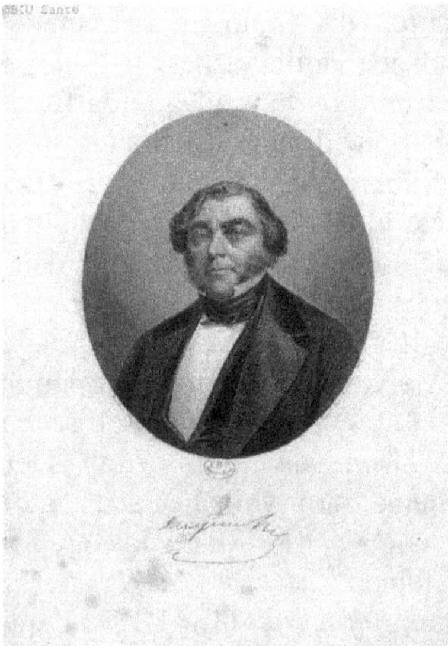

Marie-Joseph Sue, dit Eugène (© BIUS).

Il convient aussi de citer Pierre Sue (1739-1816). Ce dernier est professeur au Collège royal de chirurgie, puis professeur de thérapeutique en 1790. La chaire d'histoire de la médecine et de médecine légale lui est confiée après que deux autres titulaires malheureux s'y soient essayés. Il y reste pourtant. En 1795, selon toute vraisemblance, il fonde la bibliothèque de l'Ecole centrale de santé de Paris. André Marie Constant Duméril, autre enseignant de la même école, le cite à cette fonction sous le nom de Sue L'aîné en 1795 (http://correspondancefamiliale.ehess.fr, 2012).

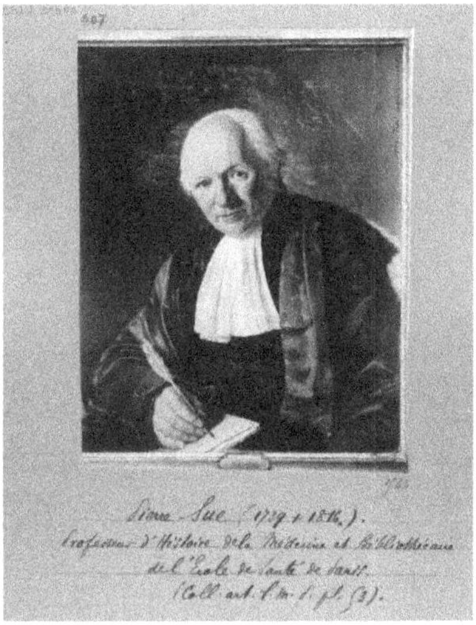

Pierre Sue (1739-1816) (© BIUS).

Références bibliographiques :

Assemblée nationale, « Eugène Marie, Joseph Sue (1804-1857) », in *http://www.assemblee-nationale.fr*, sans date, p. 1.

Bibliothèque interuniversitaire de Santé (BIUS), communication personnelle, Paris, 2012.

Dupont Michel, *Dictionnaire historique des médecins dans et hors de la Médecine*, Larousse (éd.), Paris, 1999.

Georgel Alcide, « Armorial de l'Empire français », in *http://www.euraldic.com* ou *Bibliothèque nationale de France*, Paris, 1869.

http://correspondancefamiliale.ehess.fr, *Sue, Pierre (1739-1816)*, sans date, p. 1.

http://fr.wikipedia.org, *Eugène Sue (1804-1857)*, 2010, pp. 1-4.

http://fr.wikipedia.org, *Jean Joseph Sue (1710-1792)*, 2010, p. 1.

http://leschampdemaldoror.voila.net, *Marie-Joseph dit Eugène Sue. « Un gentilhomme de lettres »*, sans date, pp. 1-5.

Lemaire Jean-François, *Napoléon et la médecine*, François Bourin (éd.), Paris, 1992.

Lemaire Jean-François, *La médecine napoléonienne*, Nouveau Monde/Fondation Napoléon (éd.), Paris, 2003.

Philippe Jean Pelletan (1747-1829), médecin, chevalier de l'Empire ou la folle odyssée du cœur de Louis XVII

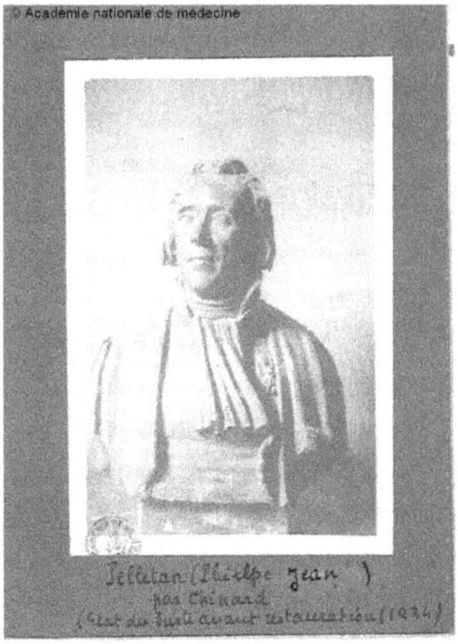

Philippe Jean Pelletan (© Académie nationale de médecine).

Philippe Jean naît le 4 mai 1747, à Pairs. Il est le fils de Jean Pelletan, maître en chirurgie, membre du Collège et de l'Académie royale de chirurgie. C'est pourquoi, baigné dès l'enfance dans la médecine, il étudie très vite l'anatomie et la chirurgie aux côtés de son père. A côté de cela, il fait de bonnes études littéraires. Alors qu'un jour, il se trouve dépourvu de lecture, un de ses amis lui procure l'anatomie selon Winslow. Pour le remercier, Pelletan entreprend de le former à l'anatomie et c'est ainsi qu'il commence à enseigner, et qu'il apprend vite à perfectionner ses qualités d'orateur (http://fr.wikipedia.org, 2010).

Très apprécié en tant que chirurgien à l'Hôtel-Dieu, qu'il ne quitte plus, pour son humanisme et sa technique brillante, il est

vite surnommé le *« Chrysostome de la chirurgie »* par ses pairs, mais aussi *« Bouche d'or »* (Dupont, 1999). Il montre beaucoup de commisération pour ses malades pauvres et est très vite remarqué pour l'excellence de ses cours en tant que professeur dans le public (http://fr.wikipedia.org, 2010). Il est dévoué, consciencieux et honnête. Il convole en justes noces, le 1er février 1777. Il a un fils de cette union. Sa femme décède en 1787. Pelletan se remarie et, de sa nouvelle épouse, il a un fils qui s'appelle Gabriel (De La Chapelle, 2003).
En 1786, il postule pour le poste de professeur de l'Ecole de Santé. Desault est nommé à sa place. Pelletan est très déçu, car c'est un ambitieux. Il n'hésite pas à employer tous les moyens pour atteindre ses objectifs, même les plus déloyaux envers ses collègues.
En 1789, il devient officiellement professeur d'anatomie aux écoles de chirurgie. Il intègre le Comité de salubrité sous la Constituante. Révolutionnaire convaincu, il offre sa première année de traitement à l'Assemblée nationale. Cette année-là, il est chirurgien major de la Garde nationale. Mallet du Pan, le publiciste suisse bien connu, écrit de lui, en 1795 : *« C'est un révolutionnaire féroce, qui servait d'espion au Comité de sûreté générale. Il formait dans la prison Saint-Lazare* (Il était chirurgien en chef des prisons de Paris (Pelletan, 1810))*, des listes de victimes à guillotiner. »* C'est alors qu'il décide de s'engager dans l'armée. Il rejoint l'armée des Pyrénées, puis celle du Nord où il officie en tant que chirurgien major. Convaincu de ses compétences, le Conseil de santé des armées en fait un de ses membres (Dupont, 1999).
Alors que Marat vient d'être assassiné par Charlotte Corday, le 13 juillet 1793, résidant rue de Touraine, faubourg Saint-Germain, Pelletan est vite sur les lieux et c'est lui qui fait la constatation du décès de l'homme politique (Sans auteur, 1793). Le procès-verbal porte sa signature. Il est alors chirurgien consultant des armées de la République et membre du Conseil de santé.
En 1794, il obtient la chaire de clinique chirurgicale à la fondation de l'Ecole de santé de Paris, future Faculté de médecine, puis devient chirurgien de l'Humanité (ex-Hôtel-Dieu). Par la prise de 25 bains chauds, il soulage et guérit Restif

de La Bretonne, le célèbre écrivain, d'une rétention urinaire (Dupont, 1999 ; Lemaire, 1992 et 2003).
Lorsque Desault décède en 1795, Philippe Jean lui succède au chevet de Louis XVII qui est mourant et, fort logiquement, à sa mort le 8 juin de cette année-là, dans la prison du Temple, il en pratique l'autopsie le 9 juin. Assisté des docteurs Lassus, Dumangin et Jeanroy, il subtilise le cœur du jeune défunt à l'insu de ses collègues. Rentré chez lui, il enferme ce cœur dans un vase de cristal rempli d'esprit de vin. Il le cache dans sa bibliothèque, derrière ses livres. C'est Pelletan qui doit rendre compte devant la Convention, dans son procès-verbal d'autopsie, de l'état des viscères du Dauphin décédé (http://fr.wikipedia.org, 2010). Le fameux coeur reste dissimulé ainsi pendant près de 10 ans. L'alcool s'évapore lentement et le cœur desséché est conservable de cette manière. Vers 1810, un élève de Pelletan, Jean-Henri Tillos, réussit à voler cette relique, après que le chirurgien ait commis l'imprudence de lui en parler. Quelques années plus tard, Tillos décède de la tuberculose et exige sur son lit de mort, que l'objet soit restitué à son maître (http://louis17.chez.com, 2010). A la première Restauration, Pelletan entre en contact avec la famille royale pour lui restituer le précieux bien. En butte aux intrigues de Cour, accusé de sympathie bonapartiste, c'est un échec. Il ne parvient même pas à être reçu par Louis XVIII. Pourtant, il est démarché par la duchesse d'Angoulême, sœur de Louis XVII, qui veut en savoir plus sur les derniers instants de son frère. Le retour de Napoléon met un terme à ces tractations naissantes. Lors de la seconde Restauration, il contacte de nouveau la famille royale. C'est un nouvel échec. Des enquêtes sont diligentées et Pelletan argumente, prouve, et réfute tous les propos diffamatoires dont il fait l'objet. Malgré tout, la relique demeure cachée derrière ses livres (Lemaire, 1992 et 2003 ; http://louis17.chez.com, 2010).
Le 23 mai 1823, le médecin remet le cœur à l'archevêché de Paris, directement entre les mains de Monseigneur de Quelen qui s'engage à le rendre à Charles X. En 1829, Pelletan meurt. Pourtant, la folle odyssée du cœur de Louis XVII ne fait que commencer. En 1830, il revient entre les mains du fils du médecin, Philippe Gabriel, également médecin, qui le conserve

jusqu'en 1879, année de sa mort (http://louis17.chez.com, 2010)…

Revenons à l'histoire de Philippe Jean Pelletan, chevalier de l'Empire.
Le 13 décembre 1795, il intègre l'Institut de France en tant que membre de la 1ère classe, section de médecine et de chirurgie. C'est Dominique Larrey qui lui succède en 1829, à l'Académie des sciences.
Dès la première promotion, en juillet 1804, il est fait membre de la Légion d'honneur aux Invalides. Pelletan voue un culte indéfectible à l'Empereur. Il dit de lui : *« Puis-je oublier l'honneur insigne d'avoir siégé auprès de ce grand homme ? Je l'admirais en silence : aujourd'hui, l'univers célèbre sa gloire et l'humanité entière jouit de ses bienfaits. Puisse son heureuse postérité égaler en nombre les étoiles du firmament ? »*
Apprécié de l'Empereur, il en devient le chirurgien consultant. Son nom apparaît pour la première fois dans l'Almanach impérial de 1806 (Almanach impérial, 1806). A la mort de Baudelocque en 1810, il est candidat à sa succession à la maternité de la Maison de l'Empereur. C'est finalement Antoine Dubois qui lui est préféré. Il devient chevalier de l'Empire, le 16 décembre 1810 (Georgel, 1869).
En 1810 également, paraît son livre de référence intitulé *Clinique chirurgicale ou mémoires et observations de chirurgie* en trois volumes (Pelletan, 1810).
En 1814, après l'abdication, il tente de se justifier de ses choix révolutionnaires et s'englue dans son argumentation peu crédible. Arriviste, il qualifie même Napoléon, à qui il doit beaucoup, d'usurpateur et les Cents-Jours, d'erreur regrettable. En butte avec Dupuytren, autre brillant chirurgien, alors que Philippe Jean est son chef et maître, ce dernier relève des erreurs dans une opération du 21 octobre 1814. Il ne manque pas de les signaler. En 1815, Philippe Jean est titulaire de la chaire de médecine opératoire et en 1818, de la chaire d'accouchement. Toujours en 1815, un officier proche du tsar Alexandre vient en consultation à l'Hôtel-Dieu. Pelletan commet une erreur de diagnostic dont découle une intervention chirurgicale calamiteuse, où il prend panique, qui entraîne la mort du malade. Opportuniste, Dupuytren n'hésite pas à en

informer le médecin personnel du tsar Alexandre qui réclame aussitôt une enquête. Celle-ci est diligentée et, le 6 septembre 1815, Pelletan est démis de ses fonctions par décision du Conseil général des hospices (De La Chapelle, 2003). Dénué de scrupules, Dupuytren le supplante au poste de chirurgien en chef de l'Hôtel-Dieu, par des moyens peu déontologiques. Ce n'est pas pour rien que Dupuytren est surnommé le *« Brigand de l'Hôtel-Dieu »*. Ses collaborateurs mesurent alors toute la portée de ce sobriquet. Pelletan a alors soixante-huit ans. Le titre de chirurgien en chef honoraire lui est tout de même laissé (De La Chapelle, 2003).

Après la création de l'Académie de médecine en 1820, Pelletan prend comme un grand honneur d'y figurer en tant que membre. En 1822, Pelletan est toujours un orateur de valeur et un chirurgien audacieux. Quand Pelletan fait nommer son fils Philippe Gabriel au poste d'aide clinique, Dupuytren, perclus de haine, le fait renvoyer sèchement de son service par l'administration (Dupont, 1999).

Totalement désargenté puisqu'il ne lui reste pour seul émolument que sa pension de membre titulaire à l'Institut, Philippe Jean Pelletan meurt le 26 septembre 1829, à Bourg-la-Reine. C'est dans le cimetière de cette ville qu'il est enterré. Il est membre associé de l'Académie impériale de Turin, membre associé honoraire de l'Académie impériale Joséphine de Vienne et de celle de Madrid (Pelletan, 1810). Pelletan a peu inventé, parce qu'il savait beaucoup. Il attache peu de prix aux innovations parce qu'il maîtrisait son art au plus haut degré.

Références bibliographiques :

Académie nationale de médecine, communication personnelle, Paris, 2012.

Almanachs impériaux, Testu & Cie imprimeurs, Paris, 1805 à 1813.

De La Chapelle Laure, « Les deux cœurs de Louis XVII », in *www.museelouisxvii.com*, 2003, pp. 1-37.

Dupont Michel, *Dictionnaire historique des médecins dans et hors de la Médecine*, Larousse (éd.), Paris, 1999.

Georgel Alcide, « Armorial de l'Empire français », in *http://www.euraldic.com* ou *Bibliothèque nationale de France*, Paris, 1869.

http://fr.wikipedia.org, *Philippe-Jean Pelletan*, 2010, pp. 1-2.

http://louis17.chez.com, *L'odyssée d'un cœur*, 2010, pp. 1-3.

Lemaire Jean-François, *Napoléon et la médecine*, François Bourin (éd.), Paris, 1992.

Lemaire Jean-François, *La médecine napoléonienne*, Nouveau Monde/Fondation Napoléon (éd.), Paris, 2003.

Pelletan Philippe Jean, *Clinique chirurgicale ou mémoires et observations de chirurgie*, Imprimerie J. G. Dentu, 3 vol., Paris, 1810.
Sans auteur, *Minutes du Procès de Charlotte Corday d'Armont devant le Tribunal révolutionnaire*, Paris, 14-20 juillet 1793.

Deux médecins oubliés de la noblesse d'Empire, deux destins exceptionnels : Girardot et Taillefer

Henri selon Dupont (1999), Hubert Jules selon Lemaire (2003) Taillefer ((1779-1866) selon Dupont (1999), (1779-1869) selon Lemaire (2003))

Il entame des études de chirurgie à l'Hôtel-Dieu de Paris. Assoiffé de découvertes, il embarque à bord de l'*Immortalité*. Les Anglais s'emparent du vaisseau et capturent Taillefer qui parvient à s'évader. De retour dans la capitale, il exerce de nouveau un temps à l'Hôtel-Dieu. La folie des voyages le reprenant, il décide alors de voguer vers d'autres cieux. Il fait le tour du monde (Lemaire, 1992). Chirurgien de la marine, il suit Baudin, dans son expédition vers les terres australes, à bord du *Géographe* qui quitte le sol français le 19 octobre 1800, pour un voyage d'une durée de trois ans (Dupont, 1999). De retour en France, il souhaite rester dans la marine. En 1804, il officie en tant que chirurgien de 2ème classe dans le bataillon des marins de la Garde qui se battent dans toutes les campagnes napoléoniennes.

La flotte française est détruite à Aboukir (1798) tout d'abord, puis à Trafalgar (1805) ensuite. Les marins se retrouvent débarqués à terre. Taillefer sillonne alors l'Europe dans la Grande Armée, depuis l'Espagne jusqu'à la Pologne. Il devient le chirurgien en chef des marins de la Garde en 1809. De plus, il est élevé par Napoléon au rang de chevalier d'Empire en 1810. Il est le seul médecin de la marine à bénéficier de cet honneur sur toute la durée de l'Empire.

Très apprécié de l'Empereur, ce dernier le fait officier de la Légion d'honneur en 1814, alors qu'il opère sous le feu ennemi à Montmirail (Lemaire, 2003).

Taillefer quitte ses fonctions avec le grade de premier chirurgien en second de la Marine, sous la Restauration. Il s'installe ensuite à Paris, où il finit sa carrière comme médecin des indigents. Il meurt à Paris, en 1866 (selon Dupont (1999)) ou en 1869 (selon Lemaire (2003)).

François Girardot (1873-1831)

Il naît en 1773, à Semur-en-Auxois. Il est le seul à avoir été fait baron d'Empire sur le champ de bataille. Il est également le seul qui, blessé grièvement, se voit amputé d'une jambe.

A dix-huit ans, il est déjà médecin de troisième classe à l'hôpital militaire de Dijon. Les troubles révolutionnaires le contraignent à émigrer. Il laisse de côté la médecine et s'engage dans l'armée des princes où il est incorporé dans la légion Mirabeau. En 1795, il est promu maréchal des logis dans les hussards de Baschi, puis sous-lieutenant des chasseurs nobles. En 1802, l'armée de Condé dissoute, Girardot s'en revient à Paris, le corps bariolé de cicatrices (1793 : une balle dans l'épaule droite ; 1795 : un coup d'estoc à la poitrine ; 1799 : une balle dans la jambe droite) (Lemaire, 1992). De ses campagnes, il a gardé dans son cœur, l'amitié d'un comte polonais, le comte Krasinsky, qu'il rencontre en 1798 (Witczak, 1996).

En 1803, il intègre l'Ecole de médecine de Paris et il est reçu à l'internat des hôpitaux de la capitale, cette même année. En 1806, il soutient sa thèse de doctorat. De nouveau, il rejoint l'armée en 1808, où, cette fois, il exerce en tant que médecin de première classe au régiment des chevau-légers lanciers polonais commandé par le comte Krasinsky, son ami. Il demeure à ce poste jusqu'en 1814. Il n'accepte aucun avancement et refuse toute mutation (Lemaire, 2003 ; Witczak, 1996). Son régiment se bat d'abord en Espagne, puis part en Autriche où il reçoit la Légion d'honneur en 1809. Il participe aux affrontements en Russie en 1812, en Allemagne en 1813. Sa conduite est héroïque à Dresde, les 26 et 27 août.

En 1814, il est encore présent pour défendre le sol de sa mère patrie. Suite à une légère blessure à Monterau, le 18 février, il est promu au rang d'officier de la Légion d'honneur. Le 7 mars, à Craonne, pour secourir un blessé, il saute de cheval et s'occupe de lui sur le champ de bataille. Un boulet explose à proximité et c'est la jambe pendante, en lambeaux, toute sanguinolente, malgré tout encore lucide, qu'il aperçoit un groupe de cavaliers au loin. Reconnaissant l'Empereur, il se

redresse sur le champ de bataille et s'écrie *« Vive l'Empereur ! »* Napoléon n'a rien perdu de la scène et aussitôt, il demande à parler à un aide de camp. Sur son lit d'hôpital, alors qu'un confrère lui coupe la jambe, Girardot est fait baron d'Empire. Le plus inconnu des médecins titulaire d'une baronnie, il est pourtant aussi décoré que les plus célèbres d'entre eux (Lemaire, 2003 ; Witczak, 1996).
Ayant servi dans l'armée de Condé, il n'est pas inquiété sous la Restauration (Lemaire, 2003).
A partir de 1816, il vit en Pologne, à Varsovie et Opinogora, auprès de la famille Krasinsky. Là, il soigne aussi Frédéric Chopin, le célèbre compositeur. Il se dévoue aussi sans compter pour les petites gens de Varsovie (Witczak, 1996). Il meurt en 1831, sur sa terre d'adoption, la Pologne.

Références bibliographiques :
Dupont Michel, *Dictionnaire historique des médecins dans et hors de la Médecine*, Larousse (éd.), Paris, 1999.
Lemaire Jean-François, *Napoléon et la médecine*, François Bourin (éd.), Paris, 1992.
Lemaire Jean-François, *La médecine napoléonienne*, Nouveau Monde (éd.)/Fondation Napoléon, Paris, 2003.
Witczak W., « François Girardot (1773-1831), chirurg polkiesgo pulku szwolezerow gwardii Napoleona I », in *Arch. Hist. Filoz. Med.*, 1996 ; 59 (4) : 391-404.

André Marie Constant Duméril (1774-1860), un professeur à la Faculté de médecine de Paris sous l'Empire

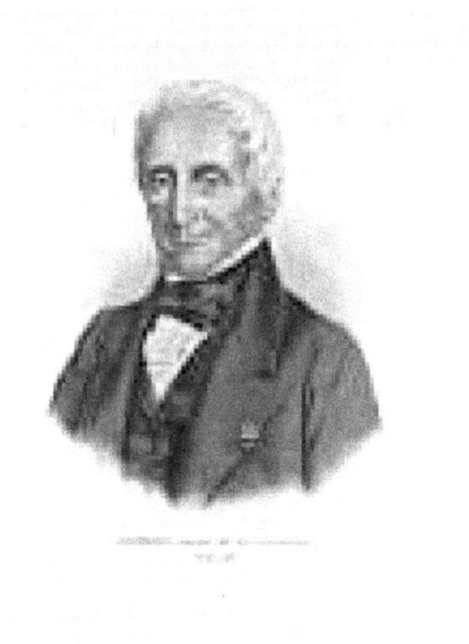

André Marie Constant Duméril (Corlieu, 1896, © BIUM).

André Marie Constant Duméril naît à Amiens, le 1er janvier 1774. En 1795, alors que l'Ecole centrale de santé vient d'être créée par Fourcroy à Paris, en 1794, Duméril est nommé « élève de la patrie » par le district d'Amiens. Médecin très jeune, il y officie en tant que prosecteur au bout d'à peine une année d'études. Fort de cette réussite, il présente sa candidature pour devenir chef de travaux anatomiques à l'Ecole pratique. Il l'emporte brillamment sur Dupuytren, son rival d'alors (http://correspondancefamiliale.ehess.fr, 2012). En 1800, arrivé à Paris, en association avec Georges Cuvier (1769-1832), père de l'anatomie comparée et de la paléontologie en France, il participe à la rédaction des *Leçons d'anatomie comparée*. Il est nommé professeur d'anatomie à l'Ecole de médecine de Paris, en 1801 (Dupont, 1999). En 1802, associé à Desgenettes, il est missionné pour étudier les épidémies dans les villes d'Orléans et de Pithiviers. En 1803, il succède à Lacépède (1756-1825), naturaliste et homme politique français, à la chaire d'herpétologie et d'ichtyologie du Muséum national d'histoire naturelle. En 1803, Duméril soutient sa thèse de doctorat devant Chaussier notamment, consacrée à la façon de perfectionner les techniques anatomistes. Elle n'est imprimée par Didot qu'en 1812 (http://correspondancefamiliale.ehess.fr, 2012). En 1804 (en 1803 selon Dupont (1999)), il fait paraître un *Traité élémentaire d'histoire naturelle*. En 1805, il étudie la fièvre jaune, pendant la campagne des armées napoléoniennes en Espagne (Dupont, 1999). En 1806, il publie une *Zoologie analytique* qui aborde l'ensemble du règne animal, s'attarde sur les relations entre les genres, sans citer les espèces. En 1808, lors de la création de l'Université impériale, associé à Chaussier, il s'affaire à la chaire d'anatomie et de physiologie. De 1811 à 1818, il voyage beaucoup sur le territoire français pour participer à des jurys de thèse (http://fr.wikipedia.org, 2012).

En 1813, à la mort de son beau-père, Daniel Delaroche, et de son beau-frère, François, il hérite de leurs clientèles et soigne des familles genevoises très aisées de la capitale. Il est nommé au poste de médecin de l'hôpital du faubourg Saint-Martin, ou Maison de Santé. Submergé par ses diverses responsabilités, il finit par renoncer à l'enseignement et aux jurys de thèse en 1819 (http://correspondancefamiliale.ehess.fr, 2012).

En 1816, il est élu membre de l'Académie des sciences. Duméril remplace aussi Cuvier à l'Ecole centrale du Panthéon. Le 27 décembre 1820, il entre à l'Académie royale de médecine dès sa fondation. En 1823, il devient professeur de pathologie interne à la Faculté de médecine de Paris. Il permute ainsi de discipline et y reste jusqu'en 1830 (http://correspondancefamiliale.ehess.fr, 2012).

De 1821 à 1830, le *Dictionnaire des sciences naturelles* paraît en cinquante volumes. Duméril consacre un volume complet à la classe des insectes qu'il agrémente de soixante planches originales. Il écrit également, dans ce dictionnaire, tous les articles relatifs à l'entomologie.

Son travail médical lui pèse. Il abandonne progressivement sa clientèle privée et cesse ses activités d'enseignement à la Faculté de médecine.
En 1832, il est assisté de Gabriel Bibron (1805-1848), zoologiste, qui s'occupe de la description des espèces, et de Nicolaus Michael Oppel (1782-1820), naturaliste allemand. Lorsque Bibron meurt subitement, c'est Auguste Duméril (1812-1870), son fils, également médecin, qui le rejoint. Mais, cette disparition soudaine retarde toutes les parutions en cours (http://fr.wikipedia.org, 2012). En 1832 également, à la mort de Cuvier, Duméril renonce à lui succéder au Muséum national d'histoire naturelle, la charge de travail et de responsabilités l'effrayant. Il renonce aussi à lui succéder au poste de Secrétaire perpétuel de l'Académie des sciences pour les mêmes raisons (http://correspondancefamiliale.ehess.fr, 2012). C'est seulement en 1851 que le père et son fils co-écrivent le *Catalogue méthodique de la collection des reptiles*. Duméril père réalise de plus une classification en sept tomes de tous les serpents dans *Prodrome de la classification des reptiles ophidiens* qui paraît en 1853. L'*Erpétologie générale ou Histoire naturelle complète des reptiles* est publiée en neuf volumes de 1834 à 1854. 1 393 espèces sont détaillées et décrites sur un plan anatomique et physiologique (http://fr.wikipedia.org, 2012).
Lorsque le choléra fait des ravages dans la capitale, Duméril se dévoue sans compter, à ses risques et périls. Son mérite est si grand que la ville lui décerne une médaille d'argent en 1850.
En 1853, il forme son fils dans ses postes et fonctions, et se retire définitivement, en décembre 1856. Auguste lui succède alors en 1857. André Marie Constant demande alors la permission à ses confrères de conserver un titre de professeur honoraire (http://correspondancefamiliale.ehess.fr, 2012).
En 1860, très intéressé également par les insectes, il signe une *Entomologie analytique* en deux volumes. Avec Auguste, son fils, ils mettent en place le premier vivarium pour reptiles au Jardin des Plantes (http://fr.wikipedia.org, 2012). Deux mois avant sa mort, il est élevé au rang de commandeur de la Légion d'honneur. Il meurt le 14 août 1860. Il est enterré au cimetière du Père-Lachaise.

Il convient de citer également Jean Charles Antoine Duméril (1765- ?) qui est un frère dispendieux à l'extrême, souvent engagé dans des affaires très troubles. En 1794, il est d'ailleurs emprisonné. André Marie Constant se plaint maintes fois de son frère à ses parents. Grâce au soutien de ses frères notables, Jean Charles Antoine accède à la fonction de directeur principal des hôpitaux de la Grande Armée en 1807. Il quitte ce poste en 1808 (http://correspondancefamiliale.ehess.fr, 2012).

Références bibliographiques :

Bibliothèque interuniversitaire de Santé (BIUS), communication personnelle, Paris, 2012.

Dupont Michel, *Dictionnaire historique des médecins dans et hors de la Médecine*, Larousse (éd.), Paris, 1999.

http://correspondancefamiliale.ehess.fr, *Duméril*, 2012, pp. 1-5.

http://fr.wikipedia.org, *André Marie Constant Duméril*, 2012, pp. 1-3.

Des médecins (mé)connus sous l'Empire devenus illustres par la suite

De nombreux médecins ont traversé l'Empire. Au cours de celui-ci, ces hommes ont entamé des études médicales, ont grandi et ont acquis une certaine notoriété, mais, souvent dans l'ombre de leurs maîtres, ils ne sont devenus illustres que bien après. Ainsi, en est-il, par exemple, de Laënnec, élève de Corvisart et inventeur du stéthoscope, de Dupuytren, élève, puis successeur de Pelletan, ou encore de Bégin, venu sur le tard à la chirurgie et présent dans les dernières campagnes d'une Grande Armée terriblement remaniée, et affaiblie, pour ne citer qu'eux. Bichat, quant à lui, est l'exemple antonyme par excellence. Il décède en 1802, à l'âge de trente ans. Il est déjà alors une légende au sein du monde médical et il le demeure par la suite. Probablement, son œuvre a-t-elle influée, par les préceptes dispensés, sur la réforme de la médecine qui a suivi. D'autres enfin, bien que reconnus dans leur mérite, ont eu des rôles plus subalternes.

Ainsi, ai-je décidé pour être complet dans mon étude de la médecine napoléonienne de leur consacrer de très *brèves* notes biographiques non exhaustives. Au vu de leurs œuvres respectives, il me semblerait incorrect de ne pas même les citer, alors que l'épopée napoléonienne, si elle n'a pas été leur, les a vus tout de même faire leurs premières armes et déjà briller[2].

Baudelocque

Jean Louis Baudelocque (1745-1810) publie en 1775, un livre intitulé *Principes sur l'art d'accoucher* qui est une véritable

---

[2] Si les plus importants médecins de l'époque sont cités ici, cette liste n'est bien évidemment pas exhaustive et ne peut en aucun cas être considérée comme telle.

bible pour les femmes enceintes. Il est alors membre de l'Académie royale de chirurgie depuis 1775. En 1776, il devient maître en chirurgie. Il accouche les deuxième et troisième enfants de Marie-Antoinette. En 1781, il publie son deuxième livre référence qu'il baptise un *Art des accouchements*. Il y défend l'usage des forceps, la pubiotomie, la symphyséotomie et la césarienne. Il reçoit la deuxième chaire d'obstétrique créée en 1798, à l'Ecole de santé de Paris. Il est aussi nommé chirurgien professeur à La Maternité. Il en est de même de celle qu'il fonde à Port-Royal. Ses cours sont très prisés, car ils sont consciencieux et clairs. Sa dextérité en tant que médecin accoucheur voit son hôpital accueillir de nombreux patients qui font des centaines de kilomètres pour y être soignés par lui. En 1802, l'Ecole de sages-femmes qui vient d'ouvrir ses portes applique son programme pédagogique. En 1804, il est accusé d'infanticide et un procès lui est intenté qu'il finit par gagner. En 1806, Napoléon le nomme titulaire de la chaire d'obstétrique, la première chaire de spécialité médicale en France. Il est considéré comme le plus grand obstétricien de son époque. Il accouche les reines d'Espagne, de Hollande, de Naples et l'essentiel des dames de la Cour. Devant sa réussite dans l'exercice difficile des césariennes, il est sollicité pour accoucher l'impératrice Marie-Louise, mais, atteint de congestion cérébrale, il ne peut assister à la naissance du roi de Rome. Le pelvimètre de Baudelocque mesurant le diamètre du bassin ainsi que le forceps de Baudelocque deviennent populaires jusqu'en Amérique. Il meurt en 1810 et, après de nombreuses pérégrinations, il est finalement inhumé au cimetière du Père-Lachaise. Il a fait de l'obstétrique une discipline scientifique à part entière (Dupont, 1999 ; Gourdol (a), 2010).

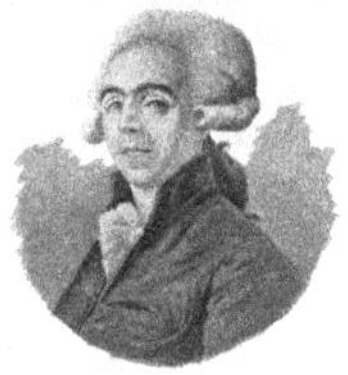

Jean-Louis Baudelocque (Corlieu, 1896, © BIUS).

Bayle

Gaspard Laurent Bayle (1774-1816) étudie d'abord la médecine à Montpellier. Il rejoint l'armée et a comme supérieur direct, Desgenettes, dans l'armée du Midi. En 1798, il s'installe dans la capitale et est reçu au premier concours de l'internat des hôpitaux de Paris, en 1802. Sous l'autorité de Corvisart, il collabore avec Dupuytren et sympathise avec Laënnec. En 1802 toujours, il soutient aussi sa thèse de doctorat. Bien que doté d'un exercice libéral dense, il détermine l'existence d'une tuberculose rénale en 1802 (Dupont, 1999). A partir de 1805, il exerce la médecine à l'hôpital de la Charité à Paris et à partir de 1807, il en est chef de service. En 1808, il définit l'œdème de la gorge, les polypes des fosses nasales, du tube digestif et de la muqueuse vaginale dont il affirme la similitude. Son travail en anatomie, ses recherches sur la tuberculose et sur le cancer en font une sommité de l'époque. Concernant la tuberculose, il examine pas moins de 900 cadavres chez qui il parvient à isoler six types différents de tuberculose. Il est cité dans l'Almanach impérial de 1809. En 1810, il publie un livre intitulé *Recherche sur la phtisie pulmonaire* et son dernier ouvrage, un traité sur le cancer, paraît après sa mort en 1833. En 1812, il décrit le cancer du pancréas. Il donne sa contribution au *Dictionnaire des sciences médicales* rédigé en soixante volumes. Napoléon n'hésite pas à le solliciter en tant que médecin par quartier et à lui demander de l'accompagner en Espagne. Il décède atteint de phtisie pulmonaire en 1816 (Almanach impérial, 1809 ; Dupont, 1999).

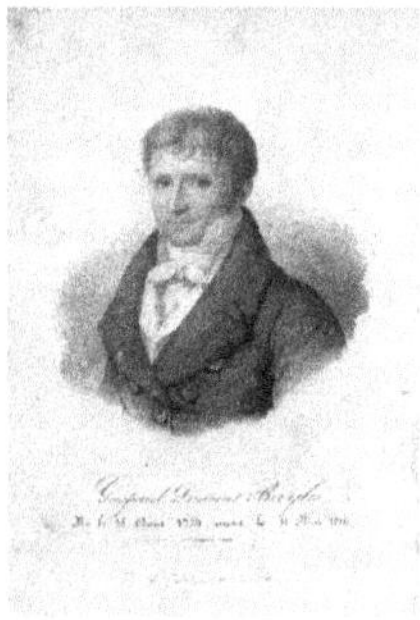

Gaspard Laurent Bayle (© BIUS).

Bichat

A sa mort, Corvisart dit à Bonaparte : « *Bichat vient de mourir à trente ans ; il est tombé sur un champ de bataille qui veut aussi du courage et qui compte bien des victimes. Il a agrandi la science médicale ; nul à son âge n'a fait autant de choses et si bien* (Lemaire, 2003). »

Marie François Xavier Bichat (1771-1802) commence ses études médicales à Lyon, sous l'autorité d'Antoine Petit, célèbre médecin. En 1793, il vient à Paris les achever. Très vite remarqué, il devient professeur en 1797 et est nommé médecin à l'Hôtel-Dieu en 1800. Il entreprend des recherches considérables en anatomie qui l'amènent à publier des travaux majeurs, mais qui l'épuisent. En 1802, il fait une chute dans un escalier qui le tue. Il est considéré comme le père fondateur de l'histologie moderne et un des rénovateurs de la médecine de l'Empire, bien qu'il soit décédé avant que celle-ci ne soit réformée. Il laisse quatre ouvrages fondamentaux : *Traité des membranes* (1800), *Recherches sur la vie et la mort* (1800), *Anatomie générale appliquée à la physiologie et à l'anatomie* (1801) et *Anatomie descriptive* en cinq volumes (1801-1803) (Thiébaud, 1974).

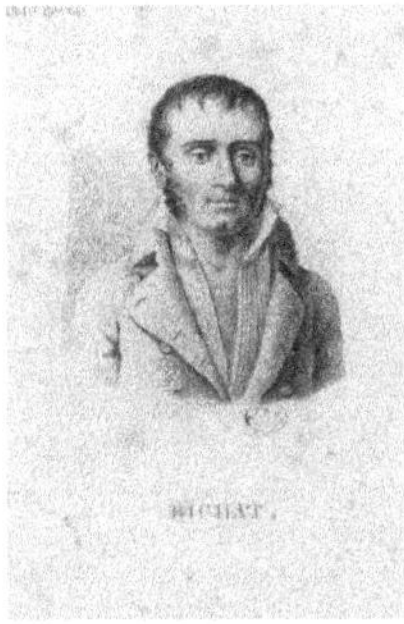

Marie François Xavier Bichat (© BIUS).

Bégin

Louis Jacques Bégin (1793-1859) naît en Belgique. En 1808, il commence des études de médecine sous les conseils avisés d'un vieux médecin, qui est tout de suite saisi par l'esprit d'observation et les capacités du jeune homme. Bégin est nommé, le 6 mars 1812, chirurgien sous-aide au premier corps d'observation de l'Elbe. Il participe à la campagne de Russie (1812) où il met son savoir pratique et chirurgical au service des soldats. Il est attaché aux ambulances de la Garde. Larrey hésite longtemps à l'incorporer dans son service parce qu'il chevauche un cheval famélique. En définitive, Dominique Larrey l'accepte et Bégin est présent à Lutzen, à Dresde et à Leipzick. De plus, il fait la campagne de France et officie sur les soldats blessés à Waterloo. Peu de temps après cette terrible bataille, il est licencié. Par la suite, il est réintégré et transféré à l'hôpital d'instruction de Strasbourg où il reçoit, pour ses travaux, deux années de suite, le premier prix de chirurgie. Il y occupe successivement les chaires de chirurgie et de médecine opératoire. Après l'Empire, les diplômes et les titres se succèdent. Il devient docteur en médecine, le 25 février 1823. Puis, il est nommé chirurgien-major en 1832, membre du conseil de santé des armées en 1842, président de l'Académie de médecine en 1847. A la fin de sa carrière, il a l'immense honneur d'être le chirurgien consultant de Napoléon III, en 1853 (Cren, 2009).

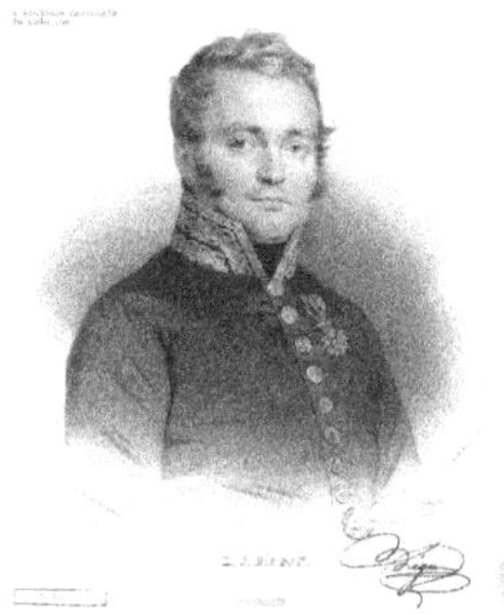

Louis Jacques Bégin (© Académie nationale de médecine).

Broussais

François Joseph Victor Broussais (1772-1838) fait un court apprentissage chirurgical en 1791. En 1792, il est enrôlé dans la première compagnie des grenadiers des Côtes-du-Nord. Choqué par les exactions commises en Vendée, il demande en 1793, à officier en tant que chirurgien. Suite à une dysenterie, il fait un stage dans les hôpitaux de Saint-Malo et de Brest. Il embarque sur différents navires de guerre avant d'obtenir un poste de médecin auxiliaire de troisième classe et chirurgien-major sur celui de Robert Surcouf. En 1799, il est rayé des cadres de la marine. Il part donc à Paris pour achever ses études de médecine. Il devient l'élève de Pinel et de Corvisart qui lui enseignent l'anatomie, et la chirurgie. Il soutient sa thèse de doctorat en 1802. Son exercice libéral étant un échec, il s'engage de nouveau dans l'armée sur les recommandations de Desgenettes. Ainsi, il est de toutes les campagnes et c'est Larrey, personnellement, qui apprécie son comportement à Austerlitz, qui le fait nommer médecin en chef de l'armée d'Espagne. En 1814, de retour de son périple hispanique, Desgenettes lui permet de devenir professeur en second à l'hôpital du Val-de-Grâce et inspecteur de médecine militaire. Il y est vite surnommé le *« Napoléon du Val-de-Grâce »* ou le *« Mirabeau de la médecine »*. C'est là qu'il inculque son plus fameux postulat : la fièvre n'est pas une maladie, mais le symptôme d'une inflammation. En 1820, Desgenettes quittant ses fonctions, Broussais est promu au poste de médecin en chef du Val-de-Grâce. Cette même année, il intègre l'Académie de médecine. En 1831, Broussais est nommé professeur de pathologie et de thérapeutiques générales à la Faculté de médecine de Paris. En 1832, il est élu membre de l'Académie des sciences. Lorsque survient l'épidémie de choléra en 1832, son incompétence est démontrée. Rédacteur en chef des *Annales de la médecine physiologique*, discipline dont il se veut le grand précurseur et à qui il confère malgré tout ses lettres de noblesse, auteur prolifique et fondateur de la Société de phrénologie après avoir rencontré Gall, son grand défenseur, il meurt d'un cancer du rectum en 1838. Fidèle à ses idées républicaines et à l'Empire, ses affidés lui font un enterrement grandiose.

Ses haines violentes, son comportement dictatorial qui veut à tous prix avoir raison même si les idées qu'il véhicule sont erronées, son narcissisme dénué de toute modestie élémentaire et sa prose emphatique, ses préceptes rétrogrades puisqu'il prône le retour aux sangsues, aux cataplasmes, à la charpie utilisée sans aucune mesure d'asepsie, ni d'hygiène, et dont les résultats ne se font pas attendre avec la mort de milliers de personnes dont les plaies suppurent, font dire à D'Aremberg, virulent sur la question : *« Napoléon décima la France, Broussais la saigna à blanc. »* La médecine sous son impulsion devient un fléau redoutable (Dupont, 1999 ; Gourdol (b), 2010).

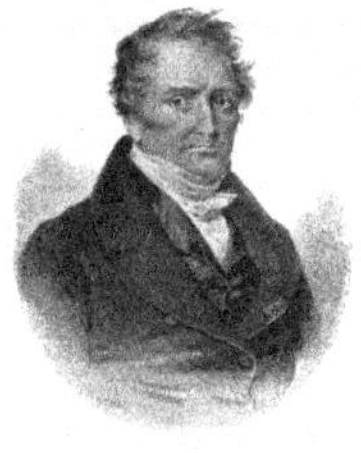

François Victor Joseph Broussais (Corlieu, 1896, © BIUS).

Chaussier

François Chaussier (1746-1828) part à Paris pour suivre des études de médecine et est inscrit au Collège royal de chirurgie, entre 1765 et 1767. En 1768, il devient maître en chirurgie et s'installe à Dijon. En 1774, suite à la décision des Etats de Bourgogne, il est l'adjoint de Guyton-Morveau à la chaire de chimie. En 1786, il est promu deuxième professeur de chimie. Il reçoit la médaille d'or de l'Académie de chirurgie, lors de la séance publique du 10 avril 1777, pour ses communications de valeur. Dans le même temps, il soutient sa thèse de doctorat en médecine, à Besançon, le 14 janvier 1780. En 1784, il devient correspondant de la Société royale de médecine et est admis à l'Académie des sciences, arts et belles-lettres de Dijon. En 1790, il propose à l'Assemblée nationale, un projet de réforme de la médecine qui reste sans suite. En 1793, il est nommé médecin des Hospices de Dijon, puis chirurgien des prisons. En 1794, Fourcroy est missionné pour refonder la médecine et son enseignement par la Convention nationale. Il s'associe à Chaussier à qu'il permet d'intégrer le Comité d'instruction publique. C'est encore Chaussier qui écrit et fait lecture d'un projet de décret à la Convention, le 27 novembre 1794, où il propose la création d'une école centrale de santé unique bâtie à Paris. Avec l'aide de Fourcroy, d'autres écoles semblables à Montpellier et à Strasbourg sont finalement créées. Le décret entre en vigueur le 4 décembre. A peine de retour à Dijon, il est convoqué à Paris, pour prendre la chaire d'anatomie et de physiologie de la toute nouvelle Ecole de Santé. A la création de l'Ecole polytechnique, il rejoint Berthollet qu'il assiste dans ses cours. Le 9 mai 1804, il devient officiellement le médecin des Hospices de la maternité. Il préside aussi aux jurys médicaux pour les examens d'officier de santé, d'apothicaire et de sage-femme à la Faculté de médecine de Paris.

En 1815, après la chute de l'Empire, il quitte ses fonctions de médecin de l'Ecole polytechnique, mais demeure titulaire de sa chaire à la Faculté de médecine jusqu'au 21 novembre 1822, date de la restructuration de la Faculté de médecine à l'heure de la Restauration. Sa chaire lui est alors confisquée et il acquiert le rang de professeur honoraire. Terriblement affecté, une crise d'apoplexie le rend hémiplégique. Il conserve, malgré tout, ses prérogatives à la Maternité. Le 6 mai 1823, il est élu à l'Académie des sciences (Dubois, 1850 ; Dupont, 1999).

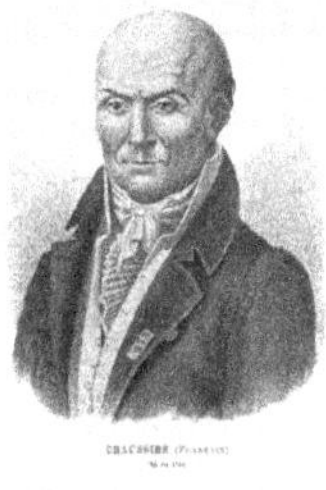

François Chaussier (Corlieu, 1896, © BIUS).

Chomel

Auguste François Chomel (1788-1858) entame des études médicales à Paris. En 1809, il est interne. Elève de Corvisart, de Pinel, de Bayle et de Boyer, il reçoit le prix Corvisart en 1810 et la médaille d'or en 1811, prix de chimie de l'Ecole pratique. Il soutient sa thèse en 1813. Elle est intitulée *Essai sur les rhumatismes*. Associé à Laënnec, il ranime la société d'anatomie. De 1814 à 1823, il enseigne la pathologie interne à l'hôpital de la Charité. En 1817, il publie ses *Eléments de pathologie générale*. Admiratif de Laënnec, il contribue à la promotion de son enseignement et se dispute avec Broussais dont il n'approuve pas les idées. Agrégé en 1823, il est élu à l'Académie royale de médecine. En 1830, il est affecté à l'Hôtel-Dieu. En 1832, il devient le médecin consultant du roi. Refusant de saluer le nouvel empereur Napoléon III, il est révoqué (Dupont, 1999).

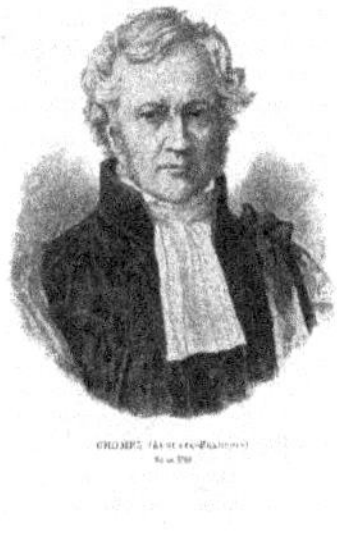

Auguste François Chomel (Corlieu, 1896, © BIUS).

Dupuytren

Guillaume Dupuytren (1777-1835) est inscrit à la hâte, par son père, à l'hôpital Saint-Alexis de Limoges. Ensuite, il part pour Paris où il suit les cours de Corvisart, Boyer, Pinel et de Thouret. Extrêmement pauvre, il travaille sans relâche, nuit et jour. Ne mangeant pas, ne buvant que très peu, il étudie dans les livres d'anatomie, de physiologie et de chimie constamment. Il est dit qu'il *« travaillait à la seule lueur donnée par la combustion de quelques morceaux de graisses prélevés sur les cadavres qu'il dissèque* (Gourdol (c), 2010). *»* Pourtant, s'il souffre manifestement de sa pauvreté, il repousse fermement toute assistance (Dupont, 1999 ; Gourdol (c), 2010). Il suit les cours de La Charité, de La Salpêtrière et de l'Ecole de santé. Son savoir considérable attire le regard médical de la capitale. En 1794, il est prosecteur d'anatomie à l'Ecole de santé. Il s'occupe majoritairement de toutes les autopsies de l'école. En 1801, il est nommé chef des travaux d'anatomie. Il enseigne la pathologie, assisté de Bayle et de Laënnec, avec qui il se fâche lorsque le Nantais découvre que Dupuytren cherche à s'approprier une étude de Bayle. En 1802, il devient chirurgien assistant de l'Hôtel-Dieu. Orgueilleux, il ne supporte pas la contestation et sa recherche de notoriété le rend despotique. En 1803, il soutient sa thèse intitulée *Propositions sur quelques points d'anatomie, de physiologie et d'anatomie pathologique*. Toujours cette année-là, il est membre de la Société anatomique cofondée avec Laënnec et Bayle. En 1804, il est chargé de cours en anatomie. En 1808, il prend le poste d'inspecteur général de l'Université dès sa création. Corvisart refuse de le faire entrer à la Maison impériale, en raison de son opposition au régime en place. Il se dispute aussi avec Boyer, Premier chirurgien de l'Empereur, à qui il a promis d'épouser la fille, mais celle-ci lui préfère un autre médecin, rivalisant avec ce dernier au concours pour le poste vacant de professeur de médecine opératoire en 1812. Autoritariste absolu, il ne parle qu'aux malades, préfère être craint, n'accepte pas les questions, se montre impitoyable et n'accepte d'entendre les étudiants que concernant leurs obligations médicales (Dupont, 1999 ; Gourdol (c), 2010).

En 1814, l'ennemi est aux portes de Paris. Dupuytren travaille sans relâche, sous le feu de l'ennemi, aidé de ses étudiants, à soigner les blessés qui arrivent de partout. En conflit avec

Pelletan à l'Hôtel-Dieu dont il ne supporte pas le dilettantisme et les absences trop répétées, il supplante celui-ci au poste de chirurgien en chef en 1815. Par son abnégation, sa rigueur et sa dévotion toute entière à sa profession, il donne une dimension internationale à son hôpital qui est considéré comme le meilleur sur le plan mondial, acquiert une clientèle colossale qui lui permet de devenir riche. Il gagne aussi plusieurs sobriquets comme *« Napoléon de la chirurgie »*, *« La bête de Seine »*, *« Le brigand de l'Hôtel-Dieu »* ou *« Premier parmi les chirurgiens, dernier parmi les hommes »* comme se plaît à le qualifier Percy, etc. En 1820, il est élu membre de l'Académie des sciences, section médecine et chirurgie. En 1821, c'est le tour de l'Académie royale de médecine de le recevoir. Louis XVIII lui confie la charge de chirurgien et l'élève à la baronnie en 1823. A l'hôpital dès 5h00 du matin, il enchaîne les réunions avec ses collaborateurs, consulte, opère, enseigne et assure les visites post-opératoires du soir. Il est le seul à prescrire. D'un diagnostic extrêmement pointu au point de stupéfier son entourage par sa précision et sa sûreté, son sang-froid est légendaire. Patient à l'extrême avec ses patients qu'il sait écouter, il est au service des déshérités et forme ses collaborateurs pour qu'ils soient performants afin d'aider les plus démunis. Ses succès suscitent de nombreuses jalousies (Dupont, 1999 ; Gourdol (c), 2010).

Dans la nuit du 13 au 14 février 1820, le duc de Berry est assassiné. Dupuytren échoue dans le sauvetage de la victime. La famille royale lui reproche son inefficacité. Lorsque Charles X abdique en 1830, Dupuytren est devenu une sommité. Il est au sommet, voit 10 000 patients par an et dispose de trois millions de francs. Confirmé au poste de Premier chirurgien par le roi déchu en 1825, le médecin lui offre un million de francs pour se remettre en selle, proposition déclinée par le monarque. En 1831, il subit un échec retentissant aux élections législatives dans son limousin natal. Cette année-là, il décrit une maladie engendrant la rétraction des doigts suite à une affection de l'aponévrose palmaire. Cette pathologie porte le nom de maladie de Dupuytren depuis lors. Il publie ses conclusions, quant à elles, dans le *Journal universitaire hebdomadaire de médecine et de chirurgie pratique*. En 1832, il fait paraître un livre intitulé *Leçons de clinique chirurgicale* qui est un ouvrage de référence puisqu'il récapitule l'ensemble de ses connaissances acquises tout au long de sa carrière. Travailleur acharné et inépuisable, il est à l'origine d'innovations essentielles et remarquables. En 1833, ayant subi une attaque, il reste paralysé de l'une de ses paupières et du coin de sa bouche. En 1835, il meurt à Paris, d'épuisement. A sa mort, il fait un don de 200 000 francs pour la création d'une chaire d'anatomie pathologique. Cette somme permet la création du musée Dupuytren d'anatomie et cette fameuse chaire qui lui tenait tellement à cœur est finalement créée par la Faculté (Dupont, 1999 ; Gourdol (c), 2010).

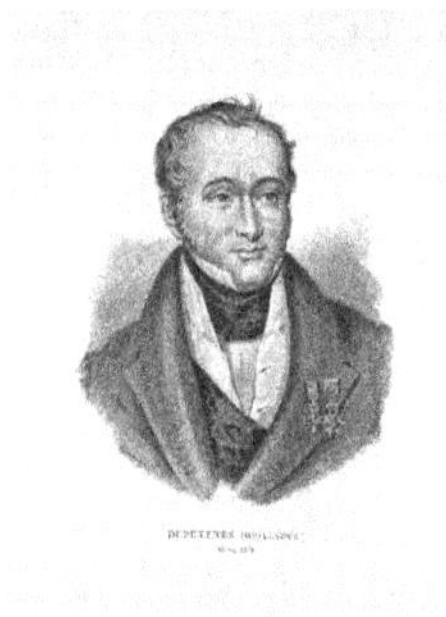

Guillaume Dupuytren (Corlieu, 1896, © BIUS).

Esquirol

Jean Etienne Dominique Esquirol (1772-1840) entame ses études de médecine à Toulouse. Il rejoint l'armée des Pyrénées pour y officier et exerce quelques temps dans les hôpitaux de Narbonne. Enfin, il reprend ses études médicales à Toulouse, puis Montpellier. En définitive, Esquirol monte les achever à Paris, en 1799 (Dupont, 1999). Là, il travaille sous la tutelle de Corvisart, puis en 1801, il rejoint le service de Pinel à La Salpêtrière. Il soutient sa thèse en 1805. Elle s'intitule *Les passions considérées comme cause, symptômes, et moyens curatifs de l'aliénation mentale*. Elle est considérée comme une œuvre majeure. Par la suite, il a pour mission officielle d'inspecter les hôpitaux d'aliénés. En 1810, il succède à Pinel au poste de médecin en chef de La Salpêtrière. En 1817, il y débute le premier enseignement sur les maladies mentales (Dupont, 1999). En 1820, il est élu à l'Académie royale de médecine nouvellement créée. En 1825, il est promu aussi médecin en chef de la Maison royale de Charenton. Il demeure à cette fonction jusqu'en 1834. Responsable de la Loi du 30 juin 1838 qui impose l'ouverture d'un hôpital spécialisé dans chaque département, il y demande également, concernant les aliénés, que soit mis fin aux décisions d'internement arbitraires par simple lettre de cachet ou de décisions de justice. Cette même année, il est le premier à établir une description médicale de la trisomie 21. Au cours de sa carrière, il établit une classification des différentes formes de mélancolie, remet en cause les préceptes de Pinel quant à ses méthodes de compassion et de douceur, approfondit sa nosographie, distingue les hallucinations des illusions et fait un parallèle entre la folie, et les passions. Il est considéré comme le père de l'hôpital psychiatrique en France (Dupont, 1999 ; http://fr.wikipedia.org (b), 2010).

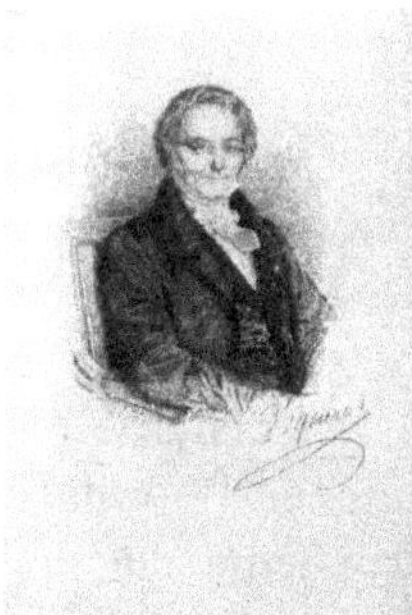

Jean Etienne Dominique Esquirol (© BIUS).

Husson

Henri Marie Husson (1772-1853) devient docteur en médecine en 1799. Il est bibliothècaire adjoint de la Bibliothèque de l'Ecole de médecine. Il crée avec Bichat, la Société médicale d'émulation. En 1800, il occupe la fonction de secrétaire du Comité de vaccine. C'est Thouret qui l'a recommandé à ce poste. Il vaccinera à Paris, pendant les vingt années qui suivront. De nombreux rapports sur la vaccine seront signés de sa main. Il est le médecin d'Elisa Bonaparte en Italie. En 1811, il vaccine le roi de Rome. Par la suite, il devient médecin de l'Hôtel-Dieu. En 1821, il est élu à l'Académie royale de médecine qu'il préside en 1839. Auteur de nombreux ouvrages, il publie un *Essai sur une nouvelle doctrine des tempéraments* en 1799, une biographie de Bichat, un *Traité des membranes* en 1802 et *Recherches historiques et médicales sur la vaccine* en 1803 (Dupont, 1999 BIUS, 2012).

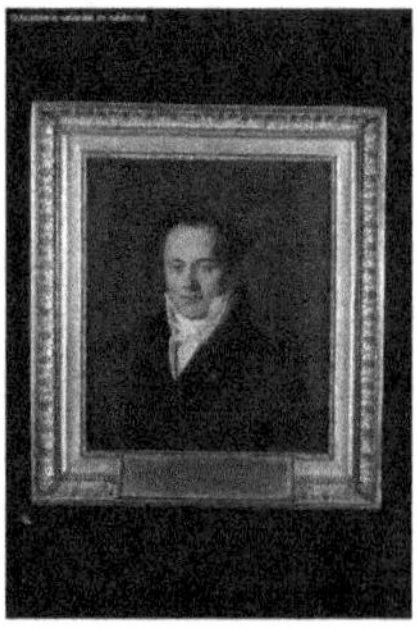

Henri Marie Husson (© Académie nationale de médecine).

Laënnec
Théophile René Marie Hyacinthe Laënnec (1781-1826) est confié très tôt à son oncle médecin chef de l'Hôtel-Dieu à Nantes. En 1793, il l'assiste lors du siège de la ville par l'armée vendéenne. En 1795, il entame des études médicales et est nommé aide-chirurgien de troisième classe à Nantes. En 1797, il est missionné pour gagner l'hôpital de Brest et y travailler comme chirurgien de troisième classe. En 1798, ayant réussi, par concours, à obtenir le grade d'officier de santé de deuxième classe, il peut finir ses études à Paris. En 1799, il obtient la commission de chirurgien des armées et participe à la guerre contre les Chouans en tant que médecin dans l'armée commandée par le général Brune (Dupont, 1999 ; Gourdol (e), 2010). En 1801, il débute à l'Ecole de santé de Paris. Laënnec devient très vite un émule de Jean Nicolas Corvisart dont il suit les préceptes avec assiduité. Il travaille en étroite relation avec le *Journal de médecine et de chirurgie*, dont Corvisart est le rédacteur en chef, où il publie de nombreux mémoires, chaque mois, qui ne manquent pas de le faire connaître, depuis 1801.
Cette même année, il participe à la fondation de la Société d'instruction médicale (Gourdol (e), 2010).

Sa mère étant morte de la tuberculose alors qu'il n'a que cinq ans, il oriente très tôt son approche médicale vers les pathologies thoraciques (Gourdol (e), 2010). Il écrit alors deux mémoires dont la qualité est saluée unanimement et qui lui permettent d'entrer à l'Ecole pratique. Il y devient le collaborateur de Bayle et c'est avec lui qu'il fait une découverte majeure, en 1803 : le tuberculome, la lésion initiale de la tuberculose. Il officie aussi en tant que médecin suppléant des hôpitaux. C'est alors qu'il fait la rencontre de Bichat et de Dupuytren (Dupont, 1999 ; Gourdol (e), 2010). Le 16 mai 1803, son travail est récompensé par les premiers prix de chirurgie et de médecine. Le 11 juin 1804, il soutient sa thèse intitulée *Propositions sur la doctrine d'Hippocrate relativement à la médecine pratique*. C'est à cette époque qu'il se brouille avec Dupuytren qui essaie de s'approprier une des études de Bayle (Gourdol ((e), 2010) affirme, quant à lui, que Dupuytren aurait essayer de s'approprier un travail de Laënnec). En 1806, il donne également des cours d'anatomie pathologique.
Sa patientèle se développe de 1804 à 1814. Il soigne notamment l'oncle de l'Empereur, le cardinal Fesch, dès 1808. En 1814, il regroupe tous les blessés et les malades bretons à La Salpêtrière. Après la guerre, après une courte absence, il poursuit sa pratique libérale et soigne notamment Chateaubriand, Mme de Staël, la duchesse du Berry, etc. En 1816, il est nommé médecin en chef de l'hôpital Necker. C'est cette année-là qu'il invente le stéthoscope. Grâce à cet appareil, il maîtrise l'auscultation comme aucun autre avant lui et parvient à établir une classification des symptômes. Le 14 août 1818, paraît un ouvrage retentissant qu'il baptise *De l'auscultation médiate ou traité de diagnostic des maladies des poumons et du cœur fondé principalement sur ce nouveau moyen d'exploration* qui est un livre exceptionnel de précision. En 1819, il donne une existence à la cirrhose du foie et apporte une contribution remarquée au *Dictionnaire des sciences médicales* en soixante volumes. En 1822, il est promu professeur au Collège de France. En 1823, devenu membre de l'Académie royale de médecine et membre de la commission en charge de la réforme de la Faculté de médecine (1824 selon Gourdol (e), 2010), il est aussi nommé à la chaire de médecine interne de l'hôpital de la Charité. En 1824, il est élevé au rang

de chevalier de la Légion d'honneur. Choqué par les théories fumeuses de Broussais sur l'inflammation, il monte en ligne pour en démontrer toute l'aberration dans la seconde édition de son livre publié en 1826. Laënnec finit sa vie en étant comblé de reconnaissance et d'honneurs par ses étudiants, ses pairs et ses amis. Son nom est salué unanimement sur le plan international. Il meurt en Bretagne, le 13 août 1826, atteint probablement d'une tuberculose (Dupont, 1999 ; Gourdol (e), 2010).

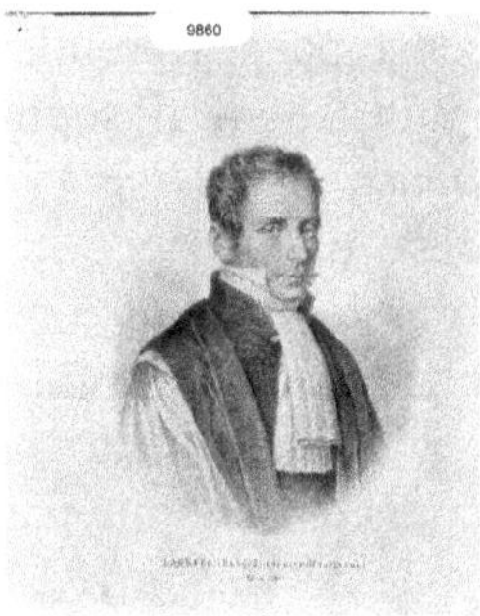

Théophile René Marie Hyacinthe Laënnec (Corlieu, 1896, © BIUS).

Lepreux
Paul Gabriel Lepreux (1739-1816) est médecin en chef de l'Hôtel-Dieu. Il occupe cette fonction jusqu'à sa mort. Il apparaît dans les Almanachs impériaux à partir de 1806 et occupe la place de médecin consultant de l'Empereur. Grand ami de Corvisart, il préside le premier concours de l'internat des hôpitaux de Paris (Lemaire, 1992 et 2003).

Leroux des Tillets
Jean-Jacques Leroux des Tillets (1749-1832) devient docteur-régent de la Faculté de Paris en 1776. Il n'hésite pas à afficher son souhait de réforme des études médicales. En 1789, il est conseiller municipal de Paris. A ce titre, il parlemente avec les émeutiers, alors qu'il vient de décréter la loi martiale. Le 10 août, il offre ses services à la famille royale et lui permet de regagner l'Assemblée, saine et sauve. Pour cela, il est condamné à mort. Il s'échappe avec un ami et ne revient dans la capitale qu'après la Terreur. Là, en adepte des idées de

Corvisart dont il est un proche et qui prône l'auscultation, et l'examen clinique, il revient, et est nommé professeur de clinique médicale à l'Ecole de santé ainsi qu'adjoint de Corvisart à la Charité. En 1790, il est administrateur des établissements publics. En 1805, il est nommé professeur de clinique. En 1810, il devient le doyen de la Faculté de médecine de Paris et le demeure jusqu'en 1822, date où il est révoqué pour des idées jugées trop libéral (Lemaire, 1992 et 2003 ; Dupont, 1999).

En 1814, à quelques jours de l'abdication de Napoléon, il demande à ses étudiants de prendre les armes pour repousser l'envahisseur. Ils refusent. Fidèle à ses idées de prévention et d'hygiène médicale, il entreprend de lutter contre le typhus que les troupes françaises en retraite ramènent avec eux. C'est un grand succès puisque seulement 200 personnes décèdent de cette maladie dans la capitale. En 1823, il devient professeur honoraire. Il est réintégré en 1830. Il meurt du choléra en 1832 (Lemaire, 1992 et 2003 ; Dupont, 1999).

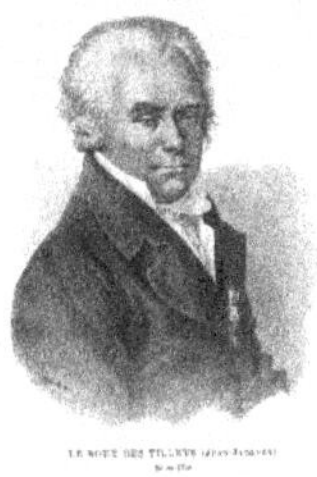

Jean-Jacques Leroux des Tillets (Corlieu, 1896, © BIUS).

Leroy

Alphonse Leroy (1742-1816) achève ses études de médecine à Paris. Il est reçu docteur-régent en 1768. A la Maternité, associé à Sigault, il réalise la première symphyséotomie chez une parturiente en cours de cinquième grossesse. Selon certains auteurs, cette opération serait à mettre entièrement au crédit de Sigault. Leroy se la serait appropriée, ce qui n'a pas manqué de susciter une certaine aversion chez des confrères comme Piett, Lauverjat ou Baudelocque. En remerciements, la Faculté de médecine de Paris fait frapper une médaille en leur honneur à tous deux et les nomment professeurs d'accouchement. Lorsque l'Ecole centrale de santé est décrétée en 1794, son éloquence fluide et brillante lui vaut d'y être nommé professeur d'accouchement. En 1798, il reçoit une des deux chaires d'obstétrique qui vient d'être créée, la deuxième étant confiée à un de ses plus grands rivaux, Baudelocque, avec lequel il est en butte fréquemment. Il est obstinément opposé à la vaccine. Logiquement, lorsque la Faculté de médecine est décrétée avec l'Université impériale en 1808, il y poursuit ses fonctions aux côtés du même Baudelocque. Auteur prolifique, il publie de nombreux ouvrages sur la maternité et la grossesse. Il est assassiné par un domestique qu'il a renvoyé quelques jours auparavant (Kottek, 1996 ; Dupont, 1999).

Voici ses ouvrages les plus importants :

- *Recherches sur les habillements des femmes et des enfants ou Examen de la manière dont il faut vêtir l'un et l'autre sexe*, Paris, 1772 ;
- *La Pratique des accouchements*, Paris, 1776 ;
- *Recherches historiques et pratiques sur la section de la symphyse du pubis*, Paris, 1778 ;
- *Consultation médico-légale sur la question : l'approche de certaines femmes nuit-elle à la fermentation des liqueurs ?*, Paris, 1780 ;
- *Essai sur l'histoire naturelle de la grossesse et de l'accouchement*, Paris, 1787 ;
- *De la nutrition et de son influence sur la forme et la fécondité des animaux sauvages et domestiques, accompagné d'un Mémoire sur l'influence de la lumière sur l'économie animale*, Paris : Impr. de Crapelet, chez C.-F. Maradan, 1798, in-8°, 4-95 p.;
- *Leçons sur les pertes de sang pendant la grossesse, lors et à la suite des accouchements, des fausses couches, et sur toutes les hémorragies*, Paris, 1803 ;
- *Manuel des goutteux et des rhumatiques*, Paris, 1803 ;
- *La Médecine maternelle, ou l'Art d'élever et de conserver les enfants*, Paris, 1803 ;
- *Manuel de la saignée*, 1807, in-8° ;
- *De la conservation des femmes*, Paris, 1811, in-8° ;

- *De la Contagion régnante sur les vaches, sur les bœufs et sur l'homme, en quelques contrées de la France, des causes des contagions...*, Paris : Janet et Cotelle, 1814, in-8°, IV-184 p.;
- *De la contagion sur l'homme, sur les vaches et sur les bœufs ; de ses moyens préservatifs et curatifs ; considérations sur les maladies des armées ; aperçu des avantages des Abattoirs dans les grandes villes*, Paris : Méquignon père, 1815, in-8°, ou in-16, 15 p.

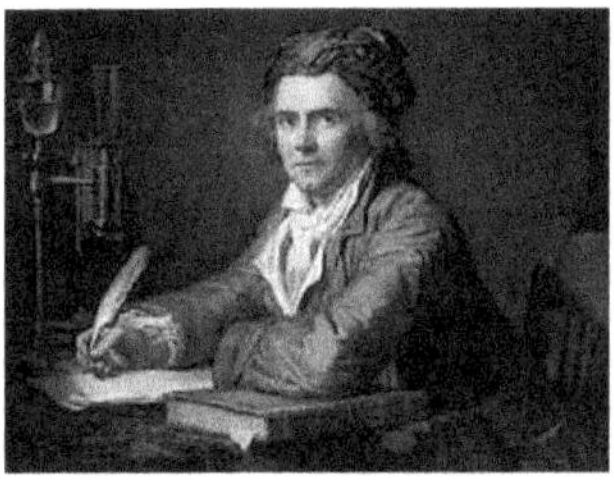

Alphonse Leroy (© Musée Fabre).

Petit-Radel

Il fait ses études au Val-de-Grâce. Il devient docteur-régent de la Faculté de Paris. Il part ensuite avec la Compagnie des Indes et ne rentre en France qu'en 1782. Il officie dans la capitale en tant que professeur de chirurgie. Il gagne Bordeaux lors de la Terreur et embarque pour l'Amérique en 1796. En 1798, de retour sur le sol français, il enseigne à l'Ecole centrale de santé comme professeur de clinique chirurgicale. Après un séjour en Italie, en 1812, il meurt à Paris en 1815. Il écrit de nombreux ouvrages. Ainsi, *Dictionnaire de chirurgie* en 1790, *Coup d'œil sur la poésie érotique* en 1802, *De amoribus Pancharitus et Pyretologia medica* en 1806, *Cours des maladies syphilitiques* en 1812 et, pour finir, *Voyage en Italie* la même année sont des livres de son fait (Dupont, 1999).

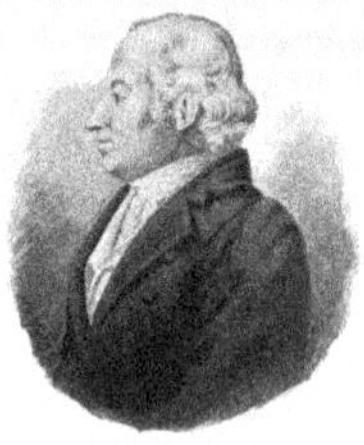

Philippe Petit-Radel (1749-1815) (© BIUS).

Pinel

Philippe Pinel (1745-1826) entre à l'Ecole de médecine de Toulouse à vingt-deux ans. Il soutient sa thèse à Montpellier, en 1773. Il y rencontre aussi Chaptal. En 1778, il part pour Paris. Pour gagner de quoi vivre, il donne des cours, traduit certains livres de médecine, collabore au *Journal de physique* et à la *Gazette de santé*. Il participe à la rédaction de l'*Encyclopédie*. En 1783, il s'occupe des malades mentaux de la pension Belhomme. D'élocution malaisée, il ne parvient pas à obtenir un doctorat sur Paris. En 1787, il présente un mémoire de mathématiques appliqué à l'étude du corps humain à l'Académie des sciences et en 1789, il parvient à établir une classification de la maladie. Quoique fervent républicain, Pinel est horrifié par les crimes commis sous le nouveau régime. Il est notamment proche de la guillotine qui coupe la tête de Louis XVI en 1793. Il n'hésite pas à cacher des prêtres ou des émigrés. Son humanisme est si grand, ses méthodes basées sur la douceur et l'écoute si vénérée, et sa dévotion si appréciée par ses malades que ceux-ci s'interposent le jour où un républicain fanatique vient l'arrêter pour des activités jugées subversives. En 1793, sa rencontre avec Cabanis est déterminante, puisque l'homme politique le fait transférer le 25 août, à l'hôpital Bicêtre comme médecin aliéniste. En 1794, il est professeur de physique à la création de la nouvelle Ecole de santé de Paris. Il obtient la chaire de pathologie interne peu de temps après et permet à la psychiatrie d'obtenir ses lettres de noblesse.

En 1795, associé à Chaptal, son ami, alors son médecin en chef, il transforme La Salpêtrière et en fait un des hospices européens les plus modernes.
En 1803, il succède à Cuvier à l'Académie des sciences. En 1804, dès la première promotion, il est fait chevalier de la Légion d'honneur. Il apparaît pour la première fois dans l'Almanach impérial de 1806, en tant que médecin consultant de Napoléon. En 1823, il est contraint de partir à la retraite. Il cultive ses fleurs jusqu'à sa mort et dirige la mairie de Torfou. Il meurt à La Salpêtrière. Ses nombreux patients, qui ne l'ont pas oublié, viennent assister à son enterrement (Dupont, 1999 ; Sémelaigne, 2001).

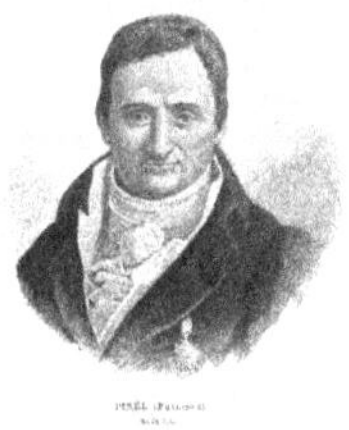

Philippe Pinel (Corlieu, 1896, © BIUS).

Ribes
François Ribes (1765-1845) est un chirurgien militaire. Il est l'élève de Chaussier et de Sabatier. Il parvient à devenir prosecteur d'anatomie. En 1805, Napoléon le nomme chirurgien par quartier de sa maison personnelle. Au cours des différentes campagnes de l'Empereur, il a pour fonction d'arriver sur les lieux présumés du quartier général avant Napoléon, de les préparer afin de l'installer confortablement et de veiller à ce que rien ne vienne troubler sa réflexion au cours des affrontements. Ainsi, il participe à dix-sept combats, vingt batailles et cinq sièges selon Dupont (1999), trois selon Lemaire (2003) au cours des guerres révolutionnaires et de l'épopée napoléonienne. Il est absent lorsque l'Empereur est blessé à Ratisbonne. En 1814, il est de l'escorte qui ramène Pie VII au Vatican. Il participe à l'autopsie de Louis XVIII, le 17 septembre 1824, et en 1837, il

dirige les Invalides en tant que médecin chef (Dupont, 1999 ; Lemaire, 2003).

Richerand

Anthelme Balthasar Richerand (1779-1840) occupe la fonction de professeur à la Faculté de médecine de Paris en 1808. Il a en charge la pathologie externe. Il est à ce poste depuis 1807. En 1814, il brille lors de la bataille de Paris. Chirurgien adjoint de l'hôpital Saint-Louis, il est élu à l'Académie royale de chirurgie. En 1824, Louis XVIII le nomme son chirurgien. Auteur prolifique, outre la chirurgie, il s'attarde sur la physiologie médicale notamment. Il publie en 1801, un *Traité élémentaire de physiologie* et en 1805, un livre intitulé *Nosographie et thérapeutique chirurgicales*. En 1807, il développe *Des erreurs populaires* et en 1825, il écrit une *Histoire des progrès récents de la chirurgie* (Dupont, 1999 ; BIUS, 2012).

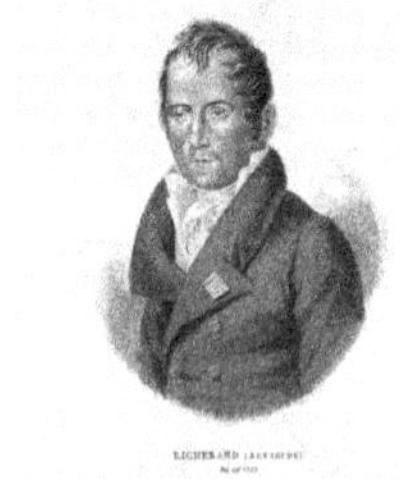

Anthelme Balthasar Richerand (Corlieu, 1896, © BIUS).

Royer-Collard

Antoine Athanase Royer-Collard (1768-1825) est professeur des humanités jusqu'en 1792. A la Révolution, il est en charge de l'administration des vivres de l'armée des Alpes. Dans le même temps, il commence des études médicales à Chambéry. En 1797, il quitte l'armée. En 1802, il soutient sa thèse. Il fonde et devient logiquement le rédacteur en chef de la revue *Bibliothèque médicale*, premier journal médical en France, à partir de 1805. Il est nommé en 1806, médecin en chef de la Maison royale de Charenton. Il y reste jusqu'à sa mort. En

1808, il est promu inspecteur de l'Université. En 1812, il acquiert une notoriété internationale par son mémoire sur le croup. En 1816, il reçoit la chaire de médecine légale de la Faculté de médecine de Paris (http://fr.wikipedia.org (a), 2010). En 1819, il délivre des cours sur la pathologie mentale à la Faculté de médecine de Paris. Louis XVIII l'accapare bien vite et emploie ses services en tant que médecin ordinaire. En 1820, il est élu à l'Académie royale de médecine. Il termine sa carrière en revenant à la médecine légale, préoccupation première de ses activités médicales (Dupont, 1999).

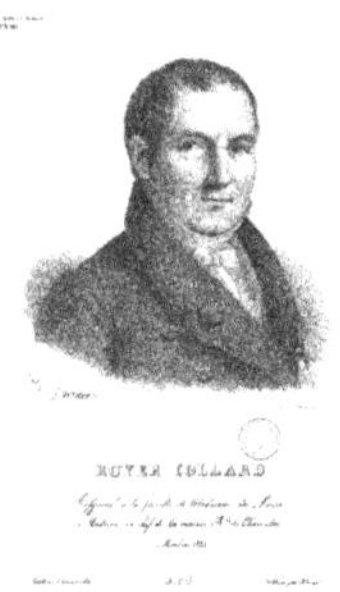

Antoine Athanase Royer-Collard (© Académie nationale de médecine).

Thouret

Michel Augustin Thouret (1749-1810) est diplômé en médecine à Caen. Il intègre la Société royale de médecine en 1776. En 1789, il est nommé inspecteur général des hôpitaux civils. La Constituante le voit devenir membre du conseil de santé des hôpitaux militaires. En 1792, assumant ses fonctions, il enraye une épidémie de dysenterie en Lorraine. Lors de la création des trois écoles de santé en 1794, il est en première ligne aux côtés de Fourcroy dans la réforme de l'enseignement médical. Il est nommé professeur et prend logiquement le poste de directeur de l'Ecole de santé de Paris dès sa création. Par la suite, il ouvre un centre de vaccination, ce qui engendre l'ouverture d'autres centres dans la plupart des départements. Fidèle toute sa vie aux valeurs véhiculées par le serment d'Hippocrate, il contribue en association avec Corvisart à la fondation de la Société de l'Ecole de médecine de Paris, en 1800. De même, lorsque l'Ecole de santé de Paris évolue en Faculté de médecine, il en occupe la place de doyen jusqu'en 1808. Médecin de grande valeur, il se consacre entièrement à la défense, à la promulgation et à la divulgation du savoir médical, la plupart du temps au détriment de sa carrière. Il siège à l'Assemblée législative jusqu'à sa mort (Dupont, 1999 ; Lemaire, 2003).

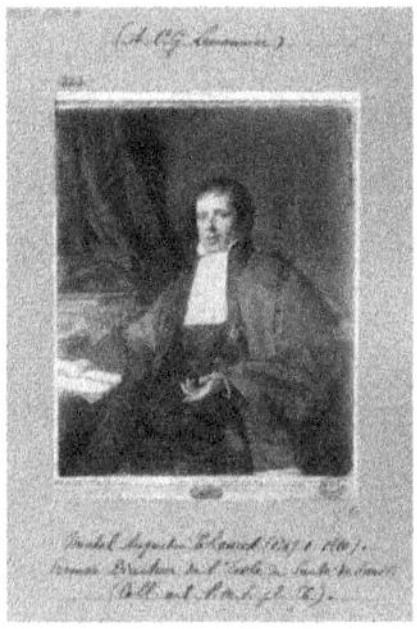

Michel Augustin Thouret (© BIUS).

Références bibliographiques :

Académie nationale de médecine, communication personnelle, Paris, 2012.

Almanachs impériaux, Testu & Cie imprimeurs, Paris, 1805 à 1813.

Bibliothèque interuniversitaire de Santé, communication personnelle, Paris, 2012.

Corlieu Auguste, *Centenaire de la Faculté de médecine de Paris (1794-1894)*, Alcan - Baillère - Doin - Masson (éd.), Paris, 1896.

Cren Maurice, *Louis Jacques Bégin, carabin de l'Empire*, Glyphe (éd.), Paris, 2009.

Dubois E. F., *Histoire des membres de l'Académie de médecine*, Paris, 1850, pp. 45-102.

Dupont Michel, *Dictionnaire historique des médecins dans et hors de la Médecine*, Larousse (éd.), Paris, 1999.

Gourdol Jean-Yves (a), « Jean-Louis Baudelocque (1745-1810), médecin accoucheur », in *http://www.medarus.org*, 2010, pp. 1-3.

Gourdol Jean-Yves (b), « François-Joseph-Victor Broussais (1772-1838), médecin militaire français », in *http://www.medarus.org*, 2010, pp. 1-3.

Gourdol Jean-Yves (c), « Baron Guillaume Dupuytren (1777-1835), chirurgien et anatomiste français », in *http://www.medarus.org*, 2010, pp. 1-6.

Gourdol Jean-Yves (d), « Joseph Ignace Guillotin (1738-1814), médecin, humaniste et homme politique français », in *http://www.medarus.org*, 2010, pp. 1-12.

Gourdol Jean-Yves (e), « Théophile René Marie Hyacinthe Laënnec (1781-1826), médecin français, découvreur du stéthoscope », in *http://www.medarus.org*, 2010, pp. 1-4.

http://fr.wikipedia.org, *Alphonse-Louis Leroy*, 2012, pp. 1-2.

http://fr.wikipedia.org (a), *Antoine Athanase Royer-Collard*, 2010, p. 1.

http://fr.wikipedia.org (b), *Jean-Etienne Esquirol*, 2010, pp. 1-3.
Kottek S., « A. LeRoy et la protopédiatrie du début du 19e siècle », in *Vesalius*, 1996 ; II (1) : 26-33.
Lemaire Jean-François, *Napoléon et la médecine*, François Bourin (éd.), Paris, 1992.
Lemaire Jean-François, *La médecine napoléonienne*, Nouveau Monde/Fondation Napoléon (éd.), Paris, 2003.
Meylemans R., « Les grands noms de l'Empire », in *Ambulance 1809 de la Garde impériale*, http://ambulance1809-gardeimperiale.ibelgique.com, 2010, pp. 1-22.
Musée Fabre, communication personnelle, Montpellier, 2012.
Sémelaigne René, *Philippe Pinel et son œuvre. Au point de vue de la santé mentale*, L'Harmattan, Paris, 2001.
Thiébaud Jean-Marie, *Vie et Oeuvre de Marie François Xavier Bichat (1771-1802)*, Thèse Doct. Méd., U.F.R. Médecine Besançon, 1974.

Guillotin, Napoléon et la variole

Si Napoléon était un fervent partisan de l'inoculation, il n'a jamais obligé personne à se faire vacciner, contrairement à l'idée reçue. Le 11 mai 1800, naît le Comité central de vaccine. Dès 1804, Napoléon fonde la Société pour l'extinction de la petite vérole par la propagation de la vaccine. Un comité est aussitôt formé regroupant 16 membres (Lemaire, 1992 et 2003). Cette institution a pour objectif de créer des antennes locales et de mettre en place des infrastructures de vaccination dans chaque département. Des rapports fréquents doivent être remis au ministère de l'Intérieur. Guillotin en est le président et Husson, le secrétaire. Les autres membres sont : Pinel, Corvisart, Thouret, Leroux, Hallé, Fourcroy, Berthollet, Chaptal, Delessert, Cuvier, Frochot, Lacépède et La Rochefoucault-Liancourt. Malgré de vrais soutiens, ce comité dispose de peu de subsides (Lemaire, 1992 et 2003). En 1809 pourtant, est publié un premier décret sur la vaccine. Une somme est allouée annuellement au comité afin qu'il organise la vaccination à l'échelle départementale, paie les vaccinateurs, le plus souvent des officiers de santé, achète la fourniture nécessaire et installe 25 sites de stockage et de conservation du vaccin. Pourtant, cette mesure s'oppose à la conviction religieuse du clergé et à l'administration des hospices de Paris (Lemaire, 1992 et 2003).

Dans l'armée, Desgenettes vaccine lui-même son fils en 1802. Napoléon fera à cette occasion, un véritable battage médiatique. En 1806, Coste et Percy rédige un rapport qui est transmis à l'ensemble des états-majors. Aucune disposition n'ayant été véritablement prise, la démarche reste sans suite. Au début de l'année 1807, 2 066 soldats ont été vaccinés. Parmi eux, 755 seulement connaissent un résultat satisfaisant. A l'abdication, ce

chiffre a triplé, mais au vu des effectifs de la Grande Armée, il demeure dérisoire (Lemaire, 1992 et 2003).
Suite à la vaccination du Roi de Rome, le 11 mai 1811, réalisée par Husson en présence de Napoléon, les préfets, s'appuyant sur la publicité de ce geste, obtiennent des résultats extrêmement probants. Ainsi, dans les cinq dernières années de l'Empire, un enfant sur deux est vacciné dans la moitié des départements français. Les résultats sont si bons que la maladie décroît sensiblement et descend à des chiffres très nettement inférieurs à ce qu'avait connu la France avant 1789 (Lemaire, 1992 et 2003).
A partir de 1799, Joseph Ignace Guillotin (1738-1814) milite pour une vaccination systématisée. En recherche perpétuelle, il préside le Comité central de vaccine à partir du 11 mai 1800 et obtient à cet effet le soutien du pape de l'époque, Pie VII, en 1804. Guillotin avait obtenu au préalable de Joséphine de Beauharnais, une entrevue avec Bonaparte le 23 octobre 1803, qu'il a tenté de convaincre du bienfait de la vaccination contre la petite vérole. Selon Gourdol ((b), 2010), *« Au mois de mai 1805, Guillotin reçoit le soutien de Parmentier, qui impose jusqu'en 1813, l'obligation de la vaccination contre la variole autant chez les civils que chez les soldats de la Grande Armée. Le docteur Larrey se montre très dévoué dans l'inoculation des soldats de l'Empereur. Napoléon fait vacciner son fils le roi de Rome le 11 mai 1811. »*
Nicolas Heurteloup (1750-1812), chirurgien en chef de la Grande Armée, a publié un mémoire sur l'inoculation de la vaccine à l'hôpital de Milan, en 1801 (Dupont, 1999).
Jean Noël Hallé (1754-1822) milite activement pour une médecine préventive. Il publie d'ailleurs en 1800, à l'Institut, un *Rapport sur la vaccine* qui constitue un état des lieux sur sa mise en fonction, suivi d'un second rapport en 1812 qui établit un constat sur son accomplissement sur le sol français (Sans auteur, 1823). En 1810, il est d'ailleurs appelé en Italie pour l'organiser dans les régions de Lucques et de Toscane (Cuvier, 1827).
A partir de 1802, Antoine Augustin Parmentier (1737-1813), Premier pharmacien de la Grande Armée, réalise, à son domicile, les premières expérimentations de vaccination. Il se bat dès lors pour que la vaccine soit inoculée aux plus démunis

et que des centres d'inoculation soient effectivement mis en place dans chaque département (Meylemans, 2010). De 1805 à 1813, Il contribue activement, avec les médecins Pinel et Guillotin, aux campagnes de vaccination contre la variole entreprise dès 1799, avec l'appui du général Bonaparte (Gourdol (a), 2010).
Sur la recommandation de Berthier également, Napoléon nomme Jean-François Coste (1741-1819), médecin en chef de la Grande Armée en 1803. Coste est de toutes les campagnes (Austerlitz (1805), Iéna (1806) et Eylau (1807)) et se dépense sans compter pour défendre ses vues. Au camp de Boulogne, il organise et contraint les soldats à la vaccination antivariolique, mais le fait avec une grande prudence, n'hésitant pas à insister avec fermeté sur des mesures d'hygiène à appliquer sur le terrain avec la plus grande rigueur. Ses conseils tombent en désuétude devant la misère des hôpitaux de fortune, des rationnements décrétés par l'administration et l'avancée des combats de plus en plus meurtriers (Lemaire, 1992, 1997 et 2003 ; Dupont, 1999).
Nicolas Deyeux (1745-1837), Premier pharmacien de l'Empereur, s'occupe activement du roi de Rome, le 31 mai 1811, ce dernier ayant été inoculé le 11 du même mois (Coquillard, 2009).
Edme Joachim Bourdois de la Motte (1754-1835), grand ami de Bonaparte et Premier médecin du Roi de Rome, a toujours manifesté le plus grand intérêt pour les essais de vaccination contre la variole. En 1818, il se fait admettre à une société nouvellement créée, la Société pour l'extinction de la petite vérole par la propagation de la vaccine et devient président du Comité central de vaccine. Il réussit même en 1831, à obtenir de son ami Talleyrand, devenu ambassadeur à Londres, quelques échantillons du vaccin dont la France manque cruellement (Coquillard, 2009).
Si Napoléon n'est pas devenu l'auteur de la loi rendant obligatoire la vaccination, par manque de temps, Guillotin en a été un précurseur et Bourdois de la Motte a, quant à lui, poursuivi son œuvre (Lemaire, 1992 et 2003).
Premier président du Comité central de vaccine, Guillotin est connu pour sa sinistre invention, mais qui était-il vraiment ?

Joseph Ignace Guillotin (1738-1814) commence ses études de médecine à Reims et les achève en 1768, à Paris. En 1770, il est docteur-régent. Il enseigne l'anatomie, la physiologie et la pathologie à la Faculté de médecine de Paris de 1778 à 1783. Il ouvre un cabinet à Paris qui prospère rapidement. Il publie en 1778, *Maladies des femmes*. En 1784, au côté de Franklin notamment, il siège à la commission royale d'étude du magnétisme animal initié par Mesmer, commission qui réfute le dit magnétisme. En 1785, il est médecin pour une année du comte de Provence. Le 15 mai 1789, il est élu dixième député du tiers aux Etats généraux qui se tiennent ce jour-là. Il signe le serment du Jeu de paume, le 20 juin 1789 (Dupont, 1999, Lemaire, 2003 ; Gourdol (b), 2010). Sa préoccupation première demeure tout de même la médecine. Il cherche à améliorer la profession médicale et à faire progresser une certaine conception de l'hygiène sur le territoire français. Il contribue à améliorer les moyens de lutte contre les épidémies. Terrifié par les tortures subies par les condamnés à mort, le 1er décembre 1789, il propose à l'Assemblée nationale une machine à décapiter les condamnés à mort, soucieux d'une mort rapide et sans souffrance. Le 21 janvier 1790, il est le seul médecin intégré au comité de mendicité et le 4 octobre, il préside au comité de salubrité. Le 3 juin 1791, l'Assemblée nationale accepte que tout condamné à mort doive avoir la tête tranchée. L'année 1791 voit le comité de salubrité entamer une réforme de la médecine en profondeur en instaurant une hiérarchie qui commence aux départements. Associé à Antoine Louis, Secrétaire perpétuel de l'Académie des sciences, Guillotin reprend les plans d'une machine qui existe déjà depuis 1632 et les perfectionne (Dupont, 1999, Lemaire, 2003 ; Gourdol (b), 2010). C'est Louis XVI lui-même qui signe le décret qui adopte l'usage de cette machine à décapiter, le 25 mars 1792. Pourtant, Guillotin reste étranger à la fabrication de celle-ci. Le 27 avril 1792, le voleur et l'assassin Pelletier est le premier à être rasé de près. Peu après, Guillotin rejoint l'armée du Nord et y officie en tant que chirurgien. Il est horrifié par l'utilisation qui est faite de sa machine et dépité qu'elle ait pris son nom, ce qu'il refuse même sur son lit de mort. Cinquante guillotines sur tout le territoire sont responsables de 19 000 morts à Paris et 42 000 en province pendant la Terreur, soit de juin 1793 à juillet 1794. En

novembre 1793, il est commissaire de la section de la fontaine de grenelle à Paris, chargé de l'approvisionnement et de l'habillement des troupes de l'armée du Nord. En juillet 1794, il est officier de santé au sein de l'armée du Nord et dirige avec Baudelocque, l'hôpital militaire établi dans l'abbaye Saint-Vaast d'Arras. Le 27 novembre 1794, Fourcroy réforme l'enseignement de la médecine. Se faisant, il reprend nombre des propositions de Guillotin qui se voient confirmées en réformes dans la loi du 10 mars 1803. Guillotin est un des fervents partisans de la restauration des trois écoles de santé proposées par Fourcroy. A partir de 1799, il milite pour une vaccination systématisée. En recherche perpétuelle, il préside le comité de vaccine à partir du 11 mai 1800.
Pendant l'Empire, il exerce comme praticien libéral. En 1804, il fonde l'Académie de médecine de Paris. Après le sacre de Napoléon, elle prend le nom d'Académie impériale de médecine. Cette institution apparaît d'ailleurs dans l'Almanach impérial de 1808. En 1810, elle prend le nom de Société académique de médecine. Portal en claque la porte et crée le Cercle médical en 1811. Ce dernier n'a de cesse de détruire la société fondée par Guillotin. La lutte se poursuit jusqu'en 1819. Devenu premier médecin de Louis XVIII, Portal parvient à décider le roi de la création d'une Académie royale de médecine. Jusqu'à sa mort, le 28 mars 1814, d'un anthrax à l'épaule gauche, Guillotin refuse que le nom de sa machine soit prononcé devant lui. Jusqu'au bout, il l'appelle : *« La tâche involontaire de ma vie* (Dupont, 1999, Lemaire, 2003 ; Gourdol (d), 2010). »

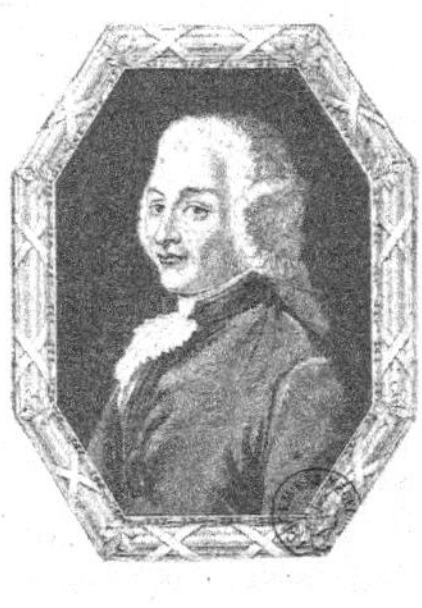

Joseph Ignace Guillotin (© Académie nationale de médecine).

Références bibliographiques :

Académie nationale de médecine, communication personnelle, Paris, 2012.

Coquillard Isabelle, « Personnalité des deux Empires : La longévité médicale du Docteur Edme Joachim Bourdois de la Mothe », in *Napoleonica*, 2009/3, n°6, pp. 146-170.

Cuvier Georges, *Recueil des éloges historiques lus dans les séances publiques de l'Institut royal de France*, F. G. Levrault (éd.), tome 3, Paris, 1827.

Dupont Michel, *Dictionnaire historique des médecins dans et hors de la Médecine*, Larousse (éd.), Paris, 1999.

Gourdol Jean-Yves (a), « Antoine-Augustin Parmentier (1737-1813), pharmacien des Armées, vulgarisateur de la pomme de terre », in *http://www.medarus.org*, 2010, pp. 1-4.

Gourdol Jean-Yves (b), « Joseph Ignace Guillotin (1738-1814), médecin, humaniste et homme politique français », in *http://www.medarus.org*, 2010, pp. 1-12.

Lemaire Jean-François, *Napoléon et la médecine*, François Bourin (éd.), Paris, 1992.

Lemaire Jean-François, *Coste, Premier médecin des armées de Napoléon*, Stock (éd.), Paris, 1997.

Lemaire Jean-François, *La médecine napoléonienne*, Nouveau Monde/Fondation Napoléon (éd.), Paris, 2003.

Meylemans R., « Les grands noms de l'Empire », in *Ambulance 1809 de la Garde impériale*, http://ambulance1809-gardeimperiale.ibelgique.com, 2010, pp. 1-22.

Sans auteur, *Catalogue des livres de la bibliothèque de feu M. Jean Noël Hallé*, De Bure frères Librairie, Paris, 1823.

L'Empire, les grandes expéditions maritimes, le scorbut et les dents

Voici une histoire du scorbut non exhaustive ou comment, par la découverte de James Lind, l'Angleterre s'est-elle assurée, entre autres raisons, une hégémonie maritime durant toutes les guerres navales d'Empire.

D'après Lutton (2007), *« au XVIIIème siècle, les marins n'étaient appelés qu'en période de guerre. Au cours de ce siècle, les guerres ont été nombreuses: guerre de succession d'Espagne (1701-1713), guerre de succession d'Autriche (1740-1748), guerre de Sept Ans (1756-1763), ou encore la guerre d'Indépendance américaine (1778-1783). Sur mer, l'ennemi principal était l'Angleterre. La France lui disputait fréquemment le commerce des colonies du Canada, de la Louisiane, des Antilles, des Indes. Malgré ces conflits incessants, la principale cause de mortalité n'était pas le combat avec l'ennemi, mais bien les maladies et sans doute les conséquences de blessures mal soignées s'infectant rapidement. En temps de paix, on comptait une moyenne de trente pour cent de morts par année de voyage sous les tropiques. »*

« Les conditions de vie à bord étaient propices aux maladies : humidité, saleté, vaisseaux surpeuplés, infestés de vermine, conditions malsaines, fatigue de l'équipage, mauvaise alimentation, alcoolisme... Les épidémies y étaient fréquentes. Une des plus redoutables maladies qui a décimé de nombreux équipages était causée non pas par ce qui se trouvait dans la nourriture, mais par ce qu'elle ne contenait pas. Le scorbut ou avitaminose C, provoquée par un manque de vitamine C, était une importante cause de mortalité chez les marins (Lutton, 2007). »

Le scorbut débute au niveau des gencives par une tuméfaction violacée des languettes gingivales, alors que le fond de la muqueuse est rose pâle. Puis, les languettes deviennent hypertrophiques, décollées, fongueuses (= spongieuses), saignant au moindre contact, empêchant l'alimentation, accompagnée d'une salivation abondante, sanieuse (= purulente), fétide et de douleurs assez vives. Cette hypertrophie augmente, engainant les dents d'un tissu fongueux, violacé. Au palais, apparaît un bourrelet oedémateux, ecchymotique, en arrière des incisives et canines, tandis que sur la muqueuse palatine et vélaire, on voit des suffusions sanguines en placard, ou sous forme de pigments purpuriques. Puis, au niveau du rebord gingival, surviennent des ulcérations à fond grisâtre, nécrotique et parfois, hémorragique, qui s'étendent sur la muqueuse voisine et dénudent l'os alvéolaire. Les dents s'ébranlent peu à peu et tombent. Les douleurs sont intenses, les hémorragies et la salivation abondantes, l'haleine fétide. De nombreuses infections buccales ont évolué très souvent vers des abcès juxta-dentaires et des phlegmons péri-maxillaires. Le malade très amaigri, anémié, atteint d'hémorragies cutanées sous forme de purpura, meurt dans l'adynamie avec des troubles rénaux et cardiaques (Riaud, 2007).

Pythéas

Navigateur originaire de l'antique Marseille, il effectue vers 340 - 325 av. J.C., un voyage dans les mers du nord de l'Europe et serait le premier explorateur à avoir décrit les phénomènes polaires et les tribus celtes de Grande-Bretagne, ainsi que les tribus germaniques des rives de la mer du nord et peut-être même de la mer Baltique. Après deux ans de voyage, *« les compagnons de Pythéas ont pris quelques rides : ... édentés pour la plupart, des marins aux gencives pourries, ...* (Poivre d'Arvor, 2003) *»*

Philippe II Auguste (1165-1223)

En 1190, Philippe Auguste embarque avec Richard Cœur de Lion (1157-1199) pour la troisième croisade. Lors du transport vers la Terre sainte, les deux rois présentent en même temps tous les symptômes du scorbut. Progressivement, le Français se rétablit (fameuse arnaldia). Cela n'est pas mentionné pour l'Anglais (Delaborde, 1882).

Saint Louis (1214/1215-1270)

Lors de la septième croisade, après la conquête de Damiette, le 8 juin 1249, au siège de Mansourah, le roi, ainsi que ses troupes, sont atteints de scorbut. Ils n'en savent rien, mais, à l'approche de Damiette, les choses s'aggravent. « *Nous ne mangions nuls poissons dans le camp pendant tout le carême, excepté des bourbettes ; et les bourbettes mangeaient les gens morts, parce que ce sont des poissons gloutons. Et à cause de ce malheur, et à cause de la malignité du pays, où il ne tombe jamais une goutte d'eau, nous vint la maladie de l'armée, qui était telle, que la chair de nos jambes séchait toute, et la peau de nos jambes devenait tachetée de noir et de couleur de terre, ainsi qu'une vieille botte ; et à nous qui avions telle maladie, il venait de la chair pourrie aux gencives ; ce dont chacun était horriblement puant de la bouche. A la fin, guère ne furent épargnés par cette maladie* (Joinville, 2006)... » Et cela ne fait que commencer. « *La maladie commença à empirer dans le camp de telle manière, qu'il venait tant de chair morte aux gencives de nos gens, qu'il fallait que les barbiers ôtassent la chair morte, pour leur donner moyen de mâcher les aliments et d'avaler. C'était grande pitié d'ouïr geindre dans le camp les gens auxquels on coupait la chair morte ; car ils criaient tout ainsi que femmes qui sont en train d'accoucher* (Joinville, 2006). »

Vasco de Gama (v. 1469-1524)

Pendant son voyage vers les Indes en 1497-1498, Antão-Vas de Camões, compagnon de Vasco de Gama et parent du célèbre poète portugais du XVIème siècle, relate : « *leurs gencives se gonflaient, étaient déformées, la chair pourrissait à mesure qu'elle croissait. Elle pourrissait en dégageant une odeur si fétide et si affreuse que l'air en était empuanti. Nous n'avions pas d'habiles chirurgiens, ni de médecins adroits, mais sans praticien instruit il fallait bien cependant tailler et couper la chaire déjà putréfiée, car quiconque l'avait ne tardait pas à mourir...* ». Cette année-là, 100 hommes d'équipage sur 160 périrent du seul fait du scorbut (Bevillon, 1992 ; Lutton, 2007).

Poivre d'Arvor (2003) précise : *« Début 1498, tous les membres de l'équipage ont perdu du poids, (...), ils sont blêmes, leurs gencives gonflent, ulcérées, noires comme le charbon, leurs dents se déchaussent. Au début, on compte celles qui tombent, puis celles qui restent. Bientôt, ces bouches édentées se taisent, effarées. Elles ne peuvent plus croquer la chair des noix de coco... Le scorbut ne les quittera plus désormais... Leur haleine est infecte, celle de la chair qui se décompose. »* Au 20 mai, ils sont en vue de Calicut, aux Indes. Paulo de Gama, le frère de l'explorateur, est mourant. Il est couvert de plaques noires. Il a perdu ses dernières dents au passage du cap Bonne-Espérance. L'apport de nourriture fraîche, dont des oranges, semble le revigorer. Malgré tout, devant les îles du Cap-Vert, il s'effondre dans les bras de Vasco (Poivre d'Arvor, 2003).

Jacques Cartier (1491-1557)
Le 3 mai 1536, lors de son deuxième voyage, Jacques Cartier quitte le Canada. Au cours de son séjour, il a vu son équipage décimé par une épidémie de scorbut. Son expédition aurait été compromise si les Indiens ne leur avaient pas procuré un remède : une potion à base de cèdre blanc. D'après Lamendin (2007), Jacques Cartier aurait appris, des Indiens, la valeur antiscorbutique des extraits d'aiguille de pin (Lamendin, 2007).

Autres explorateurs
En 1593, Sir Richard Hawkins (1562-1622), un navigateur anglais, démontre que le citron est très efficace contre le scorbut, ce qui a été confirmé en 1601, par son éradication pour la première fois dans un voyage intercontinental Angleterre-Indes et aussi par l'amiral suédois Henrik Fleming en 1628. De 1740 à 1744, la circumnavigation de l'amiral George Anson (1697-1762) qui, face à la perte de 1 812 hommes sur les 2 000 ayant embarqué avec lui, a noté l'importance d'utiliser des agrumes dans la prévention de cette maladie et a ainsi contribué à sa guérison (Bown, 2003).
Il est important de signaler que l'équipage de Christophe Colomb (1451-1506) a subi également les assauts du scorbut. Le Gênois aurait abandonné sur une île des Caraïbes, plusieurs marins atteints du scorbut qui auraient survécu en consommant du citron sur l'île de Curaçao (*« Guérison »* en portugais, nom

donné à cette île par ceux qui les ont repêchés (Poivre d'Arvor, 2003)). Bougainville (1729-1811) entame en 1766, un tour du monde. Dans son journal, il écrit : *« La pluie fut continuelle, aussi le scorbut...* (Poivre d'Arvor, 2003) *»* Egalement touchées par cette maladie, citons les expéditions de Fernand de Magellan (1480-1521) par le Détroit de Magellan de 1519 à 1522, et celle de Francis Drake (1542-1596) par le Cap Horn de 1577 à 1580.

Vitus Béring (1681-1741)
Cet explorateur danois au service de la marine russe, dont l'exactitude du travail cartographique a été prouvée par James Cook, a donné son nom au détroit de Béring, à la mer de Béring, à l'île de Béring et au pont de glace du détroit de Béring. Lors de sa première expédition, en 1728, il remonte au nord jusqu'à ne plus trouver terre et démontre ainsi en empruntant « son » détroit que les continents américains et eurasiens sont séparés par de l'eau. Il ne voit pas le continent américain, ce qui lui est reproché à son retour. Pendant son voyage qui dure trois ans, son équipage est décimé par le scorbut. Il décède en 1741. Son corps et celui de cinq de ses marins ont été exhumés en 1991. Ramenés à Moscou, des médecins ont procédé à la reconstitution crânio-faciale du visage de Béring. De même, ils ont pu affirmer que ses dents ne portaient aucune trace de scorbut, montrant ainsi qu'il était mort d'une autre maladie (http://fr.wikipedia.org, 2009)

James Cook (1728-1779)
Le capitaine James Cook, célèbre navigateur anglais, faisait distribuer de la choucroute deux à trois fois par semaine à ses équipages qui ont bénéficié d'une santé parfaite sans jamais souffrir du scorbut pendant les trois années et dix-sept jours que la navigation a duré. Dans ses expéditions en Australie, Cook a découvert des vertus antiscorbutiques similaires au pourpier, ancienne herbe à salade (Lamendin, 2007). Dans sa première expédition (1768-1771) consacrée à l'exploration de l'Océan Pacifique Sud, au mois d'août 1770, aucun de ses marins n'est décédé du scorbut. Cook avait introduit le chou et le citron dans l'alimentation de l'équipage. Ainsi, le succès des trois expéditions du capitaine Cook tient davantage aux mesures

sanitaires qu'il a employées qu'à ses « remèdes ». Cook faisait en effet régner au sein de ses équipages des règles strictes d'hygiène et multipliait les escales afin de s'approvisionner en vivres fraîches (Magré, 1995 ; Lutton, 2007). Pour avoir réussi à préserver la santé de son équipage, Cook a reçu la médaille Copley en 1776, médaille scientifique délivrée par la Royal Society de Londres.

Jean-François Galaup (1741-1788 (?)), comte de La Pérouse
La Pérouse était très soucieux de la santé de ses hommes. En 1773, en mission pour un an dans l'océan Indien, il est parvenu à ne pas perdre un seul homme pour cause de maladie. Partout où il a pu faire escale, il a nourri son équipage de fruits et de viandes fraîches. A bord, il a réussi à obtenir une propreté méticuleuse. En 1782, son expédition de la baie d'Hudson, si elle est couronnée de succès par la prise de deux forts britanniques, se révèle un désastre, puisque, sur les 536 marins de son équipage, 400 sont revenus malades et 70 sont décédés du scorbut, la « peste de la mer ». En 1785, à la veille de son départ pour la mission qui lui est confiée par Louis XVI, il prend soin de remplir les cales de ses deux navires d'aliments réputés pour leurs propriétés antiscorbutiques : malt, oignons et choucroute (Paressant, 1995 ; Lutton, 2007). S'inspirant des recommandations de Cook, La Pérouse décide de concentrer toute son attention sur le malt et la choucroute, notamment. Aussi, n'y a-t-il pas le moindre citron, ni la moindre orange au fond des cales de la petite escadre au départ de Brest. Plus tard, il a su appliquer les mesures sanitaires de son prédécesseur et les imposer à son équipage (Lutton, 2007). *« ... mais les vivres frais soit végétaux, soit animaux, guérissent si radicalement que nos équipages nourris pendant un mois de cochons traiter aux issles des navigateurs sont arrivés à la baye botanique mieux portants qua leur départ de France, quoiqu'ils n'eussent abordé a terre que pendant 24h... Et je considère que le malt de bière, la bière de Prusse, le vin, la choucroute ne sont antiscorbutiques, que parce que les substances, liquides ou solides s'altèrent très peu et constituent un aliment propre à l'homme ; elles ne sont cependant pas suffisantes pour guérir le scorbut, mais bien pour le retarder, et sous ce point de vue on sauroit trop en recommander usage et je regarde comme des*

subtilités en médecine, les airs fixes des docteurs anglais et français : on en avaleroit a pleines bouteilles qu'il ne fairoit pas autant de biens aux marins que de bonnes tranches de rosbif, des tortues, du poisson, des fruits ou des herbes (La Pérouse, 1788). »

Pourtant, dans sa dernière lettre écrite pour sa femme Eléonore, le 7 février 1788, La Pérouse signale : *« Tu me prendras à mon retour pour un vieillard de cent ans ! Je n'ai ni dents ni cheveux... »* Atteint de scorbut, il avait perdu toutes ses dents (Lamendin & al., 2006 ; Launet, 2008 et Gasse, sans date).

James Lind (1716-1794)

Quant à James Lind, médecin écossais et pionnier de l'hygiène dans la marine royale britannique, il a mené ce qui est considéré aujourd'hui comme un des premiers tests scientifiques. Embarqué à bord du Salisbury, le 20 mai 1747, ayant divisé un groupe de 12 marins atteints du scorbut en six groupes de deux, il administre à chacun, différentes substances : du cidre, de l'élixir de vitriol, du vinaigre, une concoction d'herbes et d'épices (laxative), de l'eau de mer et des oranges, et des citrons. Seul le dernier groupe ayant consommé des agrumes a rapidement guéri du scorbut, les stigmates de la maladie ayant disparu de la peau et des gencives en quelques jours. Il publie ses résultats en 1753 (Lind, 1756). Mais, ce n'est qu'à partir de 1795, que la Navy suit les recommandations du médecin écossais en faisant distribuer du jus de citron vert sur tous les vaisseaux britanniques (Lind, 1780).

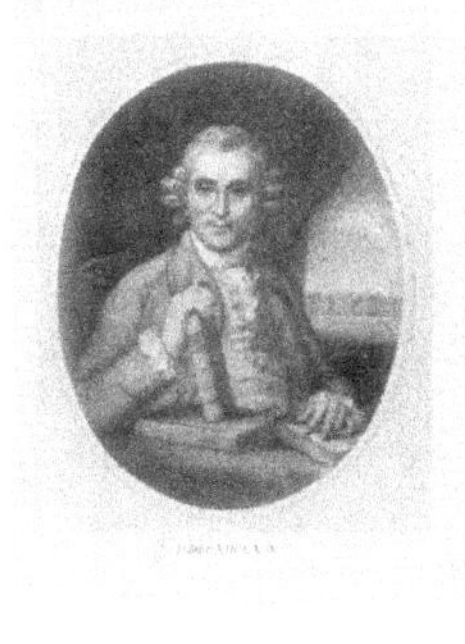

James Lind (1716-1794), (© BIUS).

L'Empire et le scorbut

Cette pathologie est retrouvée notamment chez les soldats des corps expéditionnaires de Bonaparte en Egypte de 1798 à 1801 (Aubry, 2001). Marchioni (2003) relate notamment que Larrey a dû faire face à une épidémie de scorbut lors du siège d'Alexandrie par les Anglais et qu'il est venu à bout de tous les symptômes en imposant des mesures d'hygiène extrêmement sévères. Au cours de l'épopée napoléonienne, les soldats qui marchent, qui avancent et se battent sont prioritaires. Dans les campagnes d'Europe, depuis 1805 jusqu'à 1810, un autre problème fait irruption : l'absence d'approvisionnement qui, s'il était sommaire jusqu'alors, devient franchement inexistant. Des épidémies de scorbut frappent un peu partout. Souvent associée à d'autres consécutives à la dénutrition, au manque d'hygiène rencontré au cours des grandes campagnes, cette pathologie a trouvé son apogée au cours de la campagne de Russie. De Kerckhove (1836) mentionne à plusieurs reprises sa confrontation avec cette maladie au cours de cette campagne, puis de celle d'Allemagne en 1813.

L'absorption de fruits frais, en particulier des agrumes, si elle est systématique dans la marine britannique depuis 1795, n'a été que très sporadique dans les armées françaises, pendant les guerres d'Empire. Les marins anglais bien nourris, en bonne santé ont combattu des hommes souvent malades, carencés en vitamine C avec les symptômes précédemment décrits et l'affaiblissement qui en a découlé. Au long terme, la victoire de la Royal Navy était inéluctable, faute de combattants en bonne santé[3].

Références bibliographiques :

Archives nationales, fonds marine, 3JJ 389 f°165 et 3JJ 389 f°166. Lettre de La Pérouse à Fleurieu, Botany Bay, 7 février 1788.

Aubry P. « Le scorbut, une maladie des marins du XVème au XVIIIème siècle, toujours d'actualité », in *Med. Trop.*, 2001 ; 61 : 478-480.

Bevillon E, *Jacques cartier, le scorbut et la bière de sapinette*, Thèse Doct. Pharm., Nantes, 1992.

Bibliothèque interuniversitaire de Santé, communication personnelle, Paris, 2011.

[3] Cet argument est avancé bien évidemment, sans aucune volonté de faire des conclusions qui seraient perçues comme trop hâtives.

Bown Stephen, *Scurvy*, Thomas Allen Publisher, Toronto, 2003.
De Kerckhove J. R. L., *Histoire des maladies observées à la Grande Armée française pendant les campagnes de Russie de 1812 et d'Allemagne de 1813*, Imp. T.-J. Janssens, Anvers, 1836.
Delaborde Henri-François, *Œuvres de Rigord et de Guillaume le Breton, historiens de Philippe Auguste*, Paris, Renouard, Société de l'Histoire de France, 1882, n° 1, p. 97, et n. 3, p. 116.
Gasse Michel, « La Pérouse et Selkirk », in *http://www.notrefamille.com*, Sans date, p. 1.
http://fr.wikipedia.org, *Vitus Béring*, 2009, pp. 1-3.
Lamendin Henri, Emptoz François & Devars François, *Dictons, propos, slogans bucco-dentaires, d'hier et d'aujourd'hui*, Musée dentaire – Faculté Odontologie, Lyon, 2006.
Lamendin Henri, *Soignez votre bouche par les plantes*, L'Harmattan (éd.), Collection Médecine à travers les siècles, Paris, 2007.
Launet Edouard, « La Pérouse jette l'ancre au Palais de Chaillot », in *Libération*, 01/04/2008, http://www.ambafrance-fj.org, p. 1.
Lind James, *Traité sur le scorbut*, Ganeau (éd.), Paris, 1756.
Lind James, *Mémoires sur les fièvres et sur la contagion lus à la Société de Médecine d'Edimbourg*, Jean-François Picot (éd.), Montpellier, 1780.
Lutton Coranie, *Sur les traces de La Pérouse au large de Vanikoro : apport de l'odontologie légale aux fouilles archéologiques*, Thèse Doct. Chir. Dent., Nantes, 2007.
Magré Jean-François, *Apparition des chirurgiens dentistes dans la marine et la pharmacopée de leur temps, XVII-XIXème siècles*, Thèse Doct. Chir. Dent., Nantes, 1995.
Marchioni J., *Place à Monsieur Larrey, chirurgien de la Garde impériale*, Actes Sud (éd.), Arles, 2003.
Paressant Philippe, *Dans les coffres de mer de Monsieur de La Pérouse*, Thèse Doct. Pharm., Nantes, 1995.
Poivre d'Arvor Patrick & Olivier, *Coureurs des mers - Les découvreurs*, Place des Victoires (éd.), Paris, 2003.
Riaud Xavier, *Etude de la pratique odontologique et de ses déviances dans les camps de l'Allemagne nazie*, Thèse Doct. Epistémologie, Hist. Sciences et Techniques, Nantes, 2007.
Sire de Joinville, *Histoire de Saint Louis écrite par son compagnon d'armes*, Jean de Bonnot (éd.), Paris, 2006 (tiré du *Livre des saintes paroles et des bons faiz nostre roy saint Looys* par Jehans de Joinville écrit aux alentours de 1308).

La douloureuse question des émoluments des médecins napoléoniens

Selon Lemaire (1992 & 2003), *« Pour Napoléon, lorsqu'un chevalier de la Légion d'honneur brigue le titre de chevalier de l'Empire, il doit justifier de 3 000 F par an de revenus. En effet, ainsi, la distinction remise à l'impétrant est méritée et ne se verra pas galvaudée un jour. Un électeur, de même un baron d'Empire, doit recevoir 4 000 F de salaire imposables par an. Pour entrer au Conseil d'Etat, c'est de 6 000 F dont il s'agit. (...) Pour donner quelques repères, un colonel, un sous-préfet ou encore les chambellans au bas de l'échelle perçoivent la modique somme de 6 000 F par an. Un général, un archevêque ou un inspecteur des ponts et chaussées, quant à eux, se voient attribuer une solde de 10 à 12 000 F par an. Sous le règne de Napoléon, un homme riche est un homme qui est rétribué à cette dernière hauteur. »*

Ainsi, Jean Nicolas Corvisart, premier médecin de l'Empereur, reçoit 50 000 F par an pour son exercice auxquels il faut ajouter 10 000 F de dotation en tant que baron de l'Empire, 30 000 F au service de Napoléon, 3 000 F en tant que professeur de la Faculté de médecine de Paris (Lemaire, 1992 & 2003). De son côté, Alexis Boyer, premier chirurgien de l'Empereur, gagne 40 000 F par an pour son exercice auxquels il convient d'ajouter 15 000 F au service de l'Empereur, 3 000 en tant que professeur de la Faculté de médecine de Paris et 2 000 en tant que chef de service à La Charité. En 1812, il perçoit une prime de 80 000 F pour la seule opération de Suchet (Lemaire, 1992 & 2003). Antoine Dubois, médecin consultant de la Cour impériale, quant à lui, perçoit 3 000 F par an et 100 000 F de prime pour l'accouchement de Marie-Louise dont 15 000 pour sa seule intervention. Devenu baron de l'Empire, il a une rente de 4 000

F par an qui passe vite à 9 000 (Ganière, 1988). Jean Joseph Dubois-Foucou, dentiste de l'Empereur, obtient un salaire de 600 F par an au service de Napoléon (Rousseau (a) & (b), sans date). Enfin, Antoine François Fourcroy se voit attribuer, par l'Empereur, une rente annuelle de 10 000 F avant sa mort (Feltgen, 1994).

A Sainte-Hélène, Napoléon affirme que Corvisart prenait un napoléon à ses malades à chaque visite, ce qui fait 20 F par visite, soit approximativement 200 F par jour (De Las Cases, 1999). Pour rappel, un napoléon est une pièce d'or française de 20 francs contenant 5,80644 grammes d'or pur, créée le 28 mars 1803 par le Premier consul Bonaparte (http://fr.wikipedia.org, 2010).

Selon Lemaire (1992 & 2003), *« Portal, en 1809, lui demande 12 F par visite. Il reçoit en 1789, la somme de 43 000 F et en 1809, 30 000 F de revenus. Broussais lui demande 5 F par visite, à son apogée, en 1812. Laënnec, quant à lui, reçoit la somme de 3 000 F comme médecin de l'oncle de Napoléon, le cardinal Fesch et voit ses honoraires en constante progression de 1807 à 1813, puisqu'ils passent de 2 400 F à 11 000 F. Dupuytren se déplace à Bruxelles en 1809, pour opérer une lésion bénigne au pied du marquis de la Tour du Pin. Il y demeure deux jours et dort là-bas. Pour son opération chirurgicale, il demande 20 000 F d'émoluments, le paiement de la chaise de poste, 2 000 F pour son assistant et un cadeau pour sa femme. »*

Ceci pour les médecins de la capitale.

En campagne, les choses sont bien différentes. Selon Lemaire (1992 & 2003), *« dans la Somme, en 1809, Renou, officier de santé, perçoit 50 centimes par visite de jour et 1 F de nuit jusqu'à 6 heures du matin. « Pour avoir ôté une dent », il demande 60 centimes, 75 pour une saignée et 12 F pour un accouchement. Un autre, Lemaire dans l'Aisne, la même année, demande le même prix pour une saignée, 35 centimes pour une visite de jour et 6 F pour un accouchement. Pour lui, les extractions dentaires ont un coût plus important : 1 F à 1,50 F. Cette majoration, est-elle liée à la complexité de l'acte ? A cela, il faut comptabiliser une indemnité kilométrique qui serait estimée à 50 centimes par kilomètre, le rayon d'action du médecin s'évaluant en dizaines de kilomètres.* »

Selon Lemaire toujours (1992 & 2003), « *en ville, quand des impayés surviennent, la première attitude de choix est la patience. Attendre le décès du patient pour réclamer les honoraires aux héritiers. Larrey, pour des soins chirurgicaux délivrés à l'ambassadeur de Perse, ira les réclamer au ministère des Relations extérieures en 1808. Sans succès. Corvisart lui-même a été concerné par ce manquement. (...) Pour des impayés, les petites sommes sont généralement perdues. Le juge de paix n'est requérable que pour un montant allant jusqu'à 200 F. Au-dessus, c'est le tribunal de première instance qui légifère jusqu'à 1 500 F. Pour des petites sommes, aucun expert n'est sollicité, mais pour des montants élevés, le patient peut contester la légitimité des soins et c'est au praticien d'en prouver la nécessité.* »

Selon le même auteur (1992 & 2003), « *en campagne, les choses sont là encore différentes. Le médecin est un notable et il n'y a pas forcément d'autre médecin à des kilomètres à la ronde. Aussi, les paysans sont-ils très à cheval sur le règlement de ce qu'ils doivent au praticien. Mais, quelquefois, le paiement est en nature : des œufs, des volailles, etc. Cela peut aller jusqu'à des heures de travail au service du médecin : réfection de locaux, entretien de jardin, etc.* »

Références bibliographiques :

De Las Cases Emmanuel, *Mémorial de Sainte-Hélène*, Le Grand Livre du Mois (éd.), 4 tomes, Paris, 1999, réédition de la première version de 1822.

Feltgen, « Antoine François de Fourcroy », in *CHU – Hôpitaux de Rouen*, séance du 16 mars 1994, www3.chu-rouen.fr, pp. 1-15.

Ganière Paul, « Dubois Antoine (1756-1837), médecin », in *Revue du Souvenir napoléonien*, décembre 1988 ; 362 : 51-52.

http://fr.wikipedia.org, *Napoléon (monnaie)*, 2010, pp. 1-3.

Lemaire Jean-François, *Napoléon et la médecine*, François Bourin (éd.), Paris, 1992.

Lemaire Jean-François, *La médecine napoléonienne*, Nouveau Monde/Fondation Napoléon (éd.), Paris, 2003.

Rousseau Claude (a), « Histoire de l'aménagement opératoire du cabinet dentaire – Le coffret d'instruments de chirurgie dentaire de Napoléon, l'énigme de son testament », in *Actes de la Société française d'histoire de l'art dentaire*, sans date, pp. 1-5.

Rousseau Claude (b), « Histoire de l'aménagement opératoire du cabinet dentaire – L'énigme posée par l'attribution à Louis XVIII ou à Charles X d'un « nécessaire à dents » de Pierre-François Grangeret », in *Actes de la Société française d'histoire de l'art dentaire*, sans date, pp. 1-7.

Les chirurgiens proches de la famille impériale

Alexis Boyer (1757-1833), premier chirurgien de Napoléon Ier

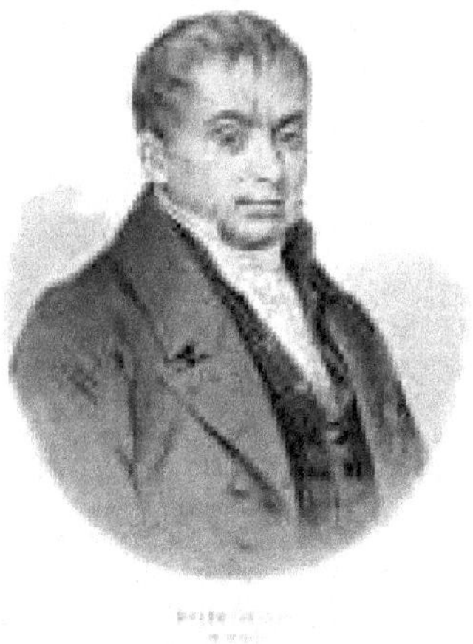

Alexis Boyer (Corlieu, 1896, © BIUS).

Alexis Boyer est né à Uzerche, le 1er mars 1757. De famille modeste, il entre dans une petite école où il ne lui est enseigné que la lecture et l'écriture. Plus tard, il entre en tant que clerc dans l'étude du notaire local, M. Mondat. Proche de l'étude, réside un chirurgien-barbier où le jeune Alexis, fasciné, se rend aussitôt qu'il le peut. Dans les clients de l'échoppe, il y a un maître en chirurgie du nom de Cruvelhier. Etonné par sa dextérité, le praticien convie le jeune homme à l'accompagner dans ses visites. Au cours de celles-ci, il le laisse effectuer quelques actes de petite chirurgie. Convaincu qu'il doit monter à Paris pour entamer des études médicales, il met de l'argent de côté pendant toute une année (Dubois, 1853). En 1774, il a dix-sept ans et il monte dans la capitale. Là, il rencontre un étudiant en médecine qui le fait entrer chez un barbier en tant que premier garçon. Doué de qualités de cœur et de principes incontestables, il s'attelle à la tâche. Intelligent, honnête, droit, robuste et avec une mémoire fabuleuse, sage et patient, ordonné et méthodique, tenace, il sait qu'il faut beaucoup de travail et de temps avant qu'il n'atteigne ses objectifs. Tout son temps libre, il assiste à des dissections, la boutique du barbier étant voisine des amphithéâtres d'anatomie (Goudeaux, 1904). Au début auditeur libre, il écoute assidûment, observe et apprend sans rien dire. Ne pouvant rivaliser de moyens, il constate que de nombreux étudiants sont disputés parce qu'ils laissent leurs instruments sales après les démonstrations. Aussi, décide-t-il, après leur départ, de les laver et de les aiguiser. Reconnaissants, les étudiants l'intègre et le font participer à leurs dissections. Mais, bien vite, il brille par son habileté et devient démonstrateur. Il donne des cours d'anatomie moyennant rétribution. Il subsiste difficilement, mais subsiste tout de même. Après cinq années d'études dans des conditions précaires, il obtient en 1781, la médaille d'or de l'Ecole pratique du collège de chirurgie. En 1782, il est élève dans l'hôpital de la Charité. Il y suit les cours et fait des pansements. Le 9 juillet 1787, il remporte le poste de chirurgien gagnant, maîtrise pour lequel il postule depuis le 25 juin, un poste s'étant libéré. Un service lui est alors confié. Il a trente ans (Dubois, 1853 ; Dupont, 1999). Androutsos ((a), 2003) dit qu'il est placé sous l'autorité de Raphaël-Bienvenu Sabatier alors que Dubois (1853) affirme que Sabatier est le grand rival de Boyer pour ce concours.

En 1789, patriote convaincu, il participe, aux côtés des étudiants du collège de médecine, à la prise de la Bastille. En 1792, après délibération de l'Assemblée, Boyer devient chirurgien en second de la Charité. Il y officie pendant trente-deux ans jusqu'à la mort de son patron, M. Deschamps. Très vite, à sa demande, avec l'autorisation de la commission administrative des hospices, il peut donner des cours de clinique chirurgicale à la Charité. En 1795, Boyer est professeur de médecine opératoire à l'Ecole de santé de Paris. Très vite, lui est confiée la chaire de clinique externe. Après avoir enseigné l'anatomie, il inculque ses connaissances de chirurgie aux étudiants. De plus, cette année-là, il rejoint l'école d'anatomie de Desault de

l'Hôtel-Dieu, en tant que médecin tout d'abord, puis professeur adjoint (Dubois, 1853 ; Androutsos (a), 2003).
C'est au contact de cet éminent médecin que Boyer comprend toute l'impérative nécessité d'aborder l'anatomie avec rigueur et méthodologie. En 1797, il fait paraître le premier des quatre tomes de son *Traité complet d'anatomie, description de toutes les parties du corps humain*, dont la publication s'échelonne de 1797 à 1805. Cet ouvrage est réédité à quatre reprises (http://fr.wikipedia.org, 2010).
Avec le départ d'Antoine Dubois en Egypte, en 1798, il devient incontournable dans son domaine, ses maîtres étant prématurément décédés. Ainsi, enseigne-t-il tous les jours, quatre disciplines (anatomie, médecine opératoire, pathologie externe et clinique chirurgicale). Son cours de pathologie externe dure quinze ans et est le plus suivi. Bientôt, une formalité s'impose. Il doit soutenir sa thèse de doctorat et c'est une véritable leçon qu'il donne à son jury (Dubois, 1853).
En 1804, il est nommé membre du service de chirurgie de l'Hôtel-Dieu, puis professeur de chirurgie à l'Ecole de santé. Il succède à Desault, à la tête de la chaire de clinique chirurgicale.
En 1805, Corvisart le recommande à Napoléon pour le poste de premier chirurgien de l'Empereur. En effet, convaincu qu'il n'a aucun ascendant sur Dubois, son rival et néanmoins ami, Corvisart lui concède qu'il n'est pas choisi parce que le *« médecin préféré de l'Empereur »* souhaite conserver seul, son pouvoir et ne prendre aucun risque à cet effet (Ganière, 1988 & Riaud, 2010). Il préfère donc promouvoir à ce poste, Boyer qu'il estime beaucoup plus facile à contrôler.
Intègre et travailleur, Napoléon l'apprécie aussitôt et n'oublie pas de le combler d'honneurs. En 1806 et en 1807, il est aux côtés de son impérial patient pendant la campagne de Prusse. Quelques temps après, ce dernier le missionne en Espagne pour y opérer le maréchal Suchet. A son retour, Napoléon l'autorise à rejoindre la Charité pour y continuer à délivrer son enseignement (Dubois, 1853).
Chaque jour, il se lève à 5h00 le matin en été et à 6h00 en hiver. Une heure après, il est à l'hôpital où il visite ses malades, puis donne des cours de clinique externe au chevet de ses patients. De 9h00 à 10h00, il rentre chez lui, se fait coiffer, s'habille et donne ses consultations jusqu'à 12h00. Après un repas copieux,

à 13h00, il part à l'Ecole de santé, sinon, il consulte en ville. Vers 18h00, il mange et à 19h00, il commence à réfléchir à son ouvrage qu'il écrit et aussi dicte. Il se couche à 22h30 tous les jours. Fumeur de pipe, il agrémente ses pensées de quelques verres de bière.

Boyer est un chirurgien réfléchi, adroit, sûr et habile, respectant les règles établies, les principes indispensables de sa discipline, d'un sang-froid indéniable. Il n'innove pas. Sans avoir inventé de méthode, il en modifie d'autres essentielles comme l'incision pour une fistule annale, l'emploi des injections pour un hydrocèle et l'extension continuelle en cas de fractures. Son diagnostic est juste, en particulier lorsqu'il faut déterminer la nécessité, ou non, d'une opération. Le malade et sa guérison sont sa priorité. Il ne prend pas de risque inutile. Ses méthodes et le matériel qu'il emploie sont simplifiés à l'extrême. Entre sa visite aux malades et son entrée dans l'amphithéâtre, il se plaît à s'asseoir sur une table en chêne, entouré de quelques élèves, et se laisse aller au plaisir de discourir avec un talent d'orateur insoupçonné et une verve intarissable (Dubois, 1853).

Après avoir été fait membre de la Légion d'honneur, Boyer est fait baron de l'Empire en 1810 (Boyer, 1810).

En 1811, il commence l'écriture de son *Traité des maladies chirurgicales et des opérations qui leur conviennent*. En 1814, cinq volumes sont publiés. La parution des six autres se poursuit jusqu'en 1826. Cette œuvre fondamentale est ce qu'il y a de mieux pour l'époque dans le domaine de la chirurgie. Boyer y recueille toute son expérience et tout son savoir acquis au cours de ses nombreuses années d'exercice, et de labeur (Dubois, 1853).

Boyer apprécie les honneurs, mais ne les cherche pas. Sans les refuser, il n'y attache pas d'importance et n'associe jamais son nom à son titre de baron. Il ne fréquente pas le monde, ni les spectacles. A l'abdication de l'Empereur, lucide sur sa nouvelle condition, il se serait exclamé : *« Aujourd'hui, je perds ma dotation, 25 000 francs de traitement et en même temps, ma place de Premier chirurgien de l'Empereur. J'ai cinq chevaux, j'en vendrai trois, je garderai la voiture qui ne me coûte rien, je lirai ce soir un chapitre de Sénèque et je n'y penserai plus. »* Pourtant, après la fin de l'Empire, il devient le chirurgien

consultant de Louis XVIII, de Charles X, puis de Louis-Philippe (Androutsos (b), 2003).
En 1832, la mort de sa femme lui cause une peine inaltérable. Il la rejoint le 25 novembre 1833. Il a alors soixante-seize ans.
Il ne confie à personne le soin de vendre ses livres et les vend lui-même à son domicile, parce que, dans un souci d'équité, il leur fixe un prix de vente qu'il estime juste et ne respecte pas celui des éditeurs. Généreux et altruiste, il donne aussi de l'argent à ses malades les plus pauvres pour les aider à repartir dans la vie (Dubois, 1853).
Comblé d'honneurs, il est élu membre de l'Académie royale de médecine, dans la section de chirurgie, en 1820, titulaire de la troisième chaire de clinique chirurgicale de la Charité en 1823, membre de l'Académie des sciences en 1825 et chirurgien en chef de l'hôpital de la Charité la même année.
Ses travaux en font un des précurseurs de l'urologie, cinquante années avant que cette discipline ne soit reconnue en tant que spécialité médicale indépendante, la première chaire d'urologie ayant été créée en 1870, à l'hôpital Necker, par Félix Guyon (Androutsos (a), 2003).

Références bibliographiques :
Androutsos Georges (a), « Alexis Boyer (1757-1833), éminent chirurgien et anatomiste, et l'étude des troubles mictionnels », in *Prog. Uro.*, 2003 ; 13 : 527-532.
Androutsos Georges (b), « Alexis Boyer (1757-1833), éminent chirurgien et anatomiste. La place de l'andrologie dans son œuvre. Varicocèle et hypospadias comme facteurs d'infécondité », in *Andrologie*, 2003 ; 13 (2) : 180-186.
Bibliothèque interuniversitaire de Santé (BIUS), communication personnelle, Paris, 2010.
Boyer Alexis, *Traité complet d'anatomie, description de toutes les parties du corps humain*, Migneret (éd.), Paris, tome I, 1810, 3ème édition.
Corlieu Auguste, *Centenaire de la Faculté de médecine de Paris (1794-1894)*, Alcan – Baillère – Doin – Masson (éd.), Paris, 1896.
Dubois F., « Eloge de M. Boyer lu à l'Académie de médecine, le 14 décembre 1852 », in *Mémoires de l'Académie impériale de médecine*, J.-B. Baillère (éd.), tome VII, Paris, 1853.
Dupont Michel, *Dictionnaire historique des médecins dans et hors de la Médecine*, Larousse (éd.), Paris, 1999.
Ganière Paul, « Dubois Antoine (1756-1837), médecin », in *Revue du Souvenir napoléonien*, décembre 1988 ; 362 : 51-52.

Goudeaux Edmond, *Alexis Boyer (1757-1833), sa vie, son œuvre*, Jules Rousset (éd.), 1904.
http://fr.wikipedia.org, *Alexis Boyer*, 2010, pp. 1-2.

Antoine Dubois (1756-1837), chirurgien accoucheur de Marie-Louise et baron de l'Empire

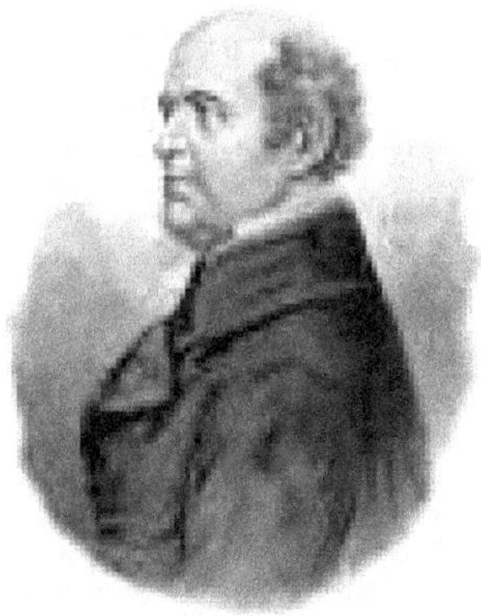

Antoine Dubois (Corlieu, 1896, © BIUS).

Antoine Dubois naît le 19 juin 1756, à Gramat, dans le Lot. Il entame une scolarité au collège des Carmes à Cahors, mais très vite, il part sur Paris où il est inscrit au collège des Quatre-Nations. Son père venant de décéder, il doit travailler pour payer ses études. Ayant un temps souhaité entrer dans les ordres, il se ravise et commence des études de médecine, et de chirurgie. Il se retrouve dans les services de Sabatier, de Sue, est un temps élève de Desault, mais devient l'élève favori de Peyrilhe. Il réussit à concilier ses études et des cours de mathématiques, et de latin qu'il dispense le soir, qui paient ses études et aident sa famille. En 1790, il acquiert sa maîtrise en chirurgie et soutient sa thèse de doctorat.

Il ouvre un cabinet dans la capitale. A côté de son exercice libéral, il est démonstrateur d'anatomie à la faculté et professeur adjoint à l'Ecole pratique de dissections, et d'opérations au Collège de chirurgie. En 1791, il prend le poste de Sue atteint par la limite d'âge et devient professeur d'anatomie à l'Ecole royale de chirurgie. Cette année-là, il est aussi élu à l'Académie de chirurgie (Ganière, 1988 ; http://fr.wikipedia.org, 2010).
Lorsque les Révolutionnaires abolissent les écoles de médecine, Dubois voit sa situation financière se dégrader rapidement. Il contacte Danton qui lui permet d'obtenir un poste à l'hôpital militaire de Melun. Dans les temps qui suivent, il intègre le conseil de santé et devient chirurgien en chef de l'hôpital militaire de Perpignan où il est confronté, à peine installé, à une épidémie de dysenterie qu'il doit enrayer (Ganière, 1988). Pendant la Terreur, ses titres et son influence lui permettent de sauver de nombreux confrères du couperet. C'est le cas de Bourdois de La Motte, futur Premier médecin du roi de Rome, qu'il sauve en 1793 (Sans auteur, 2010).
En 1795, il revient à Paris. Il est promu professeur adjoint d'anatomie et de physiologie à l'Ecole de santé qui vient d'ouvrir ses portes. En 1796, il succède à Desault et occupe la fonction de professeur de clinique chirurgicale. En 1798, Bonaparte le nomme responsable des sciences médicales au sein de l'équipe scientifique qu'il emmène lors de son expédition en Egypte. Dubois commande alors aux 108 chirurgiens de l'expédition (http://fr.wikipedia.org, 2010). Le 18 avril, le médecin embarque à Toulon, dans le navire-amiral l'Orient (Ganière, 1988 ; Dupont, 1999). Arrivé à Alexandrie, aidé de Dominique Larrey, il délivre ses bons soins au général Kléber qui a été blessé lors du siège de la ville. Après la prise du Caire, Bonaparte lui fait intégrer la section de physique de l'Institut d'Egypte, le 22 août (http://fr.wikipedia.org, 2010). Le 8 février 1799, Dubois est rapatrié pour raisons de santé. En effet, il souffre depuis longtemps de calculs vésicaux et son état empire. Arrivé sur le sol de la mère patrie, il retourne à ses occupations précédant son départ. Toujours professeur à l'Ecole de santé, il investit la fonction de chirurgien de la 33ème brigade de la Garde nationale. En 1802, il devient le chirurgien en chef de l'hospice des malades du faubourg Saint-Denis, actuel hôpital Fernand Widal. Il est tellement apprécié des Parisiens, que cet endroit

prend le surnom de Maison de santé du docteur Dubois (http://fr.wikipedia.org, 2010).
En 1804, au sommet de sa gloire, âgé de seulement quarante-huit ans, apprécié du nouvel empereur, il n'est pourtant pas nommé Premier chirurgien de Napoléon. En effet, convaincu qu'il n'aurait aucun ascendant sur Dubois, son rival et néanmoins ami, Corvisart lui concède qu'il n'a pas été choisi parce que le *« médecin préféré de l'Empereur »* souhaite conserver seul, son pouvoir et ne prendre aucun risque à cet effet (Ganière, 1988). Pourtant, en 1808, Corvisart lui confie la charge de chirurgien consultant de la Cour impériale, avec des honoraires s'élevant à 3 000 francs annuels. En 1810, il devient le chirurgien accoucheur de l'impératrice Marie-Louise. La grossesse se déroule normalement. Par contre, il n'en est pas de même de l'accouchement au point qu'affolé, par sa responsabilité, le médecin envisage un temps de sacrifier l'enfant qui ne se présente pas bien. L'Impératrice a mal et Dubois panique. Constatant cela, Napoléon se fâche et insuffle le calme nécessaire au chirurgien qui achève avec succès la délivrance de Marie-Louise. Pourtant, devant l'angoisse que représente l'événement, Dubois n'hésite pas à déclarer que la jeune femme ne pourra plus avoir d'enfant. L'avenir, par la suite, lui a donné tort (Ganière, 1988 ; Dupont, 1999).
La naissance du roi de Rome est un événement tel que Dubois est comblé d'honneurs : financiers tout d'abord, puisqu'il perçoit des émoluments s'élevant à 100 000 francs assortis des 15 000 francs prévus pour son intervention, honorifiques ensuite puisqu'il est élevé au rang de chevalier de la Légion d'honneur et est fait baron de l'Empire avec une rente de 4 000 francs qui passe vite à 9 000. Marie-Louise n'est pas en reste puisqu'elle lui offre des bijoux (Ganière, 1988 ; http://fr.wikipedia.org, 2010).
Lorsque Louis XVIII revient aux affaires, Dubois perd sa rente, mais le nouveau roi lui offre une pension de 1 000 francs par an et lui permet de conserver son poste de médecin consultant à la Cour. Il reste en fonction également à la Maison de santé. En 1820, lors de la création de l'Académie de médecine, il siège dans la section de chirurgie. Il est promu aussi professeur d'accouchement à l'hospice de la maternité. Lorsque le 13 février 1820, le duc de Berry est blessé à mort lors d'un attentat,

il fait partie des médecins qui essaient en vain de le sauver. Cet échec est reproché ouvertement aux médecins par la famille royale qui les en tient pour responsables (Ganière, 1988).

En 1822, suite à des manifestations étudiantes, il est démis de ses fonctions et accède à l'honorariat. Le 5 mai 1829, Dubois est rappelé au poste de professeur de clinique chirurgicale de l'hôpital de la Pitié. En 1830, il devient doyen de la Faculté de médecine. Il est unanimement apprécié. Louis-Philippe lui remet d'ailleurs en récompense les insignes d'officier de la Légion d'honneur. En 1831, Dubois se retire de la médecine. En 1833, il renonce à tous ses postes (Ganière, 1988 ; http://fr.wikipedia.org, 2010). Malade, n'ayant jamais véritablement récupéré de ses problèmes de calculs connus en Egypte, il fait une jaunisse en 1836, qui l'épuise. Le 30 mars 1837, il meurt d'une pneumonie contractée au cours de l'hiver (Ganière, 1988 ; Dupont, 1999).

Ses publications ne sont pas très nombreuses. Quelques articles principalement dans le *Dictionnaire des sciences médicales* constituent des témoignages trop rares du médecin gigantesque qu'a été Dubois. De plus, il a amélioré certains instruments médicaux comme le forceps par exemple. En face de l'Ecole de médecine, il a fondé un hôpital qui porte, aujourd'hui encore, son nom. Une rue située en face de l'Ecole de médecine de Paris porte aussi son nom. Enfin, son éloge funèbre est prononcé à l'Académie de médecine en 1849 (http://fr.wikipedia.org, 2010). De même, le fils Corvisart et le fils Larrey, tous deux excellents médecins, ont été très proches de Napoléon III. De même, son fils qui a occupé quasiment les mêmes fonctions que lui a accouché l'impératrice Eugénie, le 16 mars 1856 (Ganière, 1988).

Références bibliographiques :

Bibliothèque interuniversitaire de Santé (BIUS), communication personnelle, Paris, 2010.

Corlieu Auguste, *Centenaire de la Faculté de médecine de Paris (1794-1894)*, Alcan – Baillère – Doin – Masson (éd.), Paris, 1896.

Dupont Michel, *Dictionnaire historique des médecins dans et hors de la Médecine*, Larousse (éd.), Paris, 1999.

Ganière Paul, « Dubois Antoine (1756-1837), médecin », in *Revue du Souvenir napoléonien*, décembre 1988 ; 362 : 51-52.

http://fr.wikipedia.org, *Antoine Dubois*, 2010, pp. 1-2.
Sans auteur, « Bourdois de La Motte, Edme Joachim », in *Les amis du Souvenir napoléonien*, http://lesapn.forumactif.fr, 2010, pp. 1-2.

Raphaël Bienvenu Sabatier (1732-1811), chirurgien consultant de l'Empereur

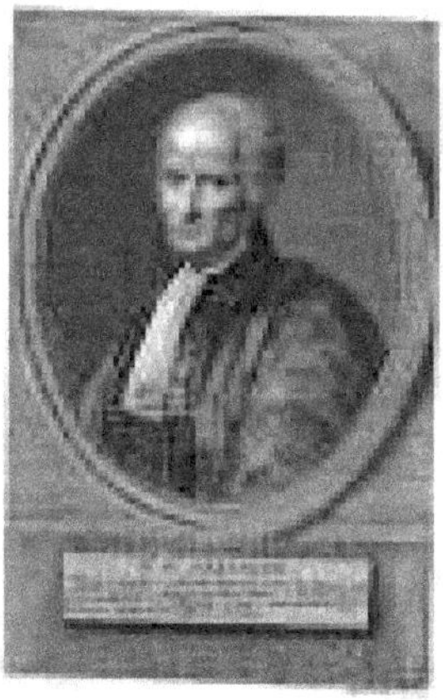

Raphaël Bienvenu Sabatier (© BIUS).

Raphaël Bienvenu Sabatier naît à Paris, le 11 octobre 1732. En 1749, il devient maître ès-arts. La géométrie, la physique et les langues, en particulier l'italien et l'anglais, sont ses matières de prédilection (Teyssou, 2011). Fils de Pierre, chirurgien membre du Collège royal de chirurgie de Saint-Côme, qui décède trop tôt laissant sa famille sans moyen de subsistance, c'est tout naturellement qu'il apprend la médecine à l'hôpital de la Charité où il est un élève tout d'abord de Verdier, membre de l'Académie royale de chirurgie, puis de Jean-Louis Petit qui le remarque pour ses qualités d'assiduité au travail. A 20 ans, il est déjà maître en chirurgie. Il donne des cours d'anatomie à Saint-Côme, puis en 1756, il est professeur et démonstrateur d'anatomie, et d'opérations au Collège de chirurgie et au

Collège de France (Teyssou, 2011). En 1757, félicité pour ses cours d'anatomie, apprécié pour ses leçons de physiologie sur les animaux, précédé d'une réputation importante, Sauveur François Morand, alors inspecteur général des hôpitaux militaires et chirurgien major de l'hôtel royal des Invalides, décide de se l'attacher comme adjoint. Sabatier épouse la fille (la nièce selon certains auteurs ?) de Morand en 1760. En 1773, à la mort de Morand, Raphaël lui succède au rang de chirurgien major des Invalides (Teyssou, 2011). Larrey y sera un de ses étudiants (Dupont, 1999). En 1798, il se remarie. Il a deux filles de cette union. Il avait déjà eu deux enfants de son premier mariage (Androutsos & Kalafoutis, 1998).
En 1773, il est élu membre de l'Académie des sciences où il assiste Antoine Louis, son président. Il prend sa suite en 1792, lorsque ce dernier disparaît. Il y reste jusqu'à sa dissolution suite au décret de la Convention du 8 août 1793, abolissant toutes les facultés, académies et autres sociétés savantes. Le 22 août 1793, Sabatier en lit le dernier procès-verbal.
En 1792, la Convention lui attribue le grade de médecin-chef de l'armée du nord. Il n'y reste pas longtemps. Au vu de son âge, dépassé par ses responsabilités et dans l'impossibilité physique de parcourir les champs de batailles, préoccupé par son cabinet qu'il délaisse, les séances des sociétés scientifiques où il œuvre au quotidien, il demande à rentrer chez lui rapidement, ce qui lui est accordé, avec le soutien des jeunes confrères militaires qui lui ont témoigné le plus grand respect. Il devient inspecteur du service de santé de l'armée du Rhin et en 1795, il enseigne logiquement la médecine opératoire, à la nouvelle Ecole de santé qui vient d'ouvrir ses portes en 1794. Dupuytren, autre célèbre médecin, lui succède en 1812 (Teyssou, 2011). En 1795, il est membre fondateur de l'Institut, ancienne Académie des sciences (Meylemans, 2010).
Après la Révolution, il obtient le poste très convoité de professeur à la Faculté de médecine. En 1804, Corvisart lui confie la fonction de chirurgien consultant de l'Empereur qui finit par lui donner la Légion d'honneur pour services rendus. Sabatier n'est mentionné dans les Almanachs impériaux qu'à partir de 1806. Chirurgien en chef des Invalides, il y est enterré à sa mort qui survient le 18 juillet 1811, à Paris (Dupont, 1999).

Extrêmement cultivé, Sabatier est reconnu pour avoir un esprit ordonné et méthodique. Parfois sceptique devant l'innovation, il travaille sans relâche et se dévoue pour ses malades. Homme paisible, ses cours d'anatomie reçoivent jusqu'à 414 auditeurs par séance (Teyssou, 2011).

Les éloges se multiplient à sa disparition. Pondéré, mais scientifique averti, juste, mais travailleur studieux, Raphaël fait l'unanimité. Ainsi, Philippe Jean Pelletan (1747-1829), chevalier de l'Empire et autre chirurgien consultant de l'Empereur à partir de 1806, prononce-t-il un discours en son hommage à ses funérailles, le 22 juillet 1811. De même, lors d'une séance publique de la Faculté de médecine de Paris en date du 27 novembre de la même année, Pierre François Percy (1754-1825), baron de l'Empire et chirurgien en chef de la Grande Armée, fait son éloge (http://fr.wikipedia.org, 2011).

Il est reconnu comme ayant été un précurseur de l'urologie. Il laisse de nombreux ouvrages derrière lui et de nombreuses publications dont des traces sont objectivables dans les recueils de l'Académie des sciences, l'Académie royale de chirurgie et l'Institut, dont : *Positiones anatomicae et chirurgicae* (sa thèse, 1752), *De bronchotomia* (1752), *Traité complet d'anatomie ou description de toutes les parties du corps humain* (1764), *De la médecine opératoire ou des opérations de chirurgie qui se pratiquent fréquemment* (1796), *De la médecine expectative* (1796), etc.

Références bibliographiques :

Almanachs impériaux, Testu & Cie imprimeurs, Paris, 1805 à 1813.

Androutsos Georges & Kalofoutis Anastassios, « Raphaël Bienvenu Sabatier (1732-1811), célèbre chirurgien et précurseur de l'urologie », in *Progrès en Urologie*, 1998, 8, 113-120.

Bibliothèque interuniversitaire de Santé (BIUS), communication personnelle, Paris, 2011.

Dupont Michel, *Dictionnaire historique des médecins dans et hors de la Médecine*, Larousse (éd.), Paris, 1999.

http://fr.wikipedia.org, *Raphaël Bienvenu Sabatier*, 2011, pp. 1-2.

Meylemans R., « Les grands noms de l'Empire », in *Ambulance 1809 de la Garde impériale*, http://ambulance1809-gardeimperiale.ibelgique.com, 2010, pp. 1-22.

Teyssou Roger, *L'aigle et le caducée*, L'Harmattan (éd.), Collection Acteurs de la Science, Paris, 2011.

Les chirurgiens de la Grande Armée

Service de santé et blessés de la Grande Armée

Le Service de santé est officiellement créé le 17 janvier 1708, sous Louis XV. Un corps permanent d'officiers de santé comprenant un nombre déterminé au préalable s'élevant à 300 médecins et chirurgiens est instauré. Ils sont cantonnés dans les régiments frontaliers et dans les ports de guerre. Ces praticiens sont placés sous la haute autorité des ordonnateurs et des commissaires de guerre (Sandeau (a), 2004).

Après 1792, l'heure est à la guerre de mouvement, à l'offensive. Si elle abolit les hôpitaux d'instruction et les écoles de médecine, l'Assemblée législative, puis la Convention nationale, organisent des hôpitaux ambulants et sédentaires qui répondent mal à la demande, les blessés ne cessant d'augmenter. Pour pallier à l'insuffisance dramatique en personnel, à la pénurie d'enseignement, le gouvernement rappelle les médecins licenciés en 1788, appelle les médecins civils et les étudiants qui n'ont pas reçu de formation appropriée. Si le nombre de praticiens s'élève de façon significative, la médiocrité médicale est flagrante (Sandeau (a), 2004).

Le 22 février 1794, le ministère de la Guerre met en place un conseil central de santé qui est composé de 9 à 12 officiers de santé appartenant soit à la marine, soit à l'infanterie, en nombre égal. Sous la tutelle des commissaires de guerre réunis en comité de surveillance et d'administration, ils sont répartis en 3 catégories identiques : médecins, pharmaciens et chirurgiens. Ces commissaires contrôlent tout ce qui concerne les hôpitaux : organisation, localisation, hygiène, mutation et formation continue du personnel de santé, etc. Le 19 mai 1794, cette loi est modifiée. Le conseil de santé est abrogé et substitué par des inspecteurs de santé qui n'ont de compte à rendre qu'au ministère. Si le conseil de santé est aboli, en fait, le pouvoir des commissaires s'en trouve augmenté. L'expérience sur le terrain des grands chirurgiens militaires comme Percy, Desgenettes ou Larrey est totalement passée sous silence et ces fonctionnaires continuent arbitrairement de muter, promouvoir ou suspendre les médecins, d'installer des hôpitaux ou de régir la médecine militaire de campagne, souvent en dépit du bon sens (Sandeau (a), 2004 ; Ducoulombier, 2004 ; Percy, 2002).

A partir du 12 août 1800, le Consulat vote des restrictions budgétaires parce qu'il n'y a plus de guerre. Cet état se prolonge jusqu'à la promulgation de l'Empire. La loi du 12 août 1800 restreint les hôpitaux au nombre de 30. Quatre hôpitaux d'instruction (Lille, Metz, Strasbourg et le Val-de-Grâce en 1814) sont maintenus, mais leurs équipes soignantes sont réduites au minimum. La loi du 7 décembre 1801 ne retient que 16 hôpitaux militaires, dont Rennes, Toulouse, Bayonne, Bruxelles et Aix-la-Chapelle, notamment. De nombreux officiers de santé sont limogés sans tenir compte du savoir et des compétences qu'ils ont acquises au front. La pénurie de personnel militaire soignant est si importante que de nombreux soldats doivent être réorientés vers des structures médicales civiles susceptibles de les accueillir. Pendant toutes les guerres napoléoniennes, le nombre des hôpitaux sur le territoire souffre d'une véritable insuffisance en infrastructures et en personnels qui est des plus nuisibles, ce qui au long terme, aboutit à un dommage extrêmement préjudiciable pour la Grande Armée. Ces hôpitaux n'ont de cesse de subir des règlements inadaptés et inappropriés à des formations sanitaires militaires, imposés sous le Directoire, puis le Consulat. Un exemple : sous l'injonction de Percy, les infirmiers ne voit qu'en 1809, la constitution d'un corps d'infirmiers au sein de l'armée. Auparavant, des civils, à la moralité douteuse puisqu'ils sont plus préoccupés par le contenu des poches des blessés que par les soins qu'ils sont censés leur prodiguer et à la formation médicale très improbable, remplissaient cette charge (Sandeau (a), 2004 ; Ducoulombier, 2004 ; Percy, 2002).

La direction des hôpitaux est confiée aux commissaires de guerre, mais aussi aux conseils d'administration des hôpitaux qui répondent à l'autorité du Directoire central des hôpitaux qui est lui-même localisé à Paris. Ces commissaires de guerre sont très décriés. En effet, outre les mutations du personnel de santé, ils doivent approvisionner les hôpitaux en matériel et en fournitures médicales. Bien souvent, le budget qui leur est alloué à cette fin est détourné à leur seul profit. Si les commandes sont parfois passées, elles sont loin d'aboutir à leur destination première et trouvent d'autres voies inattendues. Les hôpitaux militaires sont malheureusement dépourvus d'équipement. Le manque d'hygiène y est roi et les malades, ou blessés dorment à plusieurs dans le même lit, sans distinction de pathologies. Un typhique peut dormir dans le même lit qu'un blessé de guerre. Le dénuement est total : pas de nourriture, pas de moyens thérapeutiques, pas de pansement, etc. Les locaux sombrent dans l'insalubrité absolue. Les blessés ne sont pas suivis, pas soignés, pas lavés, pas changés, pas nourris. Les cas de gangrène se multiplient, de même que les épidémies. La mortalité y est florissante et s'aggrave lors des convois de blessés qui reviennent du front (Espagne (1808), Allemagne (1813), etc.). Ainsi, en est-il des hôpitaux de Bayonne et de Toulouse, en 1808, qui sont submergés et qui doivent se décharger de l'excédent de patients sur les autres villes du sud de la France. Ne recevant pas de soins adaptés, ces hôpitaux deviennent finalement de vulgaires mouroirs où des malades tombés dans la chronicité viennent y terminer leur vie (Sandeau (a) et (b), 2004 ; Musée de l'Armée, sans date ; De Kerckhove, 1836).

Malgré tout, certains hôpitaux surnagent et bénéficient d'une attention particulière des pouvoirs publics qui leur confèrent les moyens dont ils ont besoin pour garantir la plus grande efficacité. Ainsi, Lille et Strasbourg ont une excellente notoriété. L'hôpital du Val-de-Grâce voit de grands noms de la chirurgie y exercer (Desgenettes, Broussais, Larrey). L'hôtel des Invalides, sous la direction de Coste et avec l'aide de Sabatier, et d'Yvan, délivre des soins de qualité. Enfin, l'hôpital du Gros-Caillou, qui appartient à la Garde, est pourvu des équipements les plus modernes pour l'époque. Rien n'est trop bon pour ce corps d'élite. Larrey y pratique en tant que chirurgien-chef, Sue, médecin-chef et Sureau, pharmacien-chef. Les soldats y sont bien traités. Les équipes médicales sont multiples et très bien fournies. Ainsi, en 1813, elles sont formées de 3 médecins, de 15 pharmaciens et de presque 50

chirurgiens. De plus, cet hôpital dispose de son propre corps d'infirmiers (Marchioni, 2003).
A la fin du Consulat, le Service de santé est en sous-effectif. Il n'y a guère plus de 800 officiers de santé, dont 490 chirurgiens pour les corps d'armée, dont 90 chirurgiens, 30 médecins et 90 pharmaciens dans les hôpitaux et dont 11 chirurgiens, et 4 pharmaciens dans la Garde. Il ne faut pas oublier les 6 de l'inspection générale (voir plus bas), 25 professeurs et 59 chirurgiens, 9 médecins, et 30 pharmaciens qui sont dans l'attente d'une affectation (Sandeau (a), 2004).
Au début de l'Empire, le conseil de santé est abrogé encore une fois et l'autorité principale est toujours entre les mains des commissaires de santé qui demeurent au quartier général des armées. Ils conservent leur aura. Au moment où Napoléon engage sa Grande Armée sur tout le continent européen, le service de santé de la Grande Armée est déficient et ne peut pas subvenir aux besoins des blessés par manque d'effectifs, de ravitaillement en fournitures médicales, d'hôpitaux ambulants et, à l'arrière, par la suppression des hôpitaux d'instruction, par l'absolutisme des commissaires de guerre qui sont incompétents en matière médicale et qui ne cherchent qu'à faire du profit au détriment des blessés, par l'absence enfin de crédibilité des chirurgiens qui sont plus raillés par l'état-major que respectés. D'ailleurs, Napoléon leur interdit le champ de bataille pour ne pas perturber le déroulement des opérations. La Garde impériale qui bénéficie de toute l'attention de Napoléon est le seul corps d'armée à posséder son propre service de santé qui est placé sous l'égide de Dominique Larrey. Il est muni de tout le matériel nécessaire, des ambulances mobiles à profusion et de personnel de santé de grande compétence. Ses soldats en convalescence sont rapatriés à Paris, à l'hôpital du Gros-Caillou. Napoléon bénéficie de son ambulance personnelle qui est dirigée par le baron Yvan (Sandeau (a), 2004 ; Marchioni, 2003).
Pendant toute la période que dure l'Empire, les chirurgiens les plus illustres ne manquent pas de faire entendre leur voix et de protester contre le marasme médical où ils se trouvent. Leurs démarches atteignent jusqu'à Napoléon en personne. Ils réclament la constitution d'un vrai corps de santé, un statut authentique pour le personnel de santé, des moyens financiers

pour établir des hôpitaux en plus grand nombre et les approvisionner en fournitures suffisantes. Coste, médecin en chef des Armées, émet des rapports qui fustigent si violemment la réalité qu'il se fait démettre de ses fonctions et renvoyer au poste subalterne de médecin chef des Invalides. Heurteloup, quant à lui, parvient à se faire écouter de l'Empereur après Wagram, en 1809. Ce dernier l'autorise à gérer les hôpitaux installés à Vienne. Si Percy est écouté de Napoléon, aucune de ses suggestions n'aboutit (Ducoulombier, 2004 ; Percy, 2002).

Les officiers de santé sont soit des médecins, soit des chirurgiens, soit des pharmaciens. Ce ne sont pas des militaires de carrière et s'ils sont limogés, ils le sont sans solde ni pension. Ils ne sont pas respectés par les autres corps d'armées et sont sous le contrôle absolu des commissaires de guerre, ce qui gèle toute efficacité particulièrement au sein des hôpitaux et plus généralement au sein du Service de santé. D'organisation soldatesque, il n'y a que trois grades : chirurgien major ou de 1ère classe, chirurgien aide major ou 2ème classe, ou enfin chirurgien sous-aide major ou de 3ème classe. Pour les médecins, il n'y a que deux grades, les deux premiers. D'ailleurs, leur uniforme est celui des officiers. Ils portent une épée d'officier d'infanterie (Sandeau (a), 2004). Leur habit et la culotte sont bleus. La veste est bleue pour les médecins, rouge pour les chirurgiens et vertes pour les pharmaciens. Les collets, revers et ornements sont noirs pour les médecins, cramoisis pour les chirurgiens et verts pour les pharmaciens. Les grades sont distincts les uns des autres et sont repérables au niveau des boutons, et des broderies disposées sur l'uniforme. Le chapeau n'a qu'une seule couleur et présente un plumet rouge. Ils marchent avec les hommes ou parmi eux. Quelques-uns, les chirurgiens majors, ont le privilège d'une monture. La nuit, ils dorment à la belle étoile ou sous une tente. Quelquefois, les ruines d'une maison les contentent. Pour l'alimentation, comme les soldats, ils se nourrissent chez l'habitant. Mais, les consignes de Larrey et de Percy sont, à ce sujet, sans équivoque. C'est avec leur bourse qu'ils le rémunèrent, le pillage n'étant pas toléré dans le corps médical (Sandeau (a), 2004 ; Musée de l'Armée, sans date).

Ces praticiens émérites sont supervisés par le médecin ou chirurgien en chef qui lui-même rend des compte au médecin ou chirurgien inspecteur général. Sous l'Empire, l'inspection générale comprend 6 membres : 2 médecins (Desgenettes, Coste), 3 chirurgiens (Heurteloup, Larrey et Percy) et 1 pharmacien (Parmentier). Ce comité, dont le principe a été mis en place en 1796, est placé sous la haute autorité des ordonnateurs et des commissaires de guerre. Cette structure constitue la direction du Service de santé et siège au quartier général de l'armée. Son rôle est de veiller à l'organisation des hôpitaux de campagne sur le front et à l'arrière, et de surveiller le bon transit des blessés des premiers vers les seconds (Sandeau (a), 2004 ; Musée de l'Armée, sans date ; De Kerckhove, 1836).

Avec la prolifération des batailles et des victoires, il devient indispensable de lever d'autres armées et de soigner au mieux les blessés pour qu'ils puissent rapidement retourner se battre. En 1807-1808, le nombre des officiers de santé est très augmenté, puisqu'il est de 2 500 hommes, mais il reste très inférieur aux besoins réels de la Grande Armée, car ses effectifs ont dans le même temps été multipliés par trois. Pourtant, le Service de santé ne cesse de se développer : 3 800 officiers de santé en 1809, 4 500 en 1810 et, après 1812, plus de 5 000. Le besoin en chirurgien est énorme et pose de vrais problèmes de recrutement. Ils sont en première ligne pour opérer les blessés, changer leurs pansements et veiller à leur plus prompt rétablissement (Sandeau (a), 2004). Les pharmaciens viennent ensuite. Ils sont primordiaux dans la délivrance, aux blessés et malades, de potions, drogues, mixtures et autres médicaments qu'ils concoctent eux-mêmes. Les médecins récoltent, quant à eux, d'un rôle ingrat, puisqu'ils disposent de peu de moyens thérapeutiques et d'un diagnostic qui demeure souvent erroné. Pourtant, ils sont les premiers à prendre conscience du rôle prépondérant des mesures d'hygiène dans le cadre des épidémies qui frappent la Grande Armée. C'est dans le dévouement et dans l'abnégation offerts aux malades atteints de ces fléaux qu'ils ont atteint une dimension héroïque. Le recrutement s'opère principalement par réquisition, par commissionnement ou par conscription. Si d'excellents praticiens se retrouvent aux combats à officier, beaucoup d'autres sont pitoyables et n'ont reçu qu'une formation médicale très sommaire. Ainsi, Légion d'honneur et noblesse

d'Empire ne sont allés principalement qu'aux officiers de santé militaires (Sandeau (a), 2004 ; Musée de l'Armée, sans date ; De Kerckhove, 1836).
Après les combats, le sol est jonché de débris, de cadavres et de blessés. Le champ de bataille est un spectacle si désolé, si terrible, en particulier lors de batailles particulièrement meurtrières comme Wagram (1809), par exemple, que Napoléon en a des larmes aux yeux. L'Empereur ne veut pas que les non-combattants gênent la marche de ses soldats. Aussi, leur demande-t-il de rester à l'arrière. Les blessés légers, ceux qui peuvent marcher, peuvent rejoindre l'ambulance la plus proche. Les autres atteints au ventre, qui perdent leur sang, qui ont été touchés aux membres inférieurs ne sont ramassés que de nombreuses heures après la cessation des combats, voire plusieurs jours après. Autrement dit, le plus souvent, ils sont morts dans d'atroces souffrances, seuls, dans le froid, alors que nombre d'entre eux auraient pu être sauvés avec un service médical performant (Sandeau (b), 2004). Au cours de l'épopée napoléonienne, les soldats qui marchent, qui avancent et se battent sont essentiels. Les autres, qui sont blessés ou malades, qui tombent enfin, gênent la marche des premiers. L'avarice de l'administration dirigeante génère une précarité et une insalubrité des hôpitaux de campagne où l'absence d'équipement, l'absence de soins, d'hygiène et d'une alimentation appropriée voient des malades et des blessés s'entassés pêle-mêle dans les bivouacs ou dans les cantonnements régimentaux, sans distinction de blessures, de pathologies, de symptômes ou de gravité. Dans les campagnes d'Europe, depuis 1805 jusqu'à 1810, un autre problème fait irruption : l'absence d'approvisionnement qui, s'il était sommaire jusqu'alors, devient franchement inexistant (Lemaire, 1992, 1999 & 2003). Plus les batailles sont meurtrières et plus les chirurgiens voient leur présence et leur utilité renforcées au sein des régiments qui montent au combat. Leurs moyens sont si faibles, les caissons d'ambulance contenant les instruments de chirurgie et la charpie pour les pansements n'étant jamais là au moment opportun, que les échanges entre praticiens foisonnent, mais se résument à l'essentiel le plus souvent : la scie du menuisier pour les amputations, la pince du cordonnier pour les extractions dentaires notamment, ou encore le couteau

du boucher ou du cuisinier, etc (Sandeau (b), 2004 ; Ducoulombier, 2004 ; Percy, 2002, De Kerckhove, 1836).

Si le Service de santé est extrêmement bien structuré, les problèmes principalement rencontrés résident dans l'absence d'équipement et de ravitaillement. Pas de tente, pas de lit, de la paille pour seul revêtement au sol, avec son cortège d'insectes. Les granges, les maisons abandonnées ou réquisitionnées sont rudimentaires, précaires et vétustes. Les blessés sont assistés aux combats par des chirurgiens régimentaires. Un régiment est composé de quatre bataillons. Pour l'ensemble des soldats, est présent un chirurgien major assisté de 8 confrères par régiment. Chacun dispose d'une trousse chirurgicale. Pour une division, une ambulance divisionnaire, formée d'un médecin, de 6 chirurgiens et de 4 pharmaciens, est associée. Les hommes qui la composent sont ceux qui installent les hôpitaux mobiles destinés aux premiers soins. Les blessés sont acheminés vers l'arrière, en retrait du champ de bataille, vers les dépôts d'ambulance qui sont aménagés dans des bâtiments désaffectés (châteaux, maisons, églises, etc.). Ces petites structures doivent pouvoir se diviser très vite en petites sections susceptibles de rejoindre le front en fonction de l'urgence des besoins. En bonne logique, chaque régiment dispose de 4 caissons d'ambulance qui sont des caissons de munitions réaffectés au service médical et qui transportent les instruments de chirurgie, 50 kg de charpie et 100 kg de linge pour les pansements, 2 matelas, et 6 brancards. Chacun incorpore aussi une caisse de pharmacie riche en onguents divers et en drogues. Avant 1805, étrangement, le nombre de ces caissons est restreint par décret et de quatre, il passe à un par régiment. Ils sont tractés par quatre chevaux et pilotés par un manœuvre (Sandeau (a), 2004 ; Musée de l'Armée, sans date ; De Kerckhove, 1836).

En réalité, des locaux insalubres, une absence totale d'hygiène et d'asepsie, des pansements sommaires sans suivi, des chirurgiens débordés par le nombre des blessés, un mépris total de l'homme et de l'Humanité en général, voilà dans quelles conditions évoluent les opérants et les opérés. Les chirurgiens amputent à une vitesse pharamineuse, Larrey battant toutes les statistiques à ce sujet et spectacle affligeant, l'amoncellement des membres découpés qui s'empilent à proximité, attaqués par les premiers bataillons d'insectes. Il n'y a pas d'anesthésie. Les soldats sont maintenus sur une chaise par deux aides. De temps en temps, ils peuvent boire deux verres de gnôle avant l'intervention. Dans le silence la plupart du temps, les blessés subissent-ils les événements. Parfois, ils s'évanouissent. Puis, ils sont pansés avec les moyens du bord. Souvent, le pansement souillé d'un soldat mort est réutilisé, la pénurie en linge et charpie étant bien réelle (Sandeau (a) et (b), 2004 & Musée de l'Armée, sans date).

Puis, vient le temps de l'évacuation vers les hôpitaux de l'arrière qui sont fréquemment de fortune, établis dans des endroits inappropriés à cet effet. Aucune organisation ne surnage dans ce flot ininterrompu d'opérations et d'arrivée des hommes à soigner. Les blessés en partance, censés être en convalescence, sont entassés dans des charrettes, sans distinction de pathologies. Ils restent ainsi le temps du voyage qui dure plusieurs jours, sans que le pansement ne soit changé, sans qu'une alimentation adéquate, ni de l'eau, ne soient données, sans couverture pour se protéger du froid, sans avoir la possibilité de descendre pour les besoins. Ils arrivent plus morts que vifs à destination. Ces hôpitaux de campagnes sont des mouroirs dépourvus de tout, sans hygiène, ni asepsie, où des flambées épidémiques surviennent et les cas de gangrènes prolifèrent. Ces épidémies (typhus, choléra, dysenterie, scorbut, fièvre jaune, etc.) apparaissent sporadiquement dans les premières campagnes de la Grande Armée, partout, en fait, où la misère et la saleté ont matière à se développer. Le typhus notamment suit l'armée impériale dans toute son épopée. A partir de 1812, le soldat français est harcelé au quotidien par cette maladie qui ne le quitte plus (Sandeau (a) et (b), 2004).

D'ailleurs, des études archéologiques le démontrent. En décembre 1812, la Grande Armée fait retraite sur Vilnius. En automne 2001, une fosse commune contenant des ossements de soldats français par centaine y est exhumée. Les recherches sont confiées au CNRS. Cette équipe a commencé, au cours des fouilles du site, l'étude anthropologique et l'analyse des uniformes. Les prélèvements de terre, de tissus et de dents ont été remis à l'Unité des Rickettsies et pathogènes émergents du CNRS. Les scientifiques sont parvenus à séparer les poux des prélèvements par une technique de leur invention. Cinq catégories de poux ont pu être ainsi repérées. Dans trois d'entre elles, la bactérie *Bartonella quintana*, vecteur de la maladie du typhus, a été isolée. A suivi l'étude des dents de 35 soldats à partir de la pulpe dentaire. Cette pulpe, présente sous forme de poudre, après étude ADN, a permis de déterminer l'existence de bactéries ayant contaminé leur hôte : *Bartonella quintana* dans 7 corps et *Rickettsia prowazekii* dans 3 autres. Autrement dit, après examens, 30% des soldats enterrés à Vilnius souffraient des maladies causées par les poux et en seraient morts. Ces insectes, vecteurs de la maladie du typhus, ont donc joué un rôle prépondérant dans la retraite de Russie et dans la mortalité des soldats français à ce moment précis (Raoult, 2001-2010). Cette pathologie a été la première cause de mortalité durant cette campagne. Elle a été responsable de 80 % des morts par maladies.

Percy et Larrey interviennent auprès de l'Empereur pour lui faire sentir combien la situation est intolérable. En 1797, Larrey parvient à imposer son ambulance mobile qui fait ses débuts avec l'armée d'Italie. En fait, il y a deux types de véhicules : la première attelée à deux chevaux peut ramasser deux blessés et la seconde tirée par quatre chevaux, quatre hommes. Sur les côtés, il y a des poches qui transportent du matériel médical (instruments et pansements). En 1812, après la campagne de Russie, ce système est présent dans tous les corps d'armées. Il n'y a que la Garde qui est équipée de façon satisfaisante pendant toute la durée de l'Empire (Marchioni, 2003).
En 1799, Percy met en place le Wurtz avec l'armée du Rhin. C'est un caisson destiné à l'artillerie recouvert de cuir pour transporter des chirurgiens, jusqu'à huit, pour donner les premiers soins aux blessés, ainsi que du matériel médical. Au retour, grâce aux brancards contenus dans le caisson des blessés légers, ils peuvent être évacués. Très inconfortable, ne permettant pas de rapatrier des blessés graves, très coûteux pour les commissaires de guerre puisque tracté par six chevaux, il est totalement disparu en 1810 (Percy, 2002 & Ducoulombier, 2004 ; Sandeau (a) et (b), 2004).
Après la bataille d'Eylau en 1807, Percy réclame la création d'un corps d'infirmiers militaires. Une 1ère compagnie est formée en Espagne, en 1808. Le 13 avril 1809, Napoléon officialise la création des infirmiers militaires. Ils sont au

nombre de 125 répartis en 10 bataillons d'ambulance, dirigés par un homme, le centenier. En septembre 1809, 5 compagnies voient le jour à Vienne, 2 en Italie et 3 en Espagne. Ils doivent récupérer les blessés, les rapatrier vers l'arrière en les protégeant si nécessaire (Sandeau (b), 2004 ; Percy, 2002 & Ducoulombier, 2004).

En 1805, la Grande Armée, composée d'environ 100 000 hommes, est victorieuse. Austerlitz est l'apothéose d'une campagne menée tambour battant. 2 000 morts et 2 000 blessés sont ses maigres pertes. Tous les blessés sont récupérés et soignés. Presque 50 % survivent. Mais, après le soleil d'Austerlitz, une épidémie de typhus tue environ 12 000 hommes dans les hôpitaux de Vienne et de Brünn (Sandeau (a) et (b), 2004 & Meylemans, 2010).
En 1806, 16 000 hommes sont blessés et malades. Si Iéna et Auerstaedt sont des victoires, elles n'en sont pas moins extrêmement coûteuses en vies humaines. Ils sont dispersés dans des hôpitaux de campagne ou des installations de fortune. L'absence d'hygiène, d'aliments et de soins provoque la mort de la moitié d'entre eux (Sandeau (a) et (b), 2004 & Ducoulombier, 2004).
En 1807, Eylau tue 3 000 hommes et génère 7 000 blessés qui sont abandonnés sur le champ de bataille pour la plupart ou soignés dans des conditions abominables. 1/3 meurt des suites de leurs traumatismes. La même année, Friedland est une victoire aussi meurtrière et les pertes sont avoisinantes (Sandeau (a) et (b), 2004 & Marchioni, 2003).
En 1809, à Essling, 7 000 hommes sont soignés sur place. A Wagram, les blessés sont convoyés jusqu'aux hôpitaux de Vienne qui sont submergés. Toutefois, la précarité est toujours la même.
La guerre en Espagne, sur toute sa durée, est responsable de la perte de 400 000 hommes. L'année 1808, à elle seule, voit 30 000 malades sur les 250 000 présents dans la péninsule ibérique (Sandeau (b), 2004).
En 1812, si la campagne de Russie semble se dérouler favorablement, elle se termine en désastre absolu. Les blessés sont abandonnés. Les cosaques massacrent tous les hommes qui leur passent sous la main : blessés, malades, officiers de santé

qui sont difficilement remplacés par la suite, etc. 6 000 hommes sont blessés à Smolensk, 10 000 à la bataille de la Moskowa qui sont déposés dans les villages alentours où la plupart décèdent (Sandeau (a) et (b), 2004). Si les victoires s'enchaînent, chacune d'entre elles affaiblit davantage la Grande Armée qui fond comme neige au soleil. Le retour de Moscou à Smolensk tue les ¾ des blessés et malades. Au passage de la Bérézina, ils sont laissés sur place. La débandade ne permet aucun soin, même si des chirurgiens décident de se sacrifier en restant près de leurs patients (Riaud (b), 2010). Le typhus prolifère. A Vilna, 25 000 blessés sont répartis dans les hôpitaux de la ville. 3 000 survivent. D'après Oleg Sokolov, 300 000 hommes seraient morts lors de la campagne de Russie. Cinq hommes sont morts suite à une maladie pour un au cours des combats (de Faber du Faur, 1812 ; Marchioni, 2003 ; Muylemans, 2010).
22 000 blessés, lors de la campagne de Saxe en 1813, sont hospitalisés dans les villes de retraite : Ulm, Leipzig, Bautzen, etc. Le typhus est omniprésent. Le 1er octobre 1813, la maladie arrive à Mayence. 4 500 soldats sont hospitalisés dans cette ville. Environ 1 130 sont morts des suites du typhus. D'après Desgenettes, qui est en cantonnement dans la citadelle de Torgau, d'octobre 1813 à janvier 1814, la garnison, qui possède 25 000 hommes, en voit mourir 13 448 sans tirer un coup de fusil (Meylemans, 2010).
Les blessés et malades de la campagne de France sont laissés sur le champ de bataille. Les paysans ferment leurs portes à ces soldats porteurs du typhus.
La bataille de Waterloo est titanesque. Environ 15 000 Français restent au sol. Personne ne vient chercher les blessés. La débâcle est totale (Sandeau (a) et (b), 2004).

Brièvement, quelles techniques opératoires ou quels remèdes ?

Blessures/traumatismes sous la responsabilité des chirurgiens :
Hémorragies >>> Compression digitale (+ (pas toujours) ligature avec du fil ciré ou du plomb).
Pansements >>> Linge ou charpie soutenus par une écharpe, une attelle, une sangle ou une ceinture.
Fracture >>> Larrey impose l'amputation. Il pratique la désarticulation du membre considéré et fait école auprès de ses

confrères. Si pas d'amputation du membre fracturé, décès du soldat par tétanos ou gangrène. Percy et Yvan contre le principe, prônent la conservation du membre (Marchioni, 2003).
Blessures à la tête et au cou >>> Usage du trépan.
Blessures ouvertes (face, abdomen et thorax) >>> Sutures immédiates (fermeture de la plaie le plus vite possible).
Contusions (par un boulet) >>> Friction d'eau de vie et d'ammoniaque.
Gangrène >>> Pansements à base d'eau camphrée, amputations, quinquina (en fonction approvisionnement) (Sandeau (a) et (b), 2004).
Pas d'anesthésie >>> Rapidité opératoire et dextérité du chirurgien, 2 verres de gnôle (parfois), du laudanum (cas exceptionnel). Blessé au pied à la bataille de Ratisbonne, Napoléon est traité par Yvan qui lui administre un pansement recouvrant une compresse imbibée de laudanum (= macération d'opium, de safran, de cannelle et de girofle dans du vin de Malaga) (Ducoulombier, 2004 & Percy, 2002).

Maladies sous la responsabilité des médecins :
Diarrhée >>> Administration de vin, d'eau de vie.
Maux d'estomac >>> Administration d'une décoction à base de thé, de fleur d'oranger, de tilleul et d'éther.
Dysenterie >>> Le médecin de la Grande Armée De Kerckhove (1836) préconisait dans les cas de diarrhées, une diète sévère et la prise de farineux, œufs et de bouillons de riz, ce qui faisait céder la maladie en une semaine environ, mais les récidives étaient fréquentes. En cas de dysenterie chronique, il utilisait dans un premier période de 3-4 jours de maladie, un vomitif employé comme révulsif, associé à des bains chauds ou des infusions en cas de température. Dans une seconde période où la maladie est bien installée, il recommandait une diète absolue, avec ou sans saignée, avec pour seul aliment, une décoction de riz, de sagou, d'orge, de salep. Il conseillait aussi la prise de bains tièdes, l'application de vésicatoires, la prise de laudanum et d'infusions. Dans la troisième période, « la plus heureuse », De Kerckhove (1836) pensait déjà que le malade devait être réalimenté avec précautions, sans brusquerie et très progressivement.

Fièvre >>> 1 verre de rhum, du jus de 2 citrons avec 1 cuillerée de sel et de poivre. Quinquina parfois en fonction de l'approvisionnement (provenance : Amérique).
Gale >>> Soins hygiéniques, bains fréquents, vêtements lavés et renouvelés, isolement. Application d'un onguent à base de souffre, d'axonge et d'ammoniaque (Sandeau (a) et (b), 2004).
Maladies vénériennes >>> Isolement, bains, frictions mercuriels, usage de la liqueur de Van Swieten.
Scorbut >>> En 1788, La Pérouse, missionné par Louis XVI, donne à ses hommes, du vin, de la bière de Prusse, du malt de bière et de la choucroute. Renouvellement régulier de la nourriture en s'arrêtant fréquemment dans les ports sur la route. L'absorption de fruits frais, en particulier des agrumes, si elle est systématique dans la marine britannique depuis 1795, grâce aux travaux de James Lind, un médecin écossais, n'est que très sporadique pendant les guerres d'Empire, encore moins chez les Français (Riaud (a), 2010).
Toux >>> 1 verre d'eau tiède sucrée avec environ 20 grains de jalap.
Typhus >>> Desgenettes a très vite pressenti que le problème venait de la saleté et des poux. Aussi, préconise-t-il principalement des mesures (préventives) d'hygiène : hygiène corporelle, s'épouiller, brûler les lits et vêtements des malades porteurs, aérer les hôpitaux, isolement des mêmes malades (Riaud (b), 2010 ; Sandeau (b), 2004 & Marchioni, 2003).

Si les affrontements sont nombreux et meurtriers, ce sont les maladies qui ont bouleversé le plus l'échiquier politique européen.
Il est raisonnable de dire que la Grande Armée a été défaite en grande partie plus par la déficience caractérisée de son Service de santé, par le mépris de l'administration et de l'état-major lui-même envers ce corps d'armée, par le manque d'hygiène, et par enfin les maladies, que par les combats eux-mêmes. Dans le plus total dénuement de moyens, ces officiers de santé sont parvenus, et ce n'est qu'une estimation, à remettre sur pied (s) environ 40 % de leurs blessés et malades, ce qui est, au vu des conditions et circonstances, réellement remarquable (Sandeau (b), 2004). Il convient de saluer leur mérite et de rendre hommage à ces hommes d'exception.

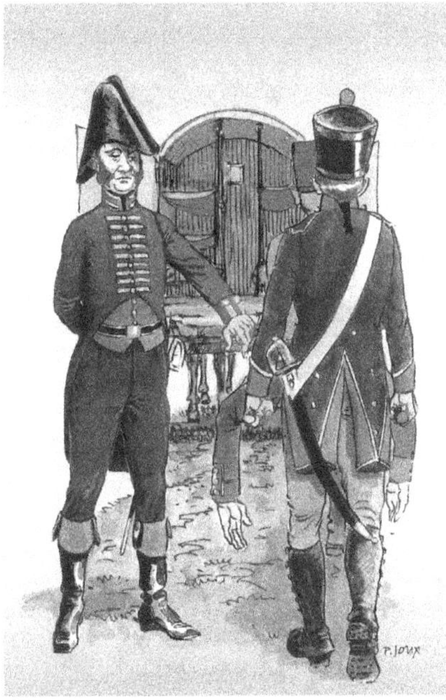

Uniforme d'un chirurgien du Service de santé de la Grande Armée
(© Jounieaux, 2010).

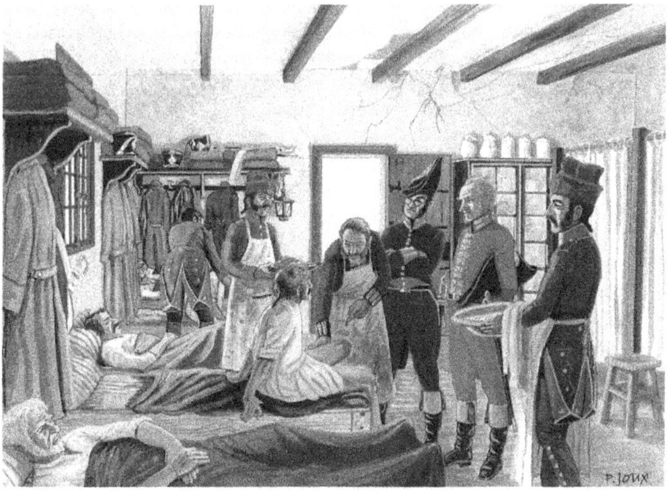

Infirmerie de la Grande Armée (© Jounieaux, 2010).

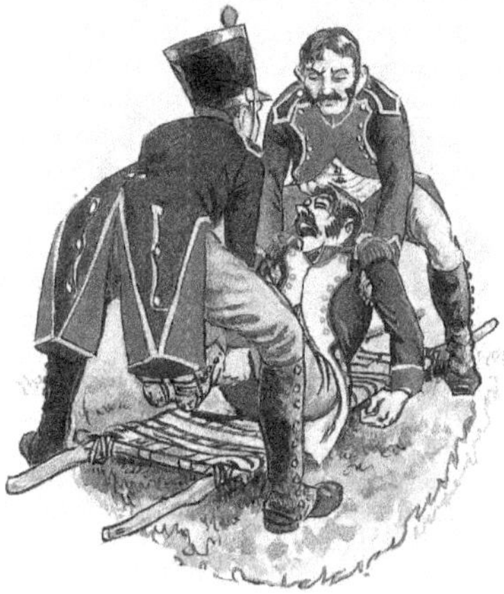

Brancardiers de la Grande Armée (© Jounieaux, 2010).

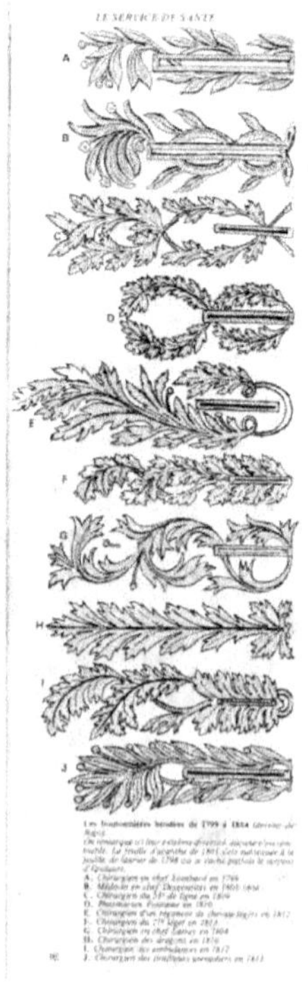

Epaulettes des chirurgiens de la Grande Armée (Rigo, 1978).

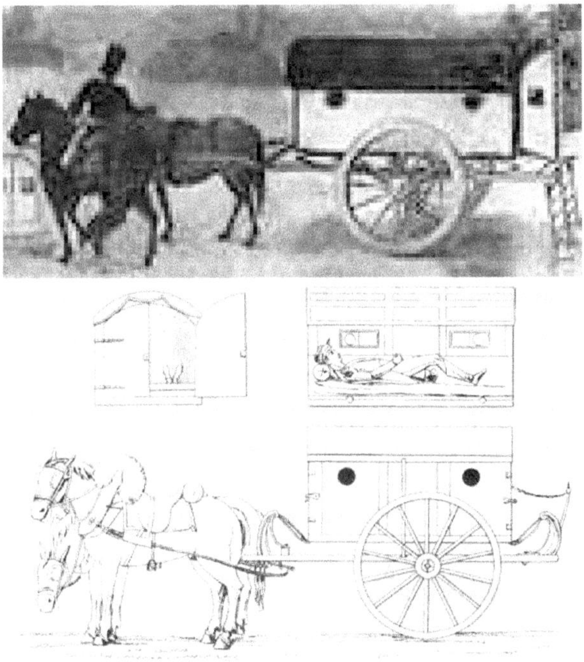

Ambulance volante de Larrey (domaine public).

Références bibliographiques :

Bibliothèque interuniversitaire de Santé (BIUS), communication personnelle, Paris, 2011.

De Faber du Faur C., *Campagne de Russie 1812*, Flammarion (éd.), Paris, 1812.

De Kerckhove J. R. L., *Histoire des maladies observées à la Grande Armée française pendant les campagnes de Russie de 1812 et d'Allemagne de 1813*, Imp. T.-J. Janssens, Anvers, 1836.

Ducoulombier Henri, *Le baron Pierre-François Percy, chirurgien de la Grande Armée*, Librairie Historique Teissèdre, Paris, 2004.

Jounieaux Pierre, communication personnelle, Aix-en-Provence, 2010.

Lemaire Jean-François, *Napoléon et la médecine*, François Bourin (éd.), Paris, 1992.

Lemaire Jean-François, *Les blessés dans les armées napoléoniennes*, Lettrage distribution, Paris, 1999.

Lemaire Jean-François, *La médecine napoléonienne*, Nouveau Monde/Fondation Napoléon (éd.), Paris, 2003.

Marchioni J., *Place à Monsieur Larrey, chirurgien de la Garde impériale*, Actes Sud (éd.), Arles, 2003.

Meylemans R., « Les maladies de l'Empire », in *Ambulance 1809 de la Garde impériale*, http://ambulance1809-gardeimperiale.ibelgique.com, 2010, pp. 1-6.

Meylemans R., « Les grands noms de l'Empire », in *Ambulance 1809 de la Garde impériale*, http://ambulance1809-gardeimperiale.ibelgique.com, 2010, pp. 1-16.
Musée de l'Armée, http://www.invalides.org, Paris, sans date.
Percy Pierre François, *Journal des campagnes du baron Percy*, Tallandier (éd.), Collection Bibliothèque napoléonienne, Paris, 2002.
Raoult Didier, « Les soldats de Napoléon battus par les poux : la biologie réécrit l'histoire », in *http://www.futura-sciences.com*, 2001-2010, pp. 1-6.
Riaud Xavier (a), « Les grandes expéditions maritimes, le scorbut et les dents », in *Histoire de la médecine bucco-dentaire*, L'Harmattan (éd.), Collection médecine à travers les siècles, Paris, 2010, pp. 23-31.
Riaud Xavier (b), « Epidémies et campagne de Russie de 1812 », in *The International Napoleonic Society*, Montréal, 2010, http://www.napoleonicsociety.com, pp. 1-3.
Rigo, « Uniformes du Service de santé », in *Uniformes*, Avril 1978, n° 42.
Sandeau Jacques (a), « La santé aux armées. L'organisation du Service et les hôpitaux. Grandes figures et dures réalités (1ère partie) », in *Revue du Souvenir napoléonien*, janvier 2004 ; 450 : 19-27.
Sandeau Jacques (b), « La santé aux armées. L'organisation du Service et les hôpitaux. Grandes figures et dures réalités (2ème partie) », in *Revue du Souvenir napoléonien*, janvier 2004 ; 450 : 27-37.

Pierre François Percy (1754-1825), chirurgien en chef de la Grande Armée

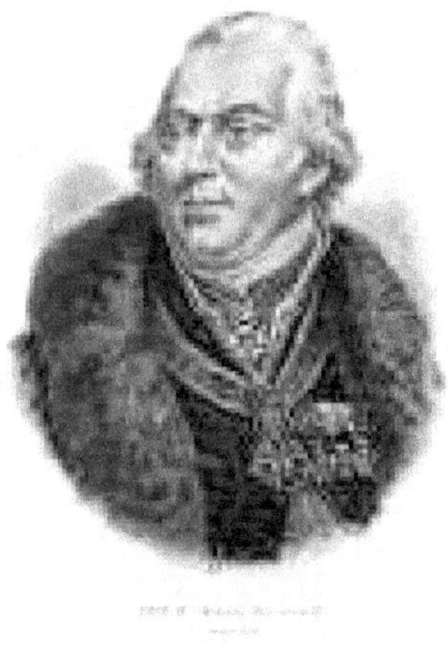

Pierre François Percy (Corlieu, 1896, © BIUS).

« Allez où la Patrie et l'Humanité vous appellent. Soyez y toujours prêts à servir l'une et l'autre et s'il le faut imiter ceux de vos généreux compagnons qui, au même poste, sont morts martyrs de ce dévouement intrépide et magnanime qui est le véritable acte de Foi des hommes de notre Etat. » Tels sont les propos que le baron Percy, alors chirurgien en chef de la Grande Armée, a tenu aux chirurgiens sous-aides en 1811 (Percy, 1904 et 2002).

Pierre François Percy est né à Montagney, le 28 octobre 1754. De père chirurgien militaire, c'est malgré ce dernier qui cherche à l'en dissuader qu'il s'oriente vers des études de médecine qu'il entame à Besançon, sa vocation étant manifeste (Meylemans R., 2010 ; Teyssou, 2011). Après une formation brillante où le jeune homme récolte tous les honneurs, il obtient son doctorat en 1775. Arrivé à Paris en 1776, il rencontre Antoine Louis dont il devient élève. Celui-ci lui permet d'entrer en contact avec la Société royale de chirurgie auprès de laquelle il présente deux mémoires qui sont salués. Il fait son service militaire et entre dans le corps de santé alors en création où il occupe la fonction d'aide-chirurgien major (Lemaire, 2003 ; Teyssou, 2011). Ayant acquis son brevet de chirurgien, il occupe très vite la fonction de chirurgien major du régiment de Berry-Cavalerie en 1782. Ayant revu un de ses frères devenu aumônier militaire, il ne quitte plus son exemplaire de la Bible à compter de cette période. Franc-maçon, il fonde la loge Les frères d'armes, Orient de Berry-Cavalerie (Teyssou, 2011). En 1785, son mémoire sur les ciseaux à incision, primé par l'Académie royale de chirurgie, est publié. En 1789, son mémoire sur l'allaitement artificiel du nouveau-né est primé par la Société royale de chirurgie (Lemaire, 2003).

En 1792, son œuvre essentielle paraît sous le titre évocateur *Manuel du chirurgien d'armée*.

Il est établi au rang d'officier de santé en chef de l'hôpital d'instruction militaire du Val-de-Grâce. Dans le même temps, il est nommé chirurgien en chef des armées de Moselle, de Sambre-et-Meuse et du Rhin que le général Moreau commande. En 1793, sous le feu de l'ennemi, en traversant le pont de Mannheim, Percy sauve un officier en le portant sur ses épaules (Lemaire, 2003). Au cours de son service, il met en place un corps de chirurgiens militaires chargés de récupérer et de soulager les soldats blessés au cœur des combats. Il se bat aussi pour faire approuver la convention des généraux Stair-Nouailles signée en 1743 par les commandants de ces armées, afin d'obtenir des garanties certaines de protection des hôpitaux des armées. C'est dans cette période mouvementée qu'il imagine un service de santé autonome, neutre et respecté dans sa neutralité par les Etats. Visionnaire avant l'heure, l'idée est reprise par Henry Dunant bien des années plus tard (Ducoulombier, 2004).

En 1796, Pierre François obtient la chaire de professeur à l'Ecole de médecine de Paris qui vient d'ouvrir ses portes. Il renonce à ce titre au profit d'un autre, estimant toute sa carrière durant qu'il n'a pas la fibre enseignante (Percy, 1904 et 2002).

A l'instar de Dominique Larrey qui invente l'ambulance volante en 1797, pendant la campagne d'Italie, Percy ne veut pas être en reste et met au point ce qui est vite appelé le Wurst (saucisse en allemand) en 1799. C'est un corps mobile de chirurgiens susceptibles d'intervenir directement au front, malgré les coups de feu de l'adversaire, pour apporter une aide aux blessés dans les plus brefs délais. Mais, leur transport nécessite des chevaux qui ne sont pas accordés par l'administration. Changeant son fusil d'épaule, l'éminent chirurgien innove en suggérant l'établissement d'un corps de chirurgiens des armées, d'une compagnie d'infirmiers et de bataillons d'ambulances. Si le principe est admis et instauré, le corps d'infirmiers ne voit le jour qu'en 1809 (Gourdol, 2010).
Il invente aussi un carquois chirurgical porté en bandoulière par les chirurgiens. Il permet à ceux-ci de se déplacer rapidement au plus proche des lignes ennemies pour opérer en urgence et éviter ainsi la gangrène autant que faire se peut. Cette « enveloppe » portative contient au minimum une scie et deux couteaux, mais peut recevoir jusqu'à 11 instruments. Pourtant, Percy est conservateur. Le spectacle des membres amputés le répugne. Malgré cela, il effectue la première désarticulation de l'épaule après résection de la tête humérale et crée le tire-balles (Gourdol, 2010).
Avec l'institution du Consulat, le nombre des hôpitaux se trouve diminué ainsi que le personnel soignant, les salaires et les prérogatives accompagnant les fonctions médicales instaurées lors de l'établissement de la nouvelle République. Percy monte en ligne et fait feu de tout bois, criant à l'infamie.
En 1800, il demande à Moreau de négocier avec le général autrichien Kray, l'inviolabilité des ambulances. Kray refuse (Lemaire, 2003).
En 1803, au moment où est envisagé un débarquement en Angleterre, il rejoint Boulogne pour participer aux préparatifs. Il est alors promu inspecteur du conseil de santé et est promu chirurgien en chef de la Grande Armée. Il participe à toutes les campagnes militaires de l'Empire (Ducoulombier, 2004). Présent à Austerlitz (1805), à Iéna (1806), à Eylau (1807), à Friedland (1807) et en Espagne (1808-1809), il est de tous les combats et s'efforce d'améliorer le sort des chirurgiens opérant dans des conditions de précarité qu'il estime indignes de la

médecine et des blessés opérés dans une insalubrité difficilement imaginable. Au lendemain de la déclaration de l'Empire, avec Desgenettes et Larrey, il est fait membre de la Légion d'honneur (Dupont, 1999). Par la suite, son dévouement, son abnégation au service des autres lui valent d'être nommé commandeur de la Légion d'honneur et baron de l'Empire après Wagram en 1809 (Ducoulombier, 2004).

En 1807, le médecin est élu membre de l'Institut et entre à l'Académie des sciences qu'il préside en 1821, et où il siège jusqu'à sa mort (http://cths.fr, 2010).

En 1813, associé à Larrey, Percy crée un corps de brancardiers militaires missionnés pour ramener les blessés du champ de bataille.

Après Wagram, atteint de cécité oculaire, la limite d'âge étant atteinte, il ne suit plus la Grande Armée et donne sa démission. Il décide de se focaliser sur l'enseignement à la Faculté de médecine de Paris. Pourtant, ayant retrouvé une seconde jeunesse, il rejoint en 1814, la Grande Armée, ou tout du moins ses vestiges, pour défendre le sol français. Son action est salutaire puisqu'il transforme les abattoirs de Paris en hôpital, ce qui permet à 12 000 blessés russes et prussiens d'être soignés (Percy, 1904 et 2002).

Au retour de l'Empereur de l'île d'Elbe, il gagne la Chambre des représentants. En 1815, à l'avènement de la monarchie, il est mis à la retraite sans ménagement. Toutefois, une ordonnance royale du 27 décembre 1820 le fait nommer membre honoraire de la section de chirurgie de l'Académie royale de médecine. Il siège aussi à l'Académie de chirurgie. De plus, son imagination bouillonnante lui fait créer les fils de suture métallique en 1820 (Gourdol, 2010).

Il termine sa vie en se consacrant à la culture de son jardin. Il meurt à Paris, le 18 février 1825. Il est enterré au Père-Lachaise, dans la 18ème division, 1ère ligne, U, 23 (http://www.appl-lachaise.net, 2005). Sur sa pierre tombale, l'épitaphe suivante apparaît : *« Il fut le père des chirurgiens militaires. »*

Son nom est gravé sur la 10ème colonne (pilier nord) de l'Arc de Triomphe de l'Etoile et est porté par l'hôpital d'instruction des armées Percy situé à Clamart, près de Paris (Bouchon L. A. & Grau D., 2008-2010).

Ses rapports avec Napoléon sont cordiaux et marqués d'un grand respect, d'une confiance non feinte et d'une franchise véritable. L'Empereur tient son chirurgien en très haute estime et prend pour argent comptant ses remarques quant aux soins délivrés aux blessés et la situation dans laquelle ceux-ci sont délivrés (Ducoulombier, 2004).

Publications :

Mémoire sur les ciseaux à incision, Paris, 1780 (couronné par l'Académie royale de chirurgie, en 1785).

Mémoire sur l'extraction des corps étrangers, couronné par l'Académie royale de chirurgie, en 1787, imprimé plus tard sous le titre de *Manuel du chirurgien d'armée*, la seconde édition étant parue en 1830.

Pyrotechnie chirurgicale-pratique, ou l'art d'appliquer le feu en chirurgie, couronné par l'Académie royale de Chirurgie, en 1792, imprimé en 1811.

Réponses du citoyen Percy aux questions épuratoires qui lui ont été proposées par la Commission de santé séante à Paris, Metz, 1795.

Mémoire sur les hydatides utérines et sur le part hydatique, lu à l'une des dernières séances publiques de l'Académie royale de chirurgie, imprimé en 1811.

Notice sur les autels et les tombeaux des anciens peuples du nord de l'Europe, Paris, 1811.

Mémoire sur des espèces d'amphores, dites tenajat, usitées de tout temps en Espagne, Paris, 1811.

Mémoire sur les vases réfrigérants appelés en Espagne Alcarazas, Bucaros ou Catimploras, Paris, 1812.

Mémoire sur l'ancienneté, l'origine et le fondement de la tradition qui a fait regarder comme mortelles les blessures aux aines, Paris, 1812.

Eloge historique de Sabatier, Paris, 1812.

Eloge historique d' Anuce Foës, Paris, 1812.

Mémoire sur cette question : « Les anciens avaient-ils des établissements publics en faveur des indigents, des orphelins ou abandonnés, des malades ou des militaires blessés, et, s'ils n'en avaient point, qu'est-ce qui en tenait lieu? » par Mrs. Percy et Willaume, couronné par la Société des Sciences, Belles-Lettres et Arts de Maçon, en 1812, imprimé à Paris, 1813.

« Despotats ou Brancardiers », par M. Percy (article extrait du *Dictionnaire des Sciences médicales*, tome VIII), Paris, 1814. Ajoutez ici un grand nombre d'articles sur presque tous les points, soit de *la chirurgie proprement dite,* soit de *la chirurgie militaire,* articles qui ont été insérés dans les divers tomes de ce même *Dictionnaire des Sciences médicales* (Sans auteur, 1835).

Autres écrits (Sans auteur, 1835) :
Mémoire sur cette question : « Quelles sont les différentes constructions des bistouris, et les raisons de leur variété, suivant les cas particuliers. Où convient-il d'en faire usage? De quelles corrections ou perfections seraient-ils susceptibles, et quelle est la méthode de s'en servir? », couronné par l'Académie royale de chirurgie, en 1786.
Bons effets du quinquina contre les bubons vénériens, adressé à la Société royale de Médecine, le 29 février 1780.
Ravages inouïs d'un coryza négligé, 1780.
Topographie de Béthune, 1782.
Observations sur les tumeurs enkystées, manuscrit adressé à l'Académie royale de chirurgie, en 1786.
Moyen simple et très avantageux dans la thérapeutique de la gonorrhée virulente, 1784.
Mémoire sur l'allaitement artificiel des enfants nouveau-nés, couronné par la Société royale de médecine, le 1er septembre 1789.
Observations sur le gorgeret fistulaire, manuscrit adressé au Directoire des hôpitaux, en 1789.
Observations sur une opération de taille laborieuse et faite en deux temps, mémoire adressé à l'Académie royale de chirurgie en 1789.
Mémoire sur cette question, proposée par l'Académie royale de chirurgie: « Déterminer la meilleure forme des diverses espèces d'aiguilles propres à la réunion des plaies, à la ligature des vaisseaux, etc. », 1790.
Observations zootorniques et pathologiques, relatives a la ligature des gros vaisseaux, spécialement dans l'anévrisme.
Mémoire sur la possibilité de réunir un nez, une oreille, ou un doigt, qui auraient été totalement séparés du corps, 1815.
Sur le méricisme ou rumination humaine, 1818.
Sur la perte du nez et ses réparations, 1819.

Sur la lueur phosphorescente qui se montre dans certaines plaies, 1819.
Notice biographique sur Copernic, 1824.

A cela, s'ajoute son *Journal des campagnes du baron Percy*, paru chez Plon-Nourrit (éd.), à Paris, en 1904. Mais aussi, une *Physiologie de la culotte, de la piquette et de la perruque*, 1812-1822 (Sans auteur, 1835).

Références bibliographiques :

Bibliothèque interuniversitaire de Santé (BIUS), communication personnelle, Paris, 2010.

Bouchon L. A. & Grau D., « Pierre-François Percy (1754-1825), commandeur de la Légion d'honneur, baron de l'Empire », in *http://www.napoleon-empire.net*, 2008-2010, pp. 1-4.

Corlieu Auguste, *Centenaire de la Faculté de médecine de Paris (1794-1894)*, Alcan – Baillère – Doin – Masson (éd.), Paris, 1896.

Ducoulombier Henri, *Le baron Pierre-François Percy, chirurgien de la Grande Armée*, Librairie historique Teissèdre, Paris, 2004.

Dupont Michel, *Dictionnaire historique des médecins dans et hors de la Médecine*, Larousse (éd.), Paris, 1999.

Gourdol Jean-Yves, « Baron Pierre-François Percy (1754-1825), chirurgien militaire français », in *http://www.medarus.org*, 2010, pp. 1-8.

http://cths.fr, « Percy Pierre François, baron », in *Sociétés savantes de France*, 2010, p. 1.

http://www.appl-lachaise.net, *Percy Pierre François, baron, (1754-1825)*, 2005, pp. 1-2.

Lemaire Jean-François, *Napoléon et la médecine*, François Bourin (éd.), Paris, 1992.

Lemaire Jean-François, *Les blessés dans les armées napoléoniennes*, Lettrage distribution, Paris, 1999.

Lemaire Jean-François, *La médecine napoléonienne*, Nouveau Monde/Fondation Napoléon (éd.), Paris, 2003.

Meylemans R., « Les maladies de l'Empire », in *Ambulance 1809 de la Garde impériale*, http://ambulance1809-gardeimperiale.ibelgique.com, 2010, pp. 1-6.

Percy Pierre François, *Journal des campagnes du baron Percy*, Plon-Nourrit (éd.), Paris, 1904.

Percy Pierre François, *Journal des campagnes du baron Percy*, Tallandier (éd.), Collection Bibliothèque napoléonienne, Paris, 2002.

Sans auteur, *Mémoires de l'Académie Royale des Sciences de l'Institut de France*, Imprimerie Firmin Didot Frères, Paris, 1835.

Teyssou Roger, *L'aigle et le caducée*, L'Harmattan (éd.), Collection Acteurs de la Science, Paris, 2011.

Nicolas Heurteloup (1750-1812), chirurgien en chef de la Grande Armée, successeur de Percy et baron d'Empire

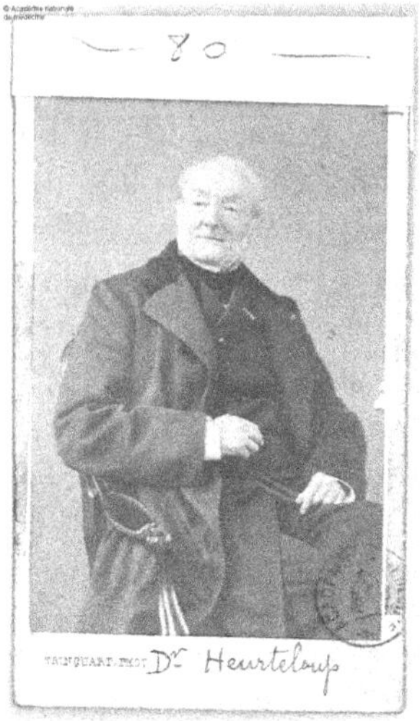

Nicolas Heurteloup (© Académie nationale de médecine).

Nicolas Heurteloup naît à Tours, le 26 novembre 1750. Dès sa plus tendre enfance, il est pris en charge par la nonne qui dirige la pharmacie de l'hôpital avoisinant. Elle parvient à décider son élève de s'orienter vers la chirurgie (Henry, 1957 ; Pinçon, 2000). Il entame ses études à l'hôpital de la Charité de Tours et les achève à l'Hôtel-Dieu de Paris (Dupont, 1999). Le jeune homme s'engage dans l'armée et rejoint le service de santé embryonnaire qui vient de voir le jour (Lemaire, 1992 et 2003). En 1768, il occupe la fonction de chirurgien sous-aide dans l'armée de Louis XV qui est stationnée en Corse. En 1782 (en 1770, selon Dupont (1999)), il prend la charge de chirurgien-major de l'hôpital de Bastia. En 1790 (en 1786, selon Dupont (1999)), il travaille en tant que médecin-chef à l'hôpital de Toulon. En 1792, il rejoint, avec le même grade, l'armée du midi et en 1793, il officie dans l'armée des Alpes (Lemaire, 1992 & 2003). Cette même année, il intègre le Conseil de santé et y siège jusqu'à sa mort (Thébaud, 2009 ; Meylemans, 2010). En 1795, il accompagne l'armée d'Italie. Il devient premier chirurgien des armées cette année-là. En 1808, déjà nommé inspecteur général du service de santé le 14 juin 1804, en même temps que Percy, Larrey et Desgenettes, il succède à Percy, atteint de cécité, et devient le chirurgien en chef de la Grande Armée, après avoir été même chirurgien consultant de l'Empereur au préalable (Henry, 1957 ; Dupont, 1999 ; Pinçon, 2000). En 1809, il organise les hôpitaux de Vienne et d'Ebersdorf où les blessés d'Essling (21 et 22 mai) et de Wagram (5 et 6 juillet) sont soignés (Dupont, 1999). Dans le bulletin de la Grande Armée, au lendemain de la bataille de Wagram, paraît une citation à l'ordre du jour rédigée par Napoléon lui-même qui insiste sur *« la manière dont la chirurgie a servi, et particulièrement les services du chirurgien-en-chef Heurteloup* (Lemaire, 1992 et 2003). *»* Jamais Percy ou Desgenettes n'avait eu pareil honneur. Il lui octroie un banquet et une médaille ornée de son éloge impérial (Lemaire, 1992 et 2003). Le 16 décembre 1810, Napoléon l'élève à la noblesse en le faisant baron d'Empire (Thiébaud, 2009). L'Empereur le promeut officier de la Légion d'honneur (Henry, 1957 ; Lemaire, 1992 ; Pinçon, 2000).

Il meurt le 27 mars 1812, atteint d'une paralysie consécutive à une affection cérébrale au moment où Napoléon décide de partir en guerre contre Alexandre Ier, le tsar de toutes les Russie, et après avoir cédé sa place à Larrey, le 12 février de cette année-là, au poste de chirurgien en chef de la Grande Armée (Henry, 1957 ; Lemaire, 1992 ; Dupont, 1999 ; Pinçon, 2000 ; Meylemans, 2010).

Il s'est battu jusqu'à son dernier souffle pour que les médecins militaires obtiennent la reconnaissance militaire qui leur était due, par l'obtention des grades militaires correspondant à leur mérite (Lemaire, 1992 & 2003). Il a aussi publié des mémoires sur le tétanos et sur l'inoculation de la vaccine à l'hôpital de Milan notamment, en 1801 (Dupont, 1999). Il y a peu de souvenirs répertoriés de ce praticien, mais, à l'unanimité de tous, ses mains étaient d'une finesse exceptionnelle au sens propre comme au figuré (Lemaire, 1992 et 2003). Reconnu comme un des meilleurs inspecteurs généraux du service de santé de l'armée française, il avait des talents administratifs remarquables et disposait d'une connaissance extraordinaire, et essentielle des hôpitaux militaires. Il était apprécié pour sa justice, sa douceur, sa bienveillance et son grand humanisme (Henry, 1957 ; Lemaire, 1992 ; Pinçon, 2000 ; Meylemans, 2010).

Références bibliographiques :

Académie nationale de médecine, communication personnelle, Paris, 2010.

Dupont Michel, *Dictionnaire historique des médecins dans et hors de la Médecine*, Larousse (éd.), Paris, 1999.

Henry René, *Un grand Tourangeau : le baron Nicolas Heurteloup, chirurgien en chef des armées de la Révolution et de l'Empire*, Centre médical d'études et de recherches (éd.), 1957.

Lemaire Jean-François, *Napoléon et la médecine*, François Bourin (éd.), Paris, 1992.

Lemaire Jean-François, *La médecine napoléonienne*, Nouveau Monde (éd.)/Fondation Napoléon, Paris, 2003.

Meylemans R., « Les grands noms de l'Empire », in *Ambulance 1809 de la Garde impériale*, http://ambulance1809-gardeimperiale.ibelgique.com, 2010, pp. 1-22.

Pinçon Charles, *Le baron Nicolas Heurteloup, premier chirurgien des armées de l'Empire*, ANRT (éd.), Lille, 2000.

Thiébaud Jean-Marie, « Médecins et chirurgiens, barons de l'Empire (1808-1813) », in http://www.editions-harmattan.fr, 2009, pp. 1-2.

« Je salue l'honneur et la loyauté qui passent » (Wellington, Waterloo, 1815)

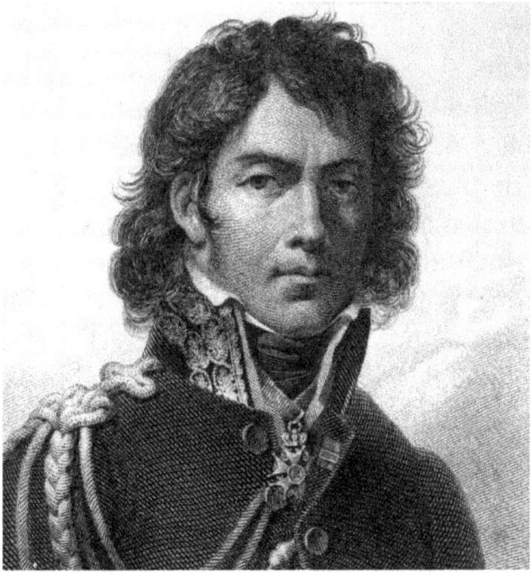

Dominique Jean Larrey (1766-1842), (© BIUS).

La *« Providence du soldat »*, surnom qu'il reçoit en Egypte, naît à Beaudéan, le 7 juillet 1766. A 14 ans, son père venant de décéder et sur la recommandation de l'abbé Grasset qui l'a pris en charge, il quitte le domicile familial, et rejoint son oncle Alexis, chirurgien en chef de l'hôpital la Grave de Toulouse, qui lui enseigne la médecine pendant 6 ans, après avoir suivi une scolarité au collège de l'Esquille des Frères de la doctrine chrétienne (Vayre & Ferrandis, 2004). Il n'a pas 19 ans lorsqu'il devient prosecteur. Il vivait jusque-là en étant le répétiteur de ses amis étudiants. En 1785, il obtient le premier prix de la Société Saint-Joseph de la Grave et est désigné « professeur-élève » (Gourdol, 2010). Au concours d'aide-major, en 1786, il arrive majeur de sa promotion. Il soutient aussi cette année-là, une thèse sur *La carie des os*. Il reçoit la médaille de vermeil de la cité de Toulouse (Vayre & Ferrandis, 2004). Désargenté, il gagne la capitale à pieds et suit les cours de Dessault à l'Hôtel-Dieu. En 1787, il intègre l'Ecole navale de Brest, puis embarque sur la Vigilante le 4 octobre, après avoir obtenu un concours de chirurgien auxiliaire dans la marine royale, où il est classé premier. C'est à bord de la *Vigilante* qu'il se soumet au concours de chirurgien-major où il est reçu sans aucune difficulté. De retour d'un voyage jusqu'à Terre Neuve, l'équipage est au complet. Ses directives hygiéniques drastiques ont été respectées à la lettre. Il apprend à y travailler vite et bien, dans un local exigu. Sujet au mal de mer, il demande son licenciement de la marine (Marchioni, 2003 ; Vayre & Ferrandis, 2004). De nouveau à Paris, le 25 novembre 1788, il suit une fois de plus les cours de Dessault et de Sabatier, ce qui l'amène à être reçu premier au concours d'aide-major de l'hôpital des Invalides en 1789. Il est écarté du poste au profit d'un autre qui a les faveurs du gouverneur. C'est à cette époque qu'il devient très ami avec Corvisart et Bichat. En 1789, il participe à la prise de la Bastille avec les étudiants de l'Ecole de chirurgie. En 1791, un second poste de chirurgien aide-major se libère aux Invalides. Sabatier, scandalisé par l'évincement de Larrey en 1789, au même poste, se démène pour aider son poulain à obtenir ce concours. Devenu chirurgien-major du district de Saint-André-des-Arts, il s'occupe de soulager les blessés du Champ-de-Mars. Paris devient invivable. Il part pour Brest où ses amis de la marine le pressent de reprendre du service. Arrivé au port, Sabatier, encore lui, lui écrit pour lui signaler qu'un poste gagnant-maîtrise est vacant, lui ouvrant les portes de l'enseignement. Larrey revient aussitôt dans la capitale. En avril 1792, il arrive à Strasbourg et rejoint l'armée de Kellermann au grade de chirurgien major des hôpitaux, où, dans un premier temps sous les ordres de Percy, il parvient, par son courage, à occuper des fonctions similaires aux siennes (Dupont, 1999). En 1792, à la bataille de Spire, véritable baptême du feu, il applique sur le terrain, les préceptes de la chirurgie navale (http://www.cheminsdememoire.gouv.fr, sans date). Il réalise d'ailleurs sous le regard attentif de Coste, Sabatier et Parmentier, trois inspecteurs généraux du service de santé, une désarticulation de l'épaule sur l'un de ses blessés

(Lemaire, 1992 et 2003). Pendant les périodes de repos, il transmet son savoir à d'autres médecins. Ainsi, créée-t-il un cours de perfectionnement d'anatomie et de chirurgie pratique, à Mayence en 1793, où il est nommé officiellement à la direction chirurgicale du Service de santé de l'armée (Marchioni, 2003 ; Meylemans, 2010). Il invente 3 types d'aiguilles à suturer les plaies du cou et de la face qui lui valent de recevoir la médaille d'or de l'Académie de chirurgie. Il milite activement pour que le médecin se porte au devant du blessé. Sa conviction est profonde au point qu'il créée un corps de brancardier et d'ambulancier, mais aussi, une ambulance volante à cheval qui sillonnent les champs de bataille dans toute l'Europe, à partir de 1793, qui le distingue (Lemaire, 1992 et 2003 ; Marchioni, 2003). C'est d'ailleurs la première fois qu'un chirurgien est aperçu au cœur des combats. Le 22 juin 1793, pour sa conduite héroïque au feu, Larrey est cité à l'ordre de l'armée. Il a rallié des déserteurs et a attaqué une position ennemie. Là, sous les balles adverses, il a délivré ses soins sur les blessés. Le 25 juillet, Danton, apprenant la victoire des forces françaises, rend hommage à Larrey pour ses bons soins donnés dans des conditions si précaires et si dangereuses. Marchioni (2003) dit de lui : *« Petit dormeur de tempérament, il opère souvent avec facilité jusqu'à 4 heures du matin et pourra pratiquer deux cents amputations vingt-quatre heures durant ! »* Extrêmement rigoureux en matière d'hygiène, il se frictionne tous les jours le corps d'eau vinaigrée.

En 1794, de retour à Paris, son système d'ambulances volantes est unanimement salué par la Comité de salut public. Il est promu au rang de chirurgien en chef de l'armée de Corse stationnée à Toulon (Vayre & Ferrandis, 2004). De retour à Paris, il doit en partir précipitamment pour éviter une possible arrestation. Il est reconnu qu'il a recueilli et soigné un prince autrichien sur le front, ce qui n'est pas acceptable aux yeux des représentants de la République naissante. Sauvé in extremis par un ami de son oncle qui siège au Comité, il rejoint donc Toulon sans tarder et c'est, dans cette ville, qu'il rencontre pour la première fois Bonaparte. Avant de partir, le 4 mars 1794, il a eu le temps de se marier.

Très vite, il se voit réorganiser le grand hôpital de Nice qui accueille les blessés de l'armée d'Italie. Son travail est alors salué par la Comité de salut public. Après une excursion en Espagne où le jeune médecin peut étudier les effets du froid de l'hiver sur les membres des soldats, il est rappelé à Toulon en 1795. Très vite inutile, il est muté sur Paris où il revient pour assister à l'accouchement de sa femme. L'enfant prénommé Félix-Hippolyte décède trois semaines après. Lors des émeutes de la capitale, Larrey commande aux ambulances attachées à l'armée (Marchioni, 2003). Le 3 juillet 1795, il est de nouveau affecté à la garnison de Toulon. Aussitôt, il organise un enseignement d'anatomie avec dissections sur cadavres avec lesquels il effectue des préparations anatomiques destinées à ses jeunes confrères. C'est à cette époque qu'il publie un *Mémoire sur l'anthrax* qui lui confère une certaine notoriété. Cette année-là, il devient professeur à l'Ecole de santé du Val-de-Grâce où il enseigne l'anatomie et la médecine opératoire (Gourdol (2010) affirme qu'il s'agit d'anatomie et de chirurgie militaire et qu'il est le premier nommé à cette nouvelle chaire), sous les ordres de Coste qui la dirige. Il a 30 ans. Il devient aussi chirurgien en chef de l'hôpital du Gros-Caillou et des Invalides (Dupont, 1999). A l'orée de l'année 1797, il est affecté à l'armée d'Italie et est présent à tous les combats de cette campagne. Napoléon salue chaleureusement son dévouement et, surtout, l'esprit d'organisation que le médecin a insufflé au Service de santé. Larrey y imagine des ambulances volantes rapides et légères, capables de se déplacer sur tout le front. Marchioni (2003) décrit l'ensemble avec précision : *« une équipe chirurgicale à cheval : 3 chirurgiens, 1 infirmier, tous montés, suivis de mulets de bât transportant du matériel médico-chirurgical à l'aller et les blessés au retour disposés dans des paniers rudimentaires. La forme définitive constitue la Légion de l'ambulance à 3 divisions. L'une au centre du champ de bataille ou à l'avant-garde, dirigée directement par Larrey, la seconde à l'aile droite et la troisième à l'aile gauche. Chacune peut renforcer ses homologues en fonction de l'évolution des combats et de l'afflux des blessés. »* Le même auteur (2003) ajoute : *« Tout est prévu pour secourir le dixième des effectifs engagés. On compte au sein de chaque division 15 chirurgiens, 40 infirmiers dont 12 à cheval et 13 aides soignants. Chaque infirmier à pied porte un sac en cuir à plusieurs compartiments contenant des appareils à pansement de réserve. Le chirurgien ou infirmier à cheval porte, au lieu des deux fontes pour les pistolets, deux sacoches et un portemanteau en cuir destinés à transporter les trousses d'instruments d'urgence et les premiers pansements. 25 conducteurs dont un maréchal-ferrant et un sellier complètent ce personnel d'une centaine de personnes par division. »* Chaque division comporte 12 véhicules à 2 ou à 4 roues. C'est Larrey qui facilite la rencontre, en 1797, entre Bonaparte et Desaix dont il est un ami depuis l'armée du Rhin. Bonaparte satisfait de ses travaux lui demande d'inspecter les hôpitaux d'Italie du nord et de s'assurer du degré de compétence des jeunes chirurgiens de l'armée (Marchioni, 2003). En juin 1797, Dominique éradique une épidémie de typhus qui décime les équipages français par des mesures d'hygiène simples et strictes. Ayant rejoint Udine et l'armée de Masséna prête à en découdre avec les Autrichiens, il s'improvise vétérinaire et stoppe les avancées d'une épidémie de charbon chez les chevaux du contingent. A la fin de l'année, Larrey regagne Paris. Il y retrouve sa chaire au Val-de-Grâce (Marchioni, 2003).

Le 22 mars 1798, Larrey, en compagnie de Desgenettes, quitte Paris. Il vient d'être muté à l'armée d'Angleterre. Mais, la diligence qui les transporte les emmène directement à Toulon où les deux hommes embarquent à bord de *L'Orient*, le vaisseau amiral d'une expédition vers l'Egypte fomentée par le général Bonaparte. Il y occupe naturellement le poste de chirurgien en chef du contingent militaire en partance. Sur le navire, le futur empereur crée deux commissions dont une des sciences et l'autre, des arts.

Le Directoire assure l'autonomie aux médecins de l'armée. Larrey n'en demandant pas plus écrit à son oncle qui lui communique la liste de 108 chirurgiens désireux de participer à l'expédition. Ils sont formés en urgence à l'hôpital militaire d'instruction de Toulon, puis au cours du voyage. Pour le matériel, le chirurgien met à contribution tous les corps de métier de la ville. Le 19 mai, les bateaux larguent les amarres. Les troupes débarquent sur la terre des pyramides dans la nuit du 1er au 2 juillet 1798. Arrivé à Alexandrie, Larrey organise, aussitôt et, dans l'urgence, un hôpital de fortune. Avant de quitter la ville, en cela, aidé de Bonaparte qui réquisitionne une villa à cet effet, il structure un vrai hôpital qui fonctionne à plein régime dès son ouverture (Marchioni, 2003). Souffrant de soif et de chaleur au milieu des soldats, son matériel volé par des bédouins, Larrey et ses confrères traversent à pieds, le désert les amenant aux portes du Caire en portant leur matériel sur le dos. Au cours du périple, ils rivalisent d'imagination pour aider les Français désespérés par l'excursion qui se révèle très dure. Lors de la bataille des Pyramides, Larrey organise un gigantesque hôpital dans la demeure fastueuse de Mourad Bey, défait. Il n'hésite pas à recommander certains de ses hommes, à demander des récompenses pour eux. Il opère 24 heures durant sans se reposer, sans s'alimenter, juste parce que ses hommes blessés ont besoin de lui. Sa réputation d'homme de cœur est alors connue dans toute l'armée. C'est aussi pendant cette campagne qu'il expérimente sa technique d'amputation par désarticulation de la tête d'humérus. Au Caire, il ouvre un hôpital dans le palais d'Ibrahim Bey pour les pauvres et les indigents, selon les préceptes d'Avicenne, l'illustre médecin arabe.

Pourtant, à la création de l'Institut d'Egypte, Larrey n'y siège pas. Les médecins de la section de physique et de science naturelle débattent, cherchent et émettent des mémoires faisant la synthèse de leurs trouvailles. Les sujets portent notamment sur l'hygiène, l'alimentation ou les épidémies. Ainsi, en est-il de Larrey qui publie plusieurs traités qui établissent sa réputation scientifique jusqu'en France où ses travaux sont reconnus (Marchioni, 2003).

Larrey crée une école pour les jeunes chirurgiens de l'armée. Il y enseigne l'anatomie, la médecine opératoire et la chirurgie générale. Il combat le tétanos et la peste lors de l'expédition en Syrie. Il comprend alors toute l'importance de l'hygiène des troupes (Vayre & Ferrandis, 2004). Il réforme son ambulance volante. Les blessés sont donc évacués à dos de chameau. Lors de la révolte du Caire, Larrey se dépense sans compter pour soigner les blessés et risque plusieurs fois sa vie pour cela. Il pleure de nombreux élèves et amis qui sont tués par les révoltés. Au départ de Bonaparte, il décide de rester avec Kléber pour soigner ses malades et ses blessés (Dupont, 1999). Mais, avant le départ de futur empereur, sous l'injonction de Larrey, le général décrète une équivalence de grade qui est une vraie révolution pour le Service de santé. Les médecins de 1ère classe sont assimilés aux commandants et ceux de 2ème ou de 3ème classe, aux capitaines. Leur situation est régularisée par un brevet agrémenté d'une solde au sein de l'armée (Marchioni, 2003). Le 30 janvier 1799, les premiers cas de peste sont signalés. Larrey applique des mesures d'hygiène d'une rigueur extrême. A Jaffa, Larrey s'évertue à isoler les malades atteints de la mort noire et à appliquer des mesures d'hygiène sévères. Le 22 mars, lors du siège de Saint Jean d'Acre, il envoie une directive à tous les chirurgiens afin de définir une conduite unique pour lutter efficacement contre la peste qui fait des ravages dans l'armée française. Au cours de l'assaut, il est blessé une seconde fois et malgré tout, il poursuit ses soins sur les remparts acclamés par le cœur des soldats (Marchioni, 2003).

Larrey est élu au sein de l'Institut, le 4 juillet 1799, dans la section de physique. Dans la même année, il publie son mémoire de 38 pages intitulé *Mémoire sur le tétanos traumatique* consécutif à l'observation des blessures engendrées par les projectiles turcs, qui fait grand bruit. En 1798, sans en être membre, il avait fait paraître son *Mémoire sur l'ophtalmie endémique en Egypte* qui avait déjà été consacré (Marchioni, 2003). En 1800, c'est autour du *Mémoire sur la fièvre jaune, considérée comme complication des plaies d'arme* à feu de paraître. Suivent *De hepatitis* et *L'atrophie des testicules*. Kléber le charge d'inspecter les hôpitaux du delta et de proposer de l'avancement aux médecins méritants, ce que Larrey s'empresse de faire. Le 21 mars 1801, à Canope, alors que le général Menou s'enlise contre les Anglais fraîchement débarqués, menacé par la charge d'un régiment de dragons, Larrey s'enfuit en portant le général Silly, qu'il vient d'amputer, sur son dos et parvient à le sauver. Alors qu'Alexandrie est assiégée par les Britanniques, une épidémie de scorbut apparaît. Les mesures alimentaires et hygiéniques préconisées par Larrey ont raison de tous les symptômes. Il déplore très peu de morts en définitive.

En 1801, il autopsie le corps de l'assassin de Kléber, l'embaume et le fait exposer au Musée d'histoire naturelle (Marchioni, 2003). Il aurait embaumé le corps de Kléber également (Vayre & Ferrandis, 2004). Lors de la reddition, Menou parvient à négocier avec les Anglais, la conservation des archives, mémoires et collections amassées en Egypte, qu'il ramène en France (Beaucour, 1970). Larrey, notamment, conserve ses notes qu'il destine à publications dès son retour en France et ses collections de crânes, et de momies (Marchioni, 2003). A son retour d'Egypte, Larrey fait connaître un mémoire sur *l'Ophtalmie endémique*. Il rencontre le futur Napoléon, en mars 1802. Il lui présente, en souhaitant lui dédier, sa *Relation chirurgicale de l'expédition d'Orient* qu'ému, le Premier Consul reçoit et transmet aussitôt à son secrétaire en lui ordonnant de le publier dans la *Description d'Egypte* (Marchioni, 2003). Dans cet ouvrage, il publie aussi en 1809, un *Mémoires et observations sur plusieurs maladies qui ont affecté les troupes de l'armée française pendant l'expédition d'Egypte et de Syrie et qui sont endémiques dans ces deux contrées* (*Etat moderne*, tome 1, pp. 427-524), et en 1812, une *Notice sur la conformation physique des Egyptiens et des différentes races qui existent en Egypte, suivie de quelques réflexions sur l'embaumement des momies* (*Etat moderne*, tome 2, pp. 1-6) (Viel & Fournier, 1999)[4].

Le 10 mars 1803, la loi réformant la médecine, dont les principaux préceptes ont été dictés par Fourcroy, voit le jour. Dominique a contribué dans une large mesure à son édification puisqu'il a participé aux travaux d'écritures.

En 1803, il soutient aussi sa thèse de médecine qui porte le titre : *Des amputations des membres à la suite des coups de feu* (http://www.cheminsdememoire.gouv.fr, sans date). Il devient le premier docteur en chirurgie (Vayre & Ferrandis, 2004). Sa thèse connaît un tel succès qu'il s'empresse de l'offrir à Bonaparte.

En 1804, nouvelle promotion. Il est chirurgien en chef de la Garde impériale. Il opère en première ligne, au front, quelque soit le temps. Il est omniprésent (Dupont, 1999 ; Meylemans, 2010). Le 15 juillet 1804, il est fait officier de la Légion d'honneur par le futur Napoléon et est décoré en l'église des Invalides (Vayre & Ferrandis, 2004). Sur le plan littéraire, l'année est aussi prolifique. En effet, il publie *De éléphantiasis*,

---

[4] Cet épisode, déjà mentionné dans le chapitre « Berthollet, Bonaparte et l'Institut d'Egypte », situé au début de l'ouvrage, est rappelé, ici, afin d'être le plus complet possible sur l'histoire du chirurgien Dominique Larrey.

Du sarcocèle et *Des plaies de poitrine*. Larrey est présent lors du sacre de Napoléon, le 2 décembre 1804. Le soir même, dans une note écrite, il prédit *« sa perte et la ruine de la France »* (Marchioni, 2003).
En 1805, à Ulm, à Echingen et à Austerlitz, tous les blessés sont opérés sur le terrain. A la veille d'Austerlitz, l'Empereur lui confie la direction de l'intégralité du Service de santé de l'armée, Percy étant occupé à d'autres tâches. Le chirurgien risque plusieurs fois sa vie sur le champ de bataille. Les ambulances volantes sont d'une efficacité exceptionnelle. Cette même année, il devient inspecteur général du Service de santé (Gourdol, 2010). A Vienne, il visite les hôpitaux et met en place des mesures d'hygiène très strictes pour éradiquer toute épidémie.
A la fin février 1806, il est de retour à Paris. Il en profite pour publier une *Notice sur l'anévrisme* à la Société de l'Ecole de médecine, puis une *Notice sur les causes spontanées de l'hémorragie active artérielle* et enfin une *Notice sur une épilepsie cérébrale*. La même année, à Iéna, Larrey instaure la sélection des blessés en fonction de la gravité de leur état, mais mis en réserve avec la Garde impériale, il ne participe pas au combat pour la seule et unique fois de l'épopée napoléonienne (Vayre & Ferrandis, 2004).
Cette année-là, il préside à la Société de médecine de Paris dont il est membre depuis sa fondation en 1796 (Vayre & Ferrandis, 2004 ; Gourdol, 2010).
En 1807, à Eylau, il effectue 800 amputations en trois jours (http://www.cheminsdememoire.gouv.fr, sans date). Trois jours durant, par un froid glacial, il opère sans jamais s'arrêter. Sur les 7 000 Français et 5 000 Russes opérés, 91% ont guéri. Il est élevé au rang de « commandant » de la Légion d'honneur (Marchioni, 2003). Napoléon lui remet ses insignes et son épée personnelle, directement sur le champ de bataille. En 1807, après la bataille de Friedland, c'est sur les conseils médicaux avisés de Larrey que Napoléon porte la conscription à 20 ans. De retour à Paris, Larrey reprend ses fonctions de chirurgien en chef de l'hôpital de la Garde. Il publie aussi un *Mémoire sur la gangrène sèche causée par le froid, ou gangrène de congélation* tiré de son expérience recueillie à Eylau. Arrivé en 1808, sur le sol espagnol, il organise les hôpitaux madrilènes, évalue les

officiers de santé mis à disposition et ouvre une école de chirurgie accessible aux Espagnols également. Lors de la révolte de Madrid, les infirmiers espagnols veulent achever les blessés. Larrey s'interpose et empêche le massacre en armant ses blessés qui font feu sur les insurgés. Le chirurgien demande, par ailleurs, à Valladolid, la création d'un hôpital pour l'ennemi, ce qui constitue une première (Gourdol, 2010). En mars 1809, atteint de typhus, il doit s'aliter et, de fait, rentre à Paris (Vayre & Ferrandis, 2004). Le 18 septembre 1808, naît son deuxième fils, Félix-Hippolyte, qui aura un parcours médical similaire à son père, mais auprès de Napoléon III.

En mai de cette année-là, à Essling, il ampute le général Lannes qui décède 8 jours après. Très attaché à cet homme, Larrey accuse le coup. En juillet, à Wagram, il opère 1 200 blessés et pratique 300 amputations. 45 seulement décèdent. Napoléon en fait un baron d'Empire et lui attribue une rente annuelle de 5 000 francs (Vayre & Ferrandis, 2004). Il utilise le froid pour anesthésier ses patients et entreprend de les évacuer aussitôt que possible pour éviter les infections de leurs plaies. Il écrit à sa femme cette année-là : *« Plus de 10 000 blessés sont passés dans nos ambulances, j'ai mis cinq jours et cinq nuits à opérer et à faire les pansements d'urgence...* (Lemaire, 1992 & 2003)»

A la fin 1809, il reprend ses fonctions au Gros-Caillou (Marchioni, 2003).

Au début de l'année 1812, Larrey publie ses *Mémoires* qu'il étoffe de nombreux recueils à caractère strictement médical (Marchioni, 2003). Il envoie son livre aux monarques européens qui l'en félicitent, à commencer par Napoléon qui est le premier à le recevoir.

Le 12 février 1812, sur décret de l'Empereur, il succède à Heurteloup au poste de chirurgien en chef de la Grande Armée. Le 2 avril, il est à Berlin. Aussitôt, il ouvre une école de chirurgie et de premiers soins afin de former rapidement les jeunes chirurgiens nouvellement arrivés au service de santé. Alors que la Grande Armée s'engage lentement en Russie, la pénurie se fait déjà terriblement ressentir dans le service du chirurgien. En août, Larrey est sévèrement tancé par Napoléon pour la première fois, qui lui reproche la pénurie en matériel. Ne pouvant pas se défendre, le médecin décide de lui écrire et de se plaindre de l'intendance. Napoléon, quelques jours après, s'excuse et lui assure de son amitié. Habitué à être combatif et imaginatif, il brille particulièrement lors de cette campagne. Il ampute 200 hommes en un jour, lors de la bataille de la Moskova, dont une intervention est effectuée en moins de deux minutes. Pendant toute la durée de la campagne, il tient un journal d'une précision extrême (Dupont, 1999). A Moscou, pourtant, Napoléon lui reproche de ne pas avoir su *« administrer sa partie* (Lemaire, 1992 et 2003). *»* Malheureusement, tout manque. *« C'est à Larrey que revient le mérite d'avoir érigé en système, le principe de tri et du classement des blessés par ordre d'urgence lors de leur arrivée massive* (Marchioni, 2003)... *»*, classement toujours en vigueur au XXème siècle, au cours des deux conflits mondiaux notamment. Lorsqu'il quitte la capitale, Larrey doit, à regrets, laissés les malades et blessés intransportables à la garde de quelques chirurgiens. Harcelés, la retraite des soldats français ressemble plus à une débâcle. Après le passage épique de la Bérézina où il est près de mourir sans l'intervention des hommes de la Grande Armée, ayant fait le choix de sauver un maximum de matériel et de blessés, après être passé à cet effet dans les derniers, Larrey rejoint Königsberg, le 21 décembre. Il est atteint de fièvre typhoïde. Grâce à des bons soins, il guérit. Le corps chirurgical de la Grande Armée a été détruit à 66 % suite à la campagne de Russie. Tout est à reconstruire (Marchioni, 2003).

Alors qu'une place se libère à l'Institut, il choisit de laisser Percy y être élu à sa place. Il intervient personnellement auprès du tsar Alexandre Ier pour qu'il rende sa liberté à Desgenettes en 1813, après qu'il ait été capturé. En 1813, il parvient à sauver 2 632 jeunes soldats, nouvelles recrues, du peloton d'exécution ordonné par l'Empereur lui-même, alors qu'ils sont convaincus de blessures volontaires, ceci à Lützen et à Bautzen où il réalise là, ce qui est considéré comme la première expertise médico-légale (http://www.cheminsdememoire.gouv.fr, sans date). Larrey démontre au sein d'un jury de chirurgiens et d'officiers supérieurs, avec une telle conviction qu'il s'agit de blessures involontaires par manque d'expérience, que Napoléon accepte de revenir sur sa décision (Vayre & Ferrandis, 2004). De mauvaise humeur, malgré tout, l'Empereur lui donne l'accolade à l'issue de cette affaire, mais quelques jours plus tard, comprenant qu'il allait commettre un crime impardonnable, il fait envoyer au chirurgien de nombreux présents et lui octroie une pension de 3 000 francs (Marchioni, 2003). Enfin, les statistiques du Service de santé relatées, dans ses *Mémoires*, par Larrey, sont exceptionnelles. En effet, il a sauvé 89 % de ses malades.

Lorsque Napoléon abdique, Larrey décide de l'accompagner en exil, mais l'Empereur refuse estimant qu'il sera plus utile auprès des soldats de la Garde (Vayre & Ferrandis, 2004). De fait, il occupe toujours ses fonctions au Gros-Caillou et en tant qu'inspecteur général du Service de santé. Lorsque Napoléon revient en France, après s'être échappé, Larrey l'attend fidèlement. Pourtant, c'est Percy qu'il nomme au poste de chirurgien en chef de la Grande Armée (Marchioni, 2003). Blessé, il refuse de suivre l'armée et se cloître chez lui. Pourtant, les arguments impériaux ont vite raison de lui. Il finit par rejoindre la Garde (Marchioni, 2003).

Au cours de la bataille de Waterloo, alors qu'il est au feu à récupérer et soulager les blessés, Wellington l'aperçoit, et fait en sorte que la zone où le chirurgien se trouve ne soit plus menacée par les tirs de ses hommes. Blessé et capturé, il est à deux doigts d'être exécuté, mais identifié, Blücher, reconnaissant que Larrey ait sauvé son fils en 1813, le raccompagne à Louvain (Dupont, 1999). Après une inspection des hôpitaux de Bruxelles, il gagne Paris qu'il rejoint le 15 septembre 1815 (Vayre & Ferrandis, 2004).

Sous la Restauration, il devient chirurgien de la Garde royale après avoir été tout de même quelque peu inquiété (http://www.cheminsdememoire.gouv.fr, sans date). Il est démis de ses fonctions d'inspecteur général du Service de santé. En 1815, il est question de le déchoir de son poste hospitalier, ce qui constitue une mesure très grave. Il rédige un rapport faisant le bilan de sa carrière qui est remis à la Commission d'examen qui doit statuer sur son sort (Marchioni, 2003). Il obtient gain de cause et est maintenu dans ses fonctions, le 27 novembre 1815. Toutefois, il ne perçoit qu'une demi-solde. Il ne recouvre l'intégralité de sa pension qu'en 1818 (Marchioni, 2003). Il est élu à l'Académie royale de médecine, à sa création, en 1820, à l'Académie des sciences en 1829, 25 ans après sa première candidature, où il succède à Pelletan (Lemaire, 1992 et 2003).

De 1826 à 1836, il est professeur à l'Ecole militaire du Val-de-Grâce (Meylemans, 2010 ; Gourdol, 2010). En 1826, il voyage avec son fils en Irlande, en Angleterre, puis en Ecosse où il rencontre ses confrères britanniques qui l'accueillent avec joie et honneur (Marchioni, 2003).

Lors de la révolution de 1830, il est encore chirurgien en chef de l'hôpital du Gros-Caillou. Il soigne les blessés des émeutes de juillet 1830. Il s'interpose et refuse de livrer ses patients (Vayre & Ferrandis, 2004).

Il est promu chirurgien en chef de l'hôtel royal des Invalides en 1831, après avoir réintégré sur l'ordre de Louis-Philippe, le Conseil de santé (Vayre & Ferrandis, 2004). En 1832, il structure le Service de santé belge, à la demande du roi des Belges. En 1835, il lutte contre le choléra lors de l'épidémie qui prolifère à Marseille. Devenu autoritaire, impatient et intolérant, il est missionné à l'étranger pour l'éloigner, puis mis à la retraite en 1838 (Vayre & Ferrandis, 2004). Il en conçoit une profonde amertume. Il n'exerce plus alors qu'en privé (Meylemans, 2010). Affublé de son uniforme de Wagram, il est enfin évidemment présent lorsque les cendres de Napoléon sont rapatriées en France, en 1840.

Le 25 juillet 1842, il décède à Lyon, alors qu'il revient d'une tournée d'inspection harassante des hôpitaux d'Algérie. Sa femme était morte quelques jours auparavant sans qu'il le sache. Le 8 août 1850, est inaugurée au Val-de-Grâce, une statue de Dominique Larrey sculptée par David d'Angers (Vayre & Ferrandis, 2004). Une autre a été érigée à l'Académie nationale de médecine en 1856. Une troisième enfin existe à Tarbes. Ses cendres ont été transférées du Père-Lachaise aux Invalides, en 1992, selon Gourdol (2010). Son nom figure sur la 30ème colonne du pilier sud de l'Arc de Triomphe (Meylemans, 2010 ; Gourdol, 2010).

Il a été présent lors de toutes les campagnes de la Grande Armée : soit 25 campagnes, 200 affrontements, 40 batailles. Il a été blessé à six reprises au feu (Marchioni, 2003).

Humaniste confirmé, il ne compte pas son temps et n'économise jamais son énergie au service des blessés. Qu'ils soient amis ou ennemis d'ailleurs, peu lui importe. Napoléon le porte au plus haut dans son cœur et dans son estime. Il dit de lui, à Sainte-Hélène, avant de mourir, dans son testament où il lui lègue notamment la somme de 100 000 francs : *« C'est l'homme le plus vertueux que j'aie connu. Il a laissé dans mon esprit l'idée du véritable homme de bien* (Lemaire, 1992 & 2003 ; http://www.cheminsdememoire.gouv.fr, sans date). » A Essling (1809), il n'hésite pas un seul instant à faire tuer ses propres chevaux pour en faire du bouillon qu'il donne à ses patients (Dupont, 1999).

Il n'a jamais été, à son grand regret, professeur à la Faculté de médecine de Paris, car, semble-t-il, Desgenettes et Percy ont fait en sorte de rendre ce pieux rêve inaccessible (Lemaire, 1992 & 2003). Il a postulé à cinq reprises pour des chaires diverses, mais ses candidatures ont toutes été rejetées. Il a essayé de créer deux écoles de chirurgie, une à Madrid et une à Varsovie. Les deux projets ont malheureusement avorté (Lemaire, 1992 et 2003).

Les soldats de la Grande Armée le vénèrent. Alors sur le point de mourir, ils le sauvent au passage de la Bérézina, l'accueillent aux bivouacs, le réchauffent et le nourrissent.

Larrey n'hésite pas à faire acte d'héroïsme. Comme en 1814, à la ferme d'Heurtebise où une ambulance sans protection est menacée par les cosaques, le médecin charge sabre au clair pour sauver 200 blessés (Vayre & Ferrandis, 2004).

Sa pratique de l'amputation lui a permis de sauver plus de 75 % de ses blessés, mais surtout a évité la propagation du tétanos (http://www.cheminsdememoire.gouv.fr, sans date).

Il s'est toujours insurger contre la corruption chez les commissaires et au sein de l'administration du service de santé. Il n'hésitait pas à aller réveiller des généraux, la nuit pour obtenir des fournitures et était craint parce qu'il ne faisait la cour à personne. Tout le monde savait que, s'il n'obtenait pas ce qu'il voulait, c'est-à-dire le mieux pour ses blessés, il irait tout droit chez l'Empereur pour faire valoir ses récriminations (Vayre & Ferrandis, 2004).

Dès l'âge de 19 ans, il avait été initié à la franc-maçonnerie (Vayre & Ferrandis, 2004 ; Gourdol, 2010).

Il est membre associé des Académies de Vienne, Bruxelles, Munich, Iéna, Turin, Naples et Madrid. Ses livres ont été traduits en anglais, allemand et italien (Marchioni, 2003).

Le corps du baron Dominique Larrey (1766-1842), le célèbre chirurgien de la Grande Armée, l'homme que Napoléon qualifie d' *« homme le plus vertueux que j'aie connu »*, a été exhumé le 15 décembre 1992. Une haie d'honneur a été effectuée pour l'occasion par de nombreux médecins militaires. Il était prévu qu'il rejoigne les Invalides. Mais, auparavant, des examens médico-légaux et anthropologiques ont été effectués. Il a été formellement identifié. Son crâne présentait une blessure à l'arcade consécutive à un coup de sabot de cheval.
Sur le plan odontologique, voici ce qu'a affirmé le docteur P. L. Thillaud (2009) : *« Malgré l'âge, en dépit des tribulations de la vie d'un chirurgien suivant la Grande Armée, et une abrasion dentaire très considérable, le baron Larrey disposait encore à sa mort d'un coefficient masticatoire non négligeable : 2 molaires en occlusion, 4 prémolaires et la totalité du bloc incisivo-canin. L'état osseux alvéolaire était là encore remarquable, seulement marqué d'une lyse minime, avec des dents solidement implantées. »*
Le même auteur (2009) poursuit : *« La présence d'apex et de racines résiduelles atteste de l'absence de tout soin dentaire, de toute avulsion. Les dents manquantes ont dû se détruire progressivement avant que les restes radiculaires soient éliminés naturellement par les tissus osseux et gingivaux. L'existence de lésions apicales, modérées sur les apex résiduels de 24, beaucoup plus importants en ce qui concerne 35 et 44, doit être considérée avec une particulière attention. »*
Pierre Thillaud (2009) précise : *« En effet, ces lésions, tout particulièrement celles de 35 et 44 qui ont détruit la corticale osseuse vestibulaire, sont le signe de lésions anciennes d'évolution chronique avec, très vraisemblablement, des fistules permanentes. On ne peut exclure dans ce cas leur implication dans des infections dites « focales » du cœur et des poumons. »*
Plusieurs questions se posent à la lecture de ce compte-rendu :
1/ Y a-t-il un lien entre ces problèmes dentaires importants et chroniques du vivant du chirurgien, et la maladie qui l'a emporté ou bien s'agit-il d'une simple coïncidence?
2/ Au vu de l'état bucco-dentaire d'une personne clé de la médecine sous l'Empire, il me semble fondé de poser la question de la dentisterie au sein de la Grande Armée. Il est plausible qu'il n'y avait pas dentiste, mais que les chirurgiens

pratiquaient les avulsions nécessaires en fonction de la demande et des besoins, un soldat qui a mal aux dents n'étant pas opérationnel, et constituant une menace pour ses camarades.

Références bibliographiques :

Beaucour Fernand, « L'Institut d'Egypte et ses travaux », in *Souvenir napoléonien*, http://www.napoleon.org, 1970, n° 255, pp. 11-13.

Bibliothèque interuniversitaire de Santé (BIUS), communication personnelle, Paris, 2010.

Dupont Michel, *Dictionnaire historique des médecins dans et hors de la Médecine*, Larousse (éd.), Paris, 1999.

Gourdol Jean-Yves, « Baron Dominique Larrey (1766-1842), chirurgien militaire français, baron d'Empire », in *http://www.medarus.org*, 2010, pp. 1-16.

http://www.cheminsdememoire.gouv.fr, *Dominique Larrey (1766-1842)*, sans date, p. 1.

Lemaire Jean-François, *Napoléon et la médecine*, François Bourin (éd.), Paris, 1992.

Lemaire Jean-François, *La médecine napoléonienne*, Nouveau Monde/Fondation Napoléon (éd.), Paris, 2003.

Marchioni J., *Place à Monsieur Larrey, chirurgien de la Garde impériale*, Actes Sud (éd.), Arles, 2003.

Meylemans R., « Les grands noms de l'Empire », in *Ambulance 1809 de la Garde impériale*, http://ambulance1809-gardeimperiale.ibelgique.com, 2010, pp. 1-22.

Thillaud P. L., « Paléonécropsie du baron Larrey (1766-1842) », in *Actes du 2ème colloque international de Pathographie*, De Boccard (éd.), Collection Pathographie, Paris, 2009, pp. 331-340.

Vayre P. & Ferrandis J. J., « Dominique Larrey (1766-1842), chirurgien militaire, baron d'Empire. Des misères des batailles aux ors des palais. », in *e-mémoires de l'Académie nationale de chirurgie*, 2004, 3 (1) : 37-46.

Viel Claude & Fournier Josette, « Voici deux cents ans : les pharmaciens et l'expédition d'Egypte », in *Revue d'histoire de la pharmacie*, 1999 ; 322 : 265-267.

Alexandre-Urbain Yvan (1765-1839), chirurgien ordinaire de Napoléon

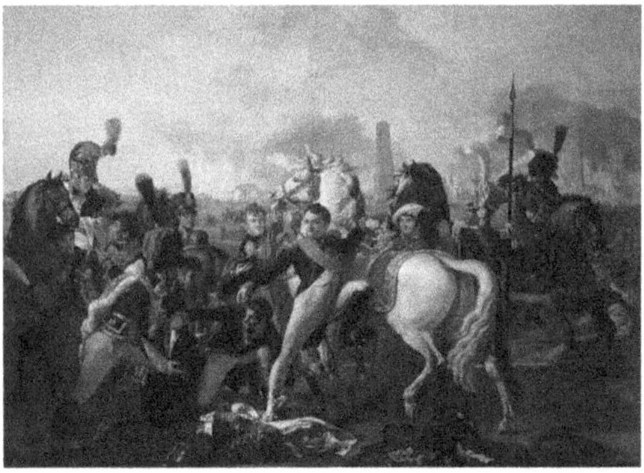

Napoléon Ier, blessé au pied devant Ratisbonne, est soigné par le chirurgien Yvan, le 23 avril 1809.
Peinture réalisée par Pierre Gautherot (1769-1835) en 1810 (agence photo RMN, 2010).

Il naît à Toulon, dans le Var, le 28 avril 1765. Il fait ses études médicales à l'hôpital militaire de Toulon où il se trouve encore en 1792. Chirurgien aide-major de 1ère classe, il est affecté à l'armée d'Italie. Il est présent à Castiglione, Rivoli et Arcole. En 1798, il est promu chirurgien en chef adjoint des Invalides. En 1800, il succède à Sabatier. Il est détaché cette année-là, au service de Bonaparte lui-même, ce qui suscite de nombreuses jalousies, y compris chez Pierre François Percy, le futur chirurgien en chef de la Grande Armée (1803). Yvan ne le quitte plus jusqu'en 1814 et l'assiste dans toutes ses campagnes. Il est affectueusement affublé du sobriquet suivant, le *« Roustan de la chirurgie »* (Lemaire, 2003).

Devenu chirurgien en chef des Invalides en 1804, Yvan a pu assister à la toilette de l'Empereur. Omniprésent, il lui est même arrivé de dormir aux Tuileries afin que ce dernier puisse le solliciter à n'importe quel moment de la journée (Goldcher, 2004). Cette même année, lorsque Napoléon organise sa Maison impériale, Yvan met en place et organise son ambulance personnelle. En 1805, il est le chirurgien ordinaire de Napoléon (Almanachs impériaux, 1805-1813) et occupe aussi la fonction de chirurgien-major des grenadiers de la Garde impériale (Meylemans, 2010). En 1807, il est fait officier de la Légion d'honneur. Autres grincements de dents chez ses détracteurs (Lemaire, 2003).

C'est un chirurgien très apprécié, car il est beaucoup plus conservateur que Larrey. Après chaque combat, il rédige un rapport motivé et extrêmement détaillé sur le nombre de blessés et de tués (Dupont, 1999).

Au siège de Ratisbonne, le 23 avril 1809, Napoléon est blessé. C'est sa seconde blessure de guerre. Constant relate l'épisode : *« Le coup avait été frappé si fort que l'Empereur était assis ; il venait de recevoir la balle qui l'avait frappé au talon. (...) Un aide de camp vint me chercher, et lorsque j'arrivai, je trouvai M. Yvan occupé à couper la botte de Sa Majesté, dont je l'aidai à panser la blessure. Quoique la douleur fût encore très vive, l'Empereur ne voulut même pas donner le temps qu'on lui remit sa botte, et pour donner le change à l'ennemi, et rassurer l'armée sur son état, il monta à cheval, partit au galop avec tout son état-major* (Constant, 2000)... *»* Dans ses *Mémoires* (2000), Constant raconte une deuxième fois l'événement et dit qu'il n'est arrivé qu'au moment où Yvan faisait le pansement, ce qui semble plus vraisemblable. Aubry (1977) affirme qu'un biscaïen l'aurait touché au talon droit. La contusion aurait touché un nerf et le pied aurait gonflé davantage dans sa botte qu'il n'avait pas ôtée depuis trois jours. Selon lui, Yvan l'aurait également pansé. Dans son *Mémorial*, Las Cases (1999) rapporte les propos de l'Empereur qui lui a dit qu' *« une balle lui avait frappé le talon. »* Bien que des doutes subsistent sur la personne qui aurait fait le premier pansement, Yvan s'affaire par la suite auprès de son illustre patient.

La controverse porte sur le chirurgien qui aurait soigné Napoléon en tout premier. Il a été dit que c'était Larrey, Heurteloup ou même Desgenettes. Mais, les témoignages sont unanimes. De même, l'organisation du Service de santé personnel de l'Empereur ne laisse aucun doute quant au

chirurgien qui s'est occupé de lui. Il s'agit du baron Alexandre-Urbain Yvan. D'ailleurs, Pierre Gautherot l'a immortalisé sur sa toile en 1810, au pied de Napoléon. Yvan a toujours été aux côtés de Napoléon à partir de la campagne d'Italie. Quant à cette blessure, les témoignages sont aussi unanimes sur sa gravité qui s'est résumée à une simple contusion sous-malléolaire externe droite (Goldcher, 2010 et 2012). Antommarchi signale dans son rapport d'autopsie *« une sur la malléole externe* (gauche), ... »
En vérité, Charles Regnault (1765-1832), chirurgien également sur place, aurait été le premier à appliquer un pansement aussitôt la blessure survenue avant qu'Yvan n'intervienne (Driout, 2000)[5].

Le 31 janvier 1810, Napoléon élève Yvan au rang de baron d'Empire, par décret du 15 août 1809. En 1811, il est officiellement promu au rang de chirurgien en chef des Invalides (Lemaire, 2003). Il le demeure jusqu'en 1832.
A la veille de la bataille de la Moskowa, le 7 septembre 1812, l'Empereur est au plus mal. Il consulte un médecin qui émet deux bulletins de santé alarmants. Yvan, après l'avoir examiné, relativise l'état de son patient dans deux lettres et nuance clairement les billets de son confrère. *« L'Empereur était très accessible à l'influence atmosphérique. Il fallait chez lui pour que l'équilibre se conserve que la peau remplit toujours ses fonctions. Dès que son tissu était serré, par une cause morale ou atmosphérique, l'appareil d'irritation se manifestait avec une influence plus ou moins grave et de la toux, et l'ischurie se prononçait avec violence. Tous ces accidents cédaient au rétablissement des fonctions de la peau. Dans la journée du 5 au 6, il fut tourmenté par le vent de l'équinoxe, les brouillards, la pluie et le bivouac. Les accidents furent assez graves pour être obligé de les calmer à la faveur d'une potion qu'on alla chercher dans la nuit à une lieue du champ de bataille. Le trouble fut assez grand pour donner lieu à de la fièvre, et ce ne*

[5] Cet épisode, déjà mentionné dans le chapitre « Napoléon, ses maladies, ses blessures » au début de l'ouvrage, est rappelé, ici, afin d'être le plus complet possible sur l'histoire du chirurgien Alexandre-Urbain Yvan.

fut qu'après quelques jours de repos soit à Mojaïsk, soit à Moscou que la toux et l'ischurie cessèrent (Macé, 2006). »
Yvan banalise l'événement, ce qui implique que ce type de symptômes survenait régulièrement, semble-t-il. Dans un second courrier, Yvan confirme à Ségur, qui a demandé davantage de renseignements : « *La constitution de l'Empereur était éminemment nerveuse. Il était soumis aux influences morales et le spasme se partageait ordinairement entre l'estomac, et la vessie. Il éprouvait, lorsque l'irritation se portait sur l'estomac, des toux nerveuses qui épuisaient ses forces morales et physiques au point que l'intelligence n'était plus la même chez lui. La vessie partageait ordinairement ce spasme, et alors il se trouvait sous l'influence d'une position fâcheuse et dégradante. Le déplacement à cheval augmentait les souffrances. Il éprouvait l'ensemble de cet accident au moment de la bataille de Mojaïsk au point qu'on fut obligé dans la nuit du 6 au 7 d'envoyer faire préparer une potion par son pharmacien qui était avec les gros bagages à une lieue de distance* (Macé, 2006). »
Jamais blessé, Yvan est contusionné violemment par un boulet qui passe sous le poitrail de son cheval, à Bautzen, en 1813 (Lemaire, 2003). En 1814, au mépris des règles et du numerus clausus en vigueur qui en avait au préalable fixé le nombre, l'Empereur le nomme inspecteur général du Service de santé. Dans la nuit du 12 au 13 avril 1814, Napoléon, alors à Fontainebleau, souhaite se suicider. Pendant la campagne de Russie, l'Empereur avait déjà sollicité Yvan à cet effet et lui avait demandé de lui donner une décoction susceptible de mettre fin à ses jours. Le chirurgien lui aurait donné un liquide à base de belladone et d'ellébore blanc totalement inoffensif. A Fontainebleau donc, Napoléon tente de se suicider et absorbe le breuvage qui ne fait aucun effet. Il demande au chirurgien de lui administrer quelque chose de plus efficace. Ce dernier refuse et, face à l'insistance de son patient, prend panique, et s'enfuit (Lemaire, 2003). Une autre version affirme que le premier breuvage aurait été actif et qu'Yvan serait parvenu à faire vomir son patient pour le purger. Devant son état, pris de panique à l'idée d'être considéré comme le responsable de la mort de l'Empereur, il aurait pris la fuite. Par la suite, Napoléon ne lui a jamais pardonné cette fuite et n'a plus jamais fait mention de

son nom. Yvan a bien tenté de reprendre contact pendant les Cent-Jours, mais il n'a jamais été reçu, l'Empereur ayant la rancune tenace (Lemaire, 2003 et 1992 ; Goldcher, 2010 et 2012).

Il meurt à Paris, le 30 septembre 1839.

Références bibliographiques :

Agence photo Réunion des Musées nationaux, communication personnelle, Paris, 2010.

Almanachs impériaux, Testu & Cie imprimeurs, Paris, 1805 à 1813.

Aubry Octave, *La vie privée de Napoléon*, Bibliothèque napoléonienne, Tallandier (éd.), Paris, 1977.

Constant, *Mémoires intimes de Napoléon Ier*, Mercure de France (éd.), Paris, 2000.

Driout Pierre, « Charles Regnault (1765-1832) », in *http://pierre.driout.perso.sfr.fr*, sans date, pp. 1-7.

Dupont Michel, *Dictionnaire historique des médecins dans et hors de la Médecine*, Larousse (éd.), Paris, 1999.

Goldcher Alain, « Les blessures de Napoléon », in *Revue du Souvenir napoléonien*, http://www.napoleon.org, juin-juillet 2004 ; 453 : 3-7.

Goldcher Alain, *Autopsie commentée de Napoléon Bonaparte*, communication personnelle, Saint-Maur-des-Fossés, 2010, 218 p.

Goldcher Alain, *Napoléon Ier. L'ultime autopsie*, SPM (éd.), Paris, 2012.

Lemaire Jean-François, *Napoléon et la médecine*, François Bourin (éd.), Paris, 1992.

Lemaire Jean-François, *La médecine napoléonienne*, Nouveau Monde (éd.)/Fondation Napoléon, Paris, 2003.

Macé Jacques, *Le général Gourgaud*, Nouveau Monde (éd.), Fondation Napoléon, Paris, 2006.

Meylemans R., « Les grands noms de l'Empire », in *Ambulance 1809 de la Garde impériale*, http://ambulance1809-gardeimperiale.ibelgique.com, 2010, pp. 1-22.

Jean François Coste (1741-1819), premier médecin de la Grande Armée, premier maire de Versailles et fondateur de l'hôpital du Val-de-Grâce

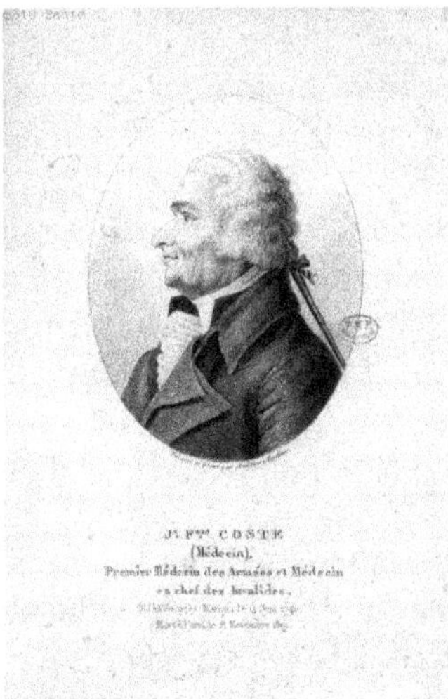

Jean François Coste (© BIUS).

Jean François Coste naît à Villes, dans le pays de Gex, le 4 juin 1741. Ayant baigné dans la médecine toute son enfance grâce à son père, il commence ses études de médecine à Lyon où il a déjà eu une brillante scolarité au petit séminaire de la même ville. Il les continue à Paris, dans le service d'Antoine Petit qu'il suit à l'Hôtel-Dieu et à la Salpêtrière. Il rencontre Jean-Jacques Rousseau à Montmorency alors qu'il suit son maître en consultations. En 1763, pour des raisons financières, il soutient sa thèse de doctorat à Valence. Alors qu'il officie près de Ferney, à Gex, il brille par son comportement lors d'une épidémie qu'il parvient à enrayer. Voltaire, qui est présent, est impressionné par le dévouement du jeune médecin et en 1769,

le recommande à Choiseul qui le nomme aussitôt médecin en chef de l'hôpital de Versoix, dans le but de créer un port français sur le lac Léman, alors que des troupes françaises sont envoyées pour calmer des tensions frontalières. Mais, le ministre étant disgracié, le jeune homme, alors médecin militaire, est muté à Nancy, en 1772. Les soldats qu'ils soignent sont si mal nourris qu'une épidémie de scorbut se déclare amenant Coste à protester avec une si grande virulence qu'il rencontre jusqu'au ministre de la guerre (Lemaire, 1992, 1997 & 2003 ; Dupont, 1999). Il en écrit d'ailleurs deux recueils de réflexions philosophiques. En 1774, il gagne même un prix de l'Académie de Nancy, grâce à un mémoire proposant des solutions visant à rendre salubre des quartiers de la ville qui ne l'étaient pas, et intitulé *Essai sur les moyens d'améliorer la salubrité du séjour de Nancy* (en 1773, selon Meylemans, (2010)). En 1775, Coste est promu par le ministre de la Guerre en personne, médecin-chef à Calais. Il y perfectionne sa connaissance de l'anglais. En 1776, associé à Willemet, il réalise un mémoire intitulé *Essai botanique, chimique et pharmaceutique sur la substitution des substances indigènes aux exotiques* qui est récompensé par l'Académie de Lyon (Regard, 1992).
En 1780, Coste est nommé médecin en chef de l'expédition aux Amériques du comte de Rochambeau. Plus médecin, hygiéniste et épidémiologiste, il a sous ses ordres deux médecins, huit chirurgiens aide-majors, huit sous-aides-majors et 36 élèves à qui il inculque, aussitôt débarqués, 88 prescriptions qu'il fait imprimer aussitôt arrivé à Newport dans un petit volume écrit en latin destiné aux hôpitaux militaires ou aux infirmeries militaires. Une épidémie de variole se déclenche. Coste l'enraye en pratiquant l'inoculation, opération qu'il enseigne à ses confrères américains. Il est aussi confronté à la dysenterie des troupes et s'illustre par ses diagnostics précis, et la pertinence des traitements qu'il recommande. Il officie à l'hôpital de Williamsburg jusqu'en 1782. Etant à proximité du quartier général, il guérit Rochambeau qui développe les symptômes du typhus. Pendant le siège de Yorktown en 1781, ses hôpitaux sont si performants que Washington lui-même l'en congratule chaleureusement (Lemaire, 1992, 1997 et 2003 ; Dupont, 1999). Au cours du conflit, Coste a accompli un tel travail qu'il devient

l'ami de Franklin et que ses préceptes sont adoptés par l'essentiel des universités américaines.
En 1783, Jean François Coste s'en revient en France, avec une pension de 3 000 livres octroyée pour ses bons et loyaux services. Louis XVI lui confie un brevet de médecin de la Marine. Il le nomme médecin consultant des camps et armées du roi en 1784 et inspecteur des hôpitaux de l'ouest en 1788. Il occupe aussi la fonction de médecin en chef du camp d'instruction de Saint-Omer (Regard, 1992).
Alors qu'il est question de supprimer les hôpitaux militaires, le médecin s'insurge et milite ouvertement pour leur maintien et la création d'autres (Lemaire, 1992, 1997 et 2003 ; Dupont, 1999).
En 1790, orateur habile, il est élu premier maire de Versailles. Diplomate avéré et confirmé, il parvient à maintenir un semblant de calme dans cette ville pendant deux années. Il travaille avec Alexandre Berthier, jeune officier de la Garde nationale qu'il a rencontré aux Amériques. Il noue une véritable amitié avec le militaire pendant toute leur collaboration, rivalisant d'habileté. Coste traverse la Terreur sans difficulté, redevenu médecin militaire pour l'heure (Lemaire, 1992, 1997 et 2003 ; Dupont, 1999).
Le 31 juillet 1793, la Convention nationale autorise le ministre de la Guerre à utiliser l'abbaye royale du Val-de-Grâce, devenue bien national, comme hôpital militaire, ce qui la sauve très probablement de la destruction. Coste contribue pour une grande part à l'ouverture des portes de l'hôpital du Val-de-Grâce. Il y donne la première leçon. Il ne s'y rendra qu'à trois reprises : en 1793, pour inspecter l'ancien couvent et pour déterminer de son aptitude à devenir un hôpital ; en 1796, pour le fermer et en 1816, pour organiser, et présider à sa réouverture (Lemaire, 1999).
En 1796, le Directoire nomme Coste, médecin en chef de l'hôtel des Invalides, qui n'est autre qu'un asile de vétérans (Regard, 1992).
Dans les temps qui suivent l'ouverture de cet hôpital, Coste devient aussi membre du Conseil de santé, inspecteur général des hôpitaux militaires et médecin en chef de l'armée des Côtes de l'océan en 1803, grâce à son amitié qui le lie à Berthier (Lemaire, 1992, 1997 et 2003 ; Dupont, 1999).

Sous l'Empire, l'inspection générale comprend 6 membres : 2 médecins (Desgenettes, Coste), 3 chirurgiens (Heurteloup, Larrey et Percy) et 1 pharmacien (Parmentier). Ce comité, dont le principe a été mis en place en 1796, est placé sous la haute autorité des ordonnateurs et des commissaires de guerre. Cette structure constitue la direction du Service de santé et siège au quartier général de l'armée. Son rôle est de veiller à l'organisation des hôpitaux de campagne sur le front et à l'arrière, et de surveiller le bon transit des blessés des premiers vers les seconds (Sandeau (a), 2004).
Sur la recommandation de Berthier également, Napoléon le nomme médecin en chef de la Grande Armée en 1803. Coste est de toutes les campagnes (Austerlitz (1805), Iéna (1806) et Eylau (1807)) et se dépense sans compter pour défendre ses vues. Au camp de Boulogne, il organise et contraint les soldats à la vaccination antivariolique, mais le fait avec une grande prudence, n'hésitant pas à insister avec fermeté sur des mesures d'hygiène à appliquer sur le terrain avec la plus grande rigueur. Ses conseils tombent en désuétude devant la misère des hôpitaux de fortune, des rationnements décrétés par l'administration et l'avancée des combats de plus en plus meurtriers. Coste, à cet effet, multiplie les notes virulentes et les rapports faisant des constats sévères, et objectifs de la situation. En 1805, se rendant à Munich pour rejoindre l'Empereur, sa berline s'étant égarée, il se retrouve par hasard au milieu des troupes autrichiennes. Sans se départir de son calme, il les avertit que les troupes françaises suivent de près. Les Autrichiens, apeurés, lui laissent la ville de Passau entre les mains. Quelques jours plus tard, le général Dupont et ses hommes entrent dans une ville pacifiée par le médecin, à leur grand étonnement. L'épisode est relaté par un opéra-comique composé pour l'occasion en 1806, qui déplaît fortement au médecin qui n'a de cesse, sans succès, de le faire interdire (Lemaire, 1992, 1997 et 2003 ; Dupont, 1999). En 1806, associé à Percy, il publie un manuel d'hygiène militaire (Dupont, 1999). Il demeure dans ses fonctions au sein de la Grande Armée, jusqu'en 1807, alors en Pologne, où, atteint d'ophtalmie et par la limite d'âge, - il a alors 66 ans-, il doit, à son grand désespoir, quitter ses fonctions. En effet, le 6 avril, il laisse sa place à Desgenettes qui est promu par l'Empereur. Mais, sa maladie est

diplomatique. En réalité, Coste n'a eu de cesse de dénoncer l'insalubrité du Service de santé de la Grande Armée. Ainsi, il émet des rapports qui fustigent si violemment la réalité qu'il se fait démettre de ses fonctions et renvoyer au poste subalterne de médecin chef des Invalides. De plus, alors qu'il se rend à Varsovie, il y retrouve un Empereur fulminant après lui. Percy, associé à d'autres chirurgiens, avaient ourdi un complot contre lui et, manipulant Napoléon, ils attisaient toute sa colère au grand dam du Premier médecin de la Grande Armée (Lemaire, 1992, 1997 et 2003 ; Dupont, 1999 ; Sandeau (a) & (b), 2004). Il est renvoyé aux Invalides et y reste jusqu'à la fin de l'Empire. Malgré le soutien et l'intervention de Berthier, puis de Daru, Napoléon refuse catégoriquement de l'élever à la noblesse d'Empire. Il n'hésite pas même, par cruauté, lors de sa visite aux Invalides, le 6 mars 1813, devant un Coste profondément attristé, à élever le colonel Cazaux, un des assistants du Gouverneur militaire, à la baronnie d'Empire. Néanmoins, à ce poste, Coste continue d'affirmer ses croyances et de s'accrocher avec l'administration qui lui reproche de faire usage d'une trop grande quantité de charpie, en particulier de jeter la charpie utilisée pour panser des plaies purulentes, ce qui indigne aussitôt le vieux médecin (Lemaire, 1992, 1997 et 2003 ; Dupont, 1999).

En 1814, déjà officier, Louis XVIII le nomme commandeur de la Légion d'honneur. Il a été aussi fait membre de l'ordre de Saint-Michel. En 1815, le roi le missionne pour restructurer les hôpitaux militaires d'instruction (Regard, 1992).

Il décède le 8 novembre 1819, à Paris, à la suite d'une affection de poitrine qui le fait souffrir pendant six longues journées. Ses obsèques sont célébrées aux Invalides (Lemaire, 1992, 1997 et 2003 ; Dupont, 1999). Son éloge a été prononcé dans les hôpitaux militaires d'instruction de Paris, Lille, Metz et Strasbourg. Un seul d'entre eux devant être publié dans les *Mémoires de médecine, chirurgie et pharmacie militaires*, la préférence a été donnée à celui que M. Willaume a prononcé le 9 novembre 1820, dans la séance pour la distribution des prix à l'hôpital militaire d'instruction de Metz. Cet éloge a été considéré comme étant le plus complet (http://fr.wikipedia.org, 2010).

Quelques publications (http://fr.wikipedia.org, 2010) :

Lettre à M. Johj sur l'épidémie de Colonges au pays de Gex, Gex, 1763.

Eloge de M. Pierrot, membre de l'Académie de chirurgie, Nancy, 1773.

Essai sur les moyens d'améliorer la salubrité du séjour de Nancy, Nancy, 1774.

Du genre de philosophie propre à l'étude et à la pratique de la médecine, Nancy, 1774.

Des avantages de la philosophie relativement aux belles-lettres, Nancy, in-8°.

Œuvres du docteur Mead, traduites de l'anglais et du latin, Bouillon.

Eloge de M. Cupers, Nancy, 1775.

Physiologie des corps organisés, traduite du latin du botaniste Necker, Bouillon.

Quatre lettres à M. Paulet, pour servir de réponse au factum de celui-ci, Cantorbury.

Essai botanique, chimique et pharmaceutique sur la substitution des substances indigènes aux exotiques, Nancy, 1776.

Compendium pharmaceuticum militaribus Gallorum nosocomiis in orbe novo boreali adscriptum, Newport, 1780.

Mémoire sur l'asphyxie, composé sur la demande de la Société humaine de Philadelphie, à l'ambassadeur de France, traduit en anglais, Philadelphie, 1780.

De antiqua medica philosophia orbi novo adaptanda, Leyde, 1783.

Du service des hôpitaux militaires ramené aux vrais principes, Paris, 1790.

Vues générales sur les cours d'instruction dans les hôpitaux militaires, Paris, 1796.

Avis sur les moyens de conserver et de rétablir la santé des troupes à l'armée d'Italie, Paris, 1796.

Notice sur les officiers de santé de la Grande Armée morts en Allemagne depuis le 1er vendémiaire an 14 jusqu'au 1er février 1806, Augsbourg, 1806.

De la santé des troupes, Augsbourg, 1806 (co-écrit avec Percy).

« Hôpital », in *Dictionnaire des sciences médicales*.

Références bibliographiques :

Bibliothèque interuniversitaire de Santé, communication personnelle, Paris, 2012.

Dupont Michel, *Dictionnaire historique des médecins dans et hors de la Médecine*, Larousse (éd.), Paris, 1999.

http://fr.wikipedia.org, *Jean François Coste*, 2010, pp. 1-4.

Lemaire Jean-François, *Napoléon et la médecine*, François Bourin (éd.), Paris, 1992.

Lemaire Jean-François, *Coste, Premier médecin des armées de Napoléon*, Stock (éd.), Paris, 1997.

Lemaire Jean-François, « Les trois visites au Val-de-Grâce de Jean François Coste », in *Revue d'Histoire des sciences médicales*, 1999 ; 33(1) : 39-44.

Lemaire Jean-François, *La médecine napoléonienne*, Nouveau Monde/Fondation Napoléon (éd.), Paris, 2003.

Meylemans R., « Les grands noms de l'Empire », in *Ambulance 1809 de la Garde impériale*, http://ambulance1809-gardeimperiale.ibelgique.com, 2010, pp. 1-22.

Regard M., *J. F. Coste, son oeuvre de médecin militaire, un oublié de l'histoire*, Thèse Doct. Méd., Lyon 1, 1992 n° 262.

Sandeau Jacques (a), « La santé aux armées. L'organisation du service et les hôpitaux. Grandes figures et dures réalités (1ère partie) », in *Revue du Souvenir napoléonien*, janvier 2004 ; 450 : 19-27.

Sandeau Jacques (b), « La santé aux armées. L'organisation du service et les hôpitaux. Grandes figures et dures réalités (2ème partie) », in *Revue du Souvenir napoléonien*, janvier 2004 ; 450 : 27-37.

Louis Vivant Lagneau (1781-1868), chirurgien major de la Grande Armée, fidèle parmi les fidèles

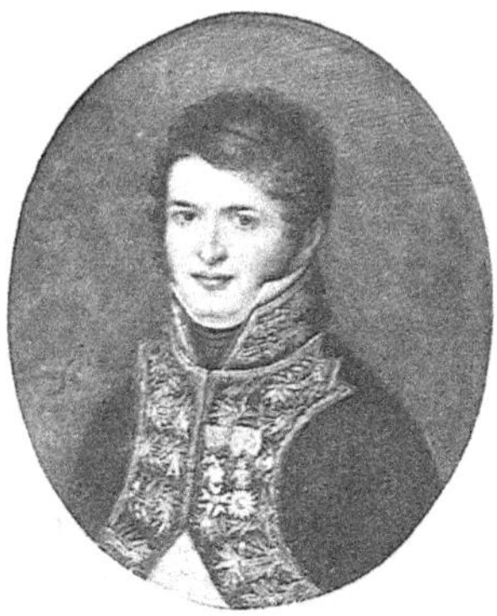

Louis Vivant Lagneau (© Académie nationale de médecine).

« C'est toujours avec fierté que je pense à mes courses à travers l'Europe avec mes chers compagnons d'armes à la suite de l'Empereur (Lagneau, 2007). »

Louis Vivant Lagneau est né le 8 novembre 1781, à Chalon-sur-Saône. Sa famille de petite bourgeoisie lui fait donner des leçons de latin par un précepteur. En 1790, il entre dans un collège jésuite qui ferme bientôt ses portes consécutivement aux principes édictés par la Révolution balbutiante. Désoeuvré, il entre en 1797, à l'hôpital de sa ville natale pour y apprendre ses premiers préceptes d'anatomie. Il s'y ennuie très vite et décide de gagner Paris en 1799, pour y suivre une formation médicale plus complète (Lagneau, 2000 ; Teyssou, 2011). Il est l'élève de

Bichat, puis de son successeur Roux. Il entre à l'Ecole pratique à la suite d'un concours qu'il réussit brillamment. Il suit les cours des plus grands médecins de ce temps : Corvisart, Fourcroy, Boyer, Dubois, Pinel et autre Pelletan, etc. Après un court séjour à Chalon, il prépare l'internat où il connaît le même succès. C'est en vénérologie sous l'autorité de Michel Cullerier, à l'hôpital des Capucins qu'il fait ses premières armes comme interne. Travailleur assidu à l'intelligence jamais démentie, il obtient sans difficulté son certificat de capacité, le 3 juin 1803 (http://www.appl-lachaise.net, 2006 ; Teyssou, 2011). Le 8 octobre 1803, il est appelé et doit s'engager dans l'armée. Chirurgien de 3ème classe grâce à l'intervention de Percy, il sert dans une ambulance de l'armée des Côtes commandée par Davout. Sa première affectation le voit rejoindre le camp d'Ostende. Il est vite transféré à Arras, puis Strasbourg, le 20 mai 1804. C'est là qu'il prépare activement son livre tiré de sa thèse qui paraît pour la première fois en 1804. Suivent en 1805, les villes de Genève, Bologne, Porto-Legnano, Padoue, Venise, enfin Udine en 1806, où il retrouve son ami Broussais. C'est dans cette dernière ville qu'il autopsie presque l'ensemble des corps qui étaieront le fameux ouvrage de Broussais, intitulé *Histoire des phlegmasies* publié en 1808. Le 28 octobre 1806, il est promu au grade d'aide-major au 12ème régiment de dragons. Il y fait ses premiers pas à la bataille d'Eylau. Le 10 juin 1807, à la reddition d'Heilsberg, il soigne près de 2 500 blessés russes abandonnés sur le champ de bataille, comme s'ils étaient Français. A l'aube de l'année 1808, il est cantonné à Nimbourg où il demeure jusqu'en avril. Il se dévoue auprès de ses patients. Là, il gagne Hoya, toujours dans le Hanovre, où il tombe malade. Le 17 septembre, il rejoint enfin Paris. Le 22 septembre, il reçoit la Légion d'honneur. Le 24, il part avec l'Empereur en Espagne. Le 28 juillet 1809, à l'issu de la bataille de Talaveira de Reina, il est fait chirurgien-major sur le lieu des combats. Il est aussitôt affecté à la Vieille Garde (Lagneau, 2000 ; Teyssou, 2011). Il a été préféré à un candidat recommandé par Larrey. Après un bref séjour dans notre capitale, il repart pour la péninsule ibérique où il dirige l'hôpital de Haro en Castille. Il le rénove et y instaure des mesures d'hygiène draconiennes. Il séjourne dans ce pays jusqu'en 1812. De retour à Paris, il fait publier une 3ème édition de son livre sur les maladies vénériennes. Le 30 juin 1812, il rejoint la Grande Armée qu'il a délaissée un temps, à Wilna. Il reste à Moscou, les quarante jours avant la retraite désastreuse. Il passe la Bérézina, le 27 novembre. En décembre, il rejoint un régiment de fusiliers-grenadiers et participe à la campagne de 1813 qui est un fiasco pour l'armée napoléonienne. En janvier 1814, après une courte permission, il part pour le Luxembourg. Au cours de la campagne de France, il est blessé au talon, le 25 mars 1814. Sous les murs de Paris, il aménage deux hôpitaux de fortune dans deux auberges distinctes qu'il évacue toutes deux, au profit d'un hospice de vieillards tenu par des religieuses, pour rejoindre son régiment (Lagneau, 2000 ; Teyssou, 2011). Dans la nuit du 30 mars 1814, il quitte la capitale sans assister à la capitulation de l'Empereur, l'amertume ayant pris le pas sur toute lucidité. Bonapartiste convaincu, ne souhaitant pas servir la monarchie, il ne retourne à la vie civile qu'en 1815, après 22 campagnes et une blessure. Il travaille à la réédition de son livre et développe une clientèle privée. Au retour de l'Empereur de l'île d'Elbe, il reprend aussitôt du service pendant les Cent-Jours. Le 20 mars 1815, il est promu chirurgien-major du 3ème régiment des grenadiers à pied de la Vieille Garde (Lagneau, 2000 ; Teyssou, 2011). Le chirurgien, suffisamment près de l'Empereur au cours des affrontements pour lui voir le blanc des yeux, se souvient de ce jour noir, de Waterloo, le 18 juin 1815 : *« On est obligé, sur le soir, de se retirer, ce qui n'a pas lieu sans désordre. L'Empereur, derrière lequel j'étais à dix pas, entre son état-major et la ferme de La Belle-Alliance, d'où j'avais été chassé ainsi que mes blessés, par les tirailleurs prussiens, qui débusquaient d'un petit bois sur notre droite, eut un instant son attention fixée sur ce point, où il s'attendait à voir arriver le maréchal Grouchy, auquel des ordres avaient été expédiés ; mais ils n'étaient pas arrivés au maréchal. L'Empereur comptait bien sur lui, car il regardait souvent à sa montre et faisait dire au général Duhesme, qui était à l'aile droite et qui demandait des secours, qu'il tint bon et que Grouchy ne tarderait pas à lui arriver en aide. J'étais là avec Larrey, le chirurgien en chef de la Garde, il y avait aussi Zinck, avec une ambulance. Il avait été forcé, comme nous, d'abandonner la partie et s'était rapproché, comme moi, du groupe de l'Empereur. Il y avait là aussi le collègue Champion, qui, avec Zinck avait établi l'ambulance de la Garde près de la mienne, dans une grange, sous les ordres de Larrey. Napoléon croyait la bataille gagnée au moment où nous fûmes délogés de notre ambulance, parce qu'il croyait que les Prussiens, qui nous envoyaient des coups de fusil sur la ferme de La Belle-Alliance, étaient eux-mêmes poussés par derrière par le corps de Grouchy. Il était alors à peu près deux heures et demie ou trois heures. Malheureusement, c'était bien les Prussiens et les Prussiens tout seuls, commandés par le général Bülow. Grouchy n'avait pas reçu trois messages que lui avait adressés l'Empereur. Les aides de camp avaient été pris par l'ennemi, et lui, Grouchy, qui avait eu, au début de la bataille et peut-être dès la veille, l'ordre de retenir les Prussiens au pont de Wavre, pour en finir avec les Anglais, avant qu'ils pussent se réunir à eux, s'était contenté, avec ses 25 ou 30 000 hommes d'excellentes troupes, d'observer le pont, où les Prussiens avaient laissé une seule division, tandis qu'avec tout le reste de leur armée, Bülow se dirigeait sur notre champ de bataille* (Lagneau, 2007). *»* Sur cette défaite qui devait sonner le glas des ambitions impériales, Lagneau n'hésite pas à donner sa vérité : *« La triste vérité fut que les Prussiens, qui n'étaient pas talonnés, comme le croyait Napoléon, par Grouchy, écrasèrent Duhesme et le corps de la Jeune Garde, qu'il commandait à notre aile droite, et qu'ils vinrent se placer sur nos derrières, sur la route de Charleroi, pour nous couper toute retraite. Heureusement qu'ils n'avaient d'abord que des pelotons de cavalerie. Le mouvement rétrograde se prononçant, je suis assez heureux, avec quelques blessés encore ingambes et des hommes valides, qui ne peuvent plus retourner où l'on se bat, pour me tirer de là grâce à mon excellent cheval. J'ai dans cette retraite, pour compagnon d'infortune, le capitaine (chef de bataillon) Friant, de la Vieille Garde. Il est le fils du général Friant, de la Garde. Nous marchons toute la nuit au milieu des colonnes en retraite et des hommes isolés et nous franchissons le matin à Charleroi, où tout est en désordre, les rues encombrées de voitures de charbon et de bagages militaires* (Lagneau, 2007). *»*

Lors de la débâcle, Lagneau n'est pas capturé. Il est rendu définitivement à la vie civile, le 23 septembre 1815. Il reprend aussitôt son exercice en cabinet et retravaille à la sixième

édition de son livre. Son cabinet siège au 38, rue de la Chaussée d'Antin. Le médecin y officie tous les jours de midi à trois heures de l'après-midi (Sachaile de la Barre, 1845). Selon Sachaile de la Barre (1845), l'essentiel de ses revenus provient de son livre, véritable succès libraire.
En 1816, il se marie également. De cette union, deux enfants seulement ont survécu.
En avril 1823, il est associé résidant de la nouvelle Académie royale de médecine fondée en 1820. Il en devient un membre titulaire en 1835, dans la section de médecine opératoire. Le 26 février 1858, il est élevé au rang d'officier de la Légion d'honneur (Lagneau, 2000 ; http://www.appl-lachaise.net, 2006 ; Teyssou, 2011).
Lagneau est décédé à Paris, en 1867. Il est enterré au Père-Lachaise dans la 39ème division. Sa sépulture, un moment abandonnée et en mauvais état, a été rénovée grâce à l'intervention de plusieurs mécènes. Une plaque commémorative fêtant l'événement y a été apposée (http://www.appl-lachaise.net, 2006).

Publications principales :
Lagneau Louis Vivant, *Dissertation sur le traitement de la maladie vénérienne*, Paris, 1803 (thèse).
Lagneau Louis Vivant, *Exposé des symptômes de la maladie vénérienne, des diverses méthodes de traitement qui lui sont applicables* (…), Paris, 1803.
Lagneau Louis Vivant, *Traité pratique des maladies syphilitiques contenant les diverses méthodes de traitement qui leur sont applicables et les modifications qu'on doit leur faire subir suivant l'âge, le sexe, le tempérament du sujet, les climats, les saisons, et les maladies concomitantes*, Gabon, Paris, 1828 (6ème édition). *« Cet écrit, qui n'était que la dissertation inaugurale de l'auteur, a reçu ensuite de nombreuses additions. Il contient une exposition méthodique des accidents déterminés par la syphilis, et des différentes thérapeutiques que l'on oppose à cette maladie. Aussi, les praticiens qui l'ont accueilli avec un tel empressement que les cinq éditions qu'il a eues en 1803, 1812, 1815 et 1818 sont écoulées. L'auteur a mis la 6ème sous presse. »* Le *Dictionnaire encyclopédique des sciences*

médicales (1876) dit de lui qu'il a été *« un des syphiliographes les plus distingués de notre temps. »*
Lagneau Louis Vivant, *Journal d'un chirurgien de la Grande Armée (1803-1815)*, Paris, 1913 (http://www.appl-lachaise.net, 2006). Ce dernier ouvrage, préfacé par Frédéric Masson en 1913, est plus une chronique sur la vie de tous les jours du soldat, qu'un récit des champs de batailles qui ont émaillé la vie de l'Empire (Teyssou, 2011).

Références bibliographiques :

Académie nationale de médecine, communication personnelle, Paris, 2011.
Dictionnaire encyclopédique des sciences médicales, Paris, 1876, S2, 1, 124.
Dupont Michel, *Dictionnaire historique des médecins dans et hors de la Médecine*, Larousse (éd.), Paris, 1999.
http://www.appl-lachaise.net, *Lagneau Louis Vivant (1781-1867)*, 2006, p. 1.
Lagneau Louis Vivant, *Journal d'un chirurgien de la Grande Armée (1803-1815)*, LCV services, Paris, 2000.
Sachaile de la Barre, *Les médecins jugés par leurs œuvres, ou statistique scientifique et morale des médecins de Paris*, Paris, 1845.
Teyssou Roger, *L'aigle et le caducée*, L'Harmattan (éd.), Collection Acteurs de la Science, Paris, 2011.

Alexandre François Ollivier (1790-1844), chirurgien de la Grande Armée et précurseur de l'asepsie bien avant Semmelweis, Pasteur et Lister

Pendant les campagnes napoléoniennes, consécutivement aux diverses blessures générées par les combats, apparaissent des infections gangréneuses qui sont bien vite dénommées « pourriture d'hôpital ». Celle-ci fait rapidement l'objet de toutes les attentions (Lemaire, 1992).
C'est alors que survient Alexandre François Ollivier, en 1810. Il est basé dans le sud de l'Espagne. Il a à peine vingt ans et alors qu'il est médecin sous-aide, il occupe des fonctions équivalentes à celles d'un médecin-major (Lemaire, 1999).
Un beau jour, afin de comprendre cette pourriture d'hôpital et ses mécanismes, il décide de s'inoculer à un bras, un fragment de muscle prélevé sur un blessé contaminé. En moins de temps qu'il n'en faut, la pourriture est passée du greffon au bras du jeune praticien expérimentateur et a menacé jusqu'à sa vie. Une cautérisation au fer rouge a eu raison d'elle et a facilité la guérison de notre homme. Mais, si l'échec thérapeutique a été palpable, il en a éveillé sa curiosité. Quelques temps après, bien remis de sa première tentative, Ollivier réitère l'opération, à une différence près toutefois. Il mélange le greffon au préalable avec du camphre et le broie, puis, se l'inocule (Dupont, 1999). Cette fois, l'infection ne se propage pas et le médecin devine tout de suite avoir découvert quelque chose de fondamental. Aussi, alors qu'il est placé sous l'autorité de Broussais, son supérieur direct, et sur ses conseils, Alexandre François fait part à Percy, le chirurgien en chef de la Grande Armée, de sa découverte, le 2 janvier 1811, en ayant pris cependant la précaution de faire enregistrer ses constatations au Conseil de santé, ce qui est chose faite le 20 mars 1811 (Lemaire, 1999).

Les jours, puis les semaines s'écoulent sans nouvelle. Le 30 avril 1811, une circulaire du Conseil de santé retient toute son attention puisqu'elle reprend quasiment mot pour mot ses recommandations. Il contacte ses maîtres en médecine, Récamier ou Marjolin, qui est un membre de sa famille, afin qu'ils enquêtent. Son père, qui dispose de nombreuses relations sur Paris, n'est pas en reste non plus.
Percy est questionné, mais répond très évasivement. Il affirme que, non convaincu par les mémoires du jeune médecin, il les aurait archivés sans suite.
Quand Napoléon abdique, Ollivier est alors atteint du typhus. Gravement malade, il ne se remet qu'à grande peine. A la Restauration, Percy a perdu ses prérogatives et n'est plus en poste. A la même époque, Ollivier se brouille avec sa hiérarchie au point d'envisager très sérieusement de revenir à la vie civile (Lemaire, 1999).
En 1817, il rédige un manuscrit extrêmement poussé, détaillé et illustré sur le sujet qui l'obnubile. Il l'envoie au Conseil de santé qui ne lui manifeste qu'un intérêt de politesse. Reprenant ses investigations sur la question, les approfondissant par ses nombreuses lectures qui se réfèrent aux travaux publiés depuis 1811 sur la question, Ollivier arrive à un constat unique : Percy n'a jamais cessé de s'intéresser à la pourriture d'hôpital au point d'avoir missionné plusieurs de ses élèves, ou proches collaborateurs, afin de pousser plus avant les recherches. Ollivier est certain dès lors d'avoir été copié, injurié, méprisé, voire bafoué (Lemaire, 1999).
En 1822, après avoir mangé des vaches maigres pendant cinq longues années, ayant décidé de quitter la vie militaire, sur le point de publier un livre sur ce thème qui l'absorbe depuis onze années, et plein de rancoeurs, il décide d'écrire à Percy pour lui rappeler sa première démarche de 1811. Contrairement à toute attente, ce dernier lui répond. Bien que sa lettre soit hautaine et méprisante, elle confirme les droits d'Ollivier sur sa découverte et lui apporte ce qu'il n'osait plus espérer depuis fort longtemps : une légitimité (Lemaire, 1999).
« J'ignore, Monsieur, et suis même un peu curieux de savoir ce que vous voulez faire des certificats que vous avez demandés, concernant un petit mémoire sur la pourriture d'hôpital, que vous m'avez remis, comme à votre chef, il y a dix ou onze ans.

Cet écrit doit être dans mes papiers, ou plutôt parmi ceux du Conseil de santé où je l'aurai déposé dans le temps, pour hâter votre avancement. Il y est question de l'inoculation de cette espèce de gangrène faite par vous sur vous-même. Déjà, cette tentative de transmission avait été pratiquée itérativement, à ma demande, ou sous ma direction, soit à Madrid, soit à l'hôpital ambulant des Minimes près Bayonne, soit à l'hospice de La Rochelle, etc. si vous êtes curieux de lire les procès-verbaux rédigés à ce sujet, je vous indiquerai avec plaisir où ils existent. Mais, aucun de mes expérimentateurs n'avait essayé l'insertion gangréneuse sur son propre corps ; et à cet égard, l'initiative et la priorité vous appartiennent (Huart & Himbault-Huart, 1974). »

Dans son volume de 1822, intitulé *Traité expérimental du typhus traumatique*, Ollivier préconise huit principes qui, s'ils avaient été suivis, auraient évité que cette maladie affecte l'ensemble des armées tout au long du XIXème siècle. Ce n'est qu'au tout début du siècle suivant, avec les trouvailles de Pasteur, que cette maladie sera éradiquée (Lemaire, 1999).

1/ Le chirurgien doit revêtir une tenue spéciale affectée aux pansements qui doit être fréquemment désinfectée. De même, pour les instruments.

2/ Le chirurgien doit se laver les mains impérativement et régulièrement, avec du savon ou du vinaigre camphré.

3/ Les instruments doivent être stérilisés en les passant dans le feu, puis en les rinçant avec du vinaigre camphré.

4/ Les pinces à rainures à la face interne de leurs extrémités, susceptibles de retenir les substances gangréneuses, sont proscrites.

5/ Les pansements doivent être réalisés avec du linge et de la charpie bien lessivés. Tout pansement contaminé est proscrit.

6/ La charpie doit être mise en place par du personnel compétent et pas par des malades.

7/ La charpie contaminée doit être lavée à grande eau, plongée ensuite dans une solution alcaline pendant plusieurs heures, rincée à l'eau limpide pendant plusieurs heures également, desséchée à l'air libre et enfin désinfectée par une fumigation chimique (acide sulfureux, acide nitrique, chlore).

8/ Les pansements sales doivent être jetés dans des récipients métalliques, puis vidés dans une bassine en dehors des salles d'hospitalisation. Ils doivent être lavés à grande eau. Tout pansement douteux doit être détruit par le feu et enterré. En aucun cas, il ne peut être réutilisé (Lemaire, 1999).

Ces propositions édifiantes de lucidité et de pertinence expliquent, à elles seules, en 1823, l'élection d'Alexandre François Ollivier à l'Académie royale de médecine nouvellement créée, en tant qu'adjoint-résident dans la section de chirurgie. Malheureusement, son caractère impétueux et exalté, ainsi que ses mauvaises relations avec Percy lui feront très vite quitter cette institution (Lemaire, 1999).

Il convient pour finir de signaler l'existence de Charles Prosper Ollivier d'Angers (1796-1845), militaire jusqu'à la Restauration, qui quitte l'armée alors pour se consacrer à des études de médecine, qu'il ne faut pas confondre avec Alexandre François Ollivier. Charles Prosper devient docteur en médecine en 1823 (Dupont, 1999).

Pour mémoire...
Cinquante ans avant Pasteur, Ignace Semmelweis (1818-1865), obstétricien hongrois, constate l'existence de *particules sanieuses* qui entourent ses malades. Il décide de pratiquer l'isolement de ses patients, veille à la systématisation avant tout examen, de la désinfection des mains, exige des linges propres, surveille le nettoyage des instruments. La mortalité disparaît de son hôpital. Aujourd'hui, tous les professionnels de santé se lavent les mains selon une technique tout à fait particulière : les paumes, le dessus des mains jusque sur les avant-bras, entre les doigts, les ongles d'une main venant gratter la paume de l'autre. C'est Semmelweis qui en a décrit le protocole et ainsi, à chaque fois qu'un praticien effectue ce geste, c'est un peu de ce médecin hongrois qui résiste au temps qui passe (Delavault, 2007).
À la séance du 29 avril 1878 de l'Académie des sciences, puis à celle du 30 avril 1878 de l'Académie de médecine, Pasteur (1822-1895), scientifique français et pionnier de la microbiologie, présente sa *Théorie des germes*. Il attire l'attention sur les germes propagés par l'eau, l'éponge ou la charpie avec lesquelles les chirurgiens lavent ou recouvrent les

plaies, et leur recommande de ne se servir que d'instruments d'une propreté parfaite, de se nettoyer les mains, puis de les soumettre à un flambage rapide, de n'employer que de la charpie, des bandelettes, et des éponges préalablement exposées à la température de 130 à 150 degrés, et de l'eau bouillante portée à la température de 110 à 120 degrés. Les germes en suspension dans l'air autour du lit du malade étant beaucoup moins nombreux que dans l'eau et à la surface des objets, ces précautions permettraient d'utiliser un acide phénique assez dilué pour ne pas être caustique (http:/fr.wikipedia.org (b), 2007).

Lord Joseph Lister (1827-1912), chirurgien britannique, découvre, en 1865, la théorie des germes formulée par Pasteur sur la putréfaction. Lister en conclut que l'apparition de pus dans une plaie n'est pas un facteur de cicatrisation, comme on le croyait alors, mais une preuve de la mortification des tissus (gangrène). Croyant que les infections étaient dues à des particules présentes dans l'air ambiant, Lister vaporise du phénol. En traitant ses instruments, les blessures et les blouses au phénol, Lister parvient en 1869, à réduire, dans son hôpital, le taux de mortalité opératoire de 50 à 15 pour 100. Sa méthode, qu'il appelle antiseptique, est d'abord accueillie avec scepticisme, mais, dans les années 1880, elle est acceptée par tous (http:/fr.wikipedia.org (a), 2007).

Références bibliographiques :

Delavault Robert, *L'asepsie un demi-siècle avant Pasteur : Ignace Semmelweis (1818-1865)*, L'Harmattan (éd.), Collection Médecine à travers les siècles, Paris, 2007.

Dupont Michel, *Dictionnaire historique des médecins dans et hors de la Médecine*, Larousse (éd.), Paris, 1999.

http:/fr.wikipedia.org (a), *Joseph Lister*, 2007, p. 1.

http:/fr.wikipedia.org (b), *Louis Pasteur*, 2007, pp. 1-19.

Huart P. & Himbault-Huart M. J., « La polémique Percy-Ollivier sur le typhus traumatique en 1822 », in *Congrès national Sociétés savantes*, Besançon, 1974.

Lemaire Jean-François, *Napoléon et la médecine*, François Bourin (éd.), Paris, 1992.

Lemaire Jean-François, *Les blessés dans les armées napoléoniennes*, Lettrage Distribution, Paris, 1999.

Les pharmaciens

Antoine Augustin Parmentier (1737-1813), premier pharmacien de la Grande Armée et grand défenseur de la pomme de terre

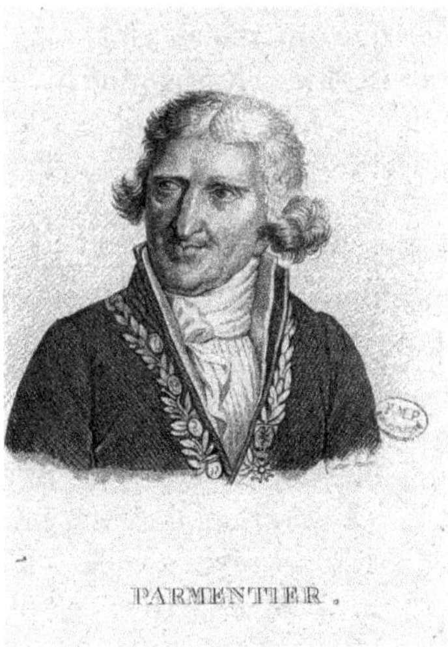

Antoine Augustin Parmentier (© BIUS).

Georges Cuvier (1769-1832), célèbre anatomiste et paléontologue français, a dit de lui : *« Partout où l'on pouvait travailler beaucoup, rendre de grands services et ne rien percevoir ; partout où l'on se réunissait pour faire le bien, il accourait le premier et l'on pouvait être sûr de disposer de son temps, de sa plume et, au besoin, de sa fortune* (http ://www.shp-asso.org, sans date). *»*

Antoine Augustin Parmentier est né le 12 août 1737. Son père décède très tôt et c'est sa mère qui lui enseigne ses premiers rudiments de latin. A 13 ans, il est placé comme élève chez un pharmacien de Montdidier. A 18 ans, il gagne Paris pour

rejoindre un parent également pharmacien. Brillant, il acquiert très vite un savoir scientifique remarquable. En 1757, il part en tant qu'apothicaire pour l'armée de Hanovre et se place sous les ordres de Bayen, pharmacien lui-même, qui le porte vite en amitié. A 24 ans, il obtient le brevet de pharmacien en second de l'armée. Pendant la guerre de Hanovre, le jeune homme gagne la confiance de tous et entretient le courage des autres pharmaciens au cours d'une épidémie qui frappe les hôpitaux. Il parvient à l'enrayer. Capturé à cinq reprises par les Prussiens, il est emmené dans une forteresse pour y être gardé en tant que prisonnier. Il n'y est nourrit que de pommes de terre, qui sont considérées comme une nourriture dégradante. Parmentier en perçoit très vite toutes les vertus nutritives. C'est dans ce contexte qu'il décide d'être le promoteur de cette plante en France (De Beauvillé, 2010 ; Fougère, 1956 ; Muratori-Philippe, 2006).
Une fois libre, Parmentier se rend à Francfort et vit quelques temps chez Meyer, chimiste allemand renommé, mais très vite, sa patrie lui manque. Il rentre à Paris, en 1763. Il y suit l'enseignement de physique de Nollet, de chimie de Rouelle et de botanique de Jussieu. Il travaille d'arrache-pied et dépense jusqu'à ses derniers sous pour acheter des livres. Le 16 octobre 1766, il réussit le concours d'apothicaire gagnant maîtrise des Invalides (Gourdol, 2010). Il reste six ans à ce poste, cultive un petit jardin et se livre à des expériences sur les plantes pour améliorer leurs vertus alimentaires. A ce terme, il devient maître pharmacien. Séduit par le scientifique, le gouverneur des Invalides, le baron d'Espagnac, crée pour lui un poste d'apothicaire-major des armées françaises, chef de la pharmacie des Invalides, le 18 juillet 1772. Malgré tout, les Sœurs, ne voulant pas être dépossédées, le font révoquer le 31 décembre 1774 (De Beauvillé, 2010 ; Blaessinger, 1948).
En 1772, il a gagné un prix de l'Académie de Besançon grâce à un mémoire faisant l'apologie de la pomme de terre en tant qu'aliment. En 1773, il publie un livre dont le titre est *Examen chimique des pommes de terre, dans lequel on traite des parties constituantes du froment et du riz*. En 1774, libre de tout engagement, il peut se consacrer à ses recherches. Cette même année, il produit les *Récréations physiques de Model*. Deux travaux retentissants qui le font connaître. En 1774 toujours, il

est promu censeur royal et a pour mission de se rendre dans différentes régions afin de déterminer pourquoi le pain y est de si piteuse facture. Cette année-là, en réponse, il fait paraître une brochure intitulée *Méthode facile pour conserver à peu de frais les grains et les farines*. De passage à Montdidier, sa ville natale, ses concitoyens lui soumettent le problème de la carie du froment qui ravage les champs alentours. Après des études chimiques, il détermine la nature du problème et consigne ses notes dans un mémoire lu à la Société royale de médecine, en 1776, et intitulé *Analyse de la carie du froment*. En 1777, son *Avis aux bonnes ménagères des villes et des campagnes sur la meilleure manière de faire le pain* paraît et connaît un succès énorme qui bouleverse l'économie rurale et urbaine (De Beauvillé, 2010 ; Blaessinger, 1948). Cette même année, il officie au Collège de pharmacie comme démonstrateur en botanique et en histoire naturelle (Gourdol, 2010). Suit *Le Parfait boulanger* qui connaît la même notoriété, en 1778. D'autres ouvrages sur d'autres mets sont écrits. Le 8 juin 1780, une école de boulangerie est fondée dans la capitale. Parmentier en est l'un des professeurs. Il enchaîne les livres sur des sujets très divers. En 1782, il est démarché pour occuper la place de chimiste auprès du monarque allemand. Il refuse. En 1784, son mémoire consacré à l'usage du maïs dans le midi de la France remporte un prix de l'Académie de Bordeaux. Ce mémoire sera réimprimé en 1812, aux frais de l'Empire, et contribuera à perfectionner la culture du féculent (De Beauvillé, 2010 ; Fougère, 1956 ; Muratori-Philippe, 2006).

En 1787, le roi Louis XVI lui confie 54 arpents de terre à cultiver. Le jour, des soldats gardent le terrain et la nuit, Parmentier laisse les pauvres gens dérober des plants de pommes de terre qu'ils peuvent ainsi cultiver pour leurs besoins propres. En 1789, son *Traité sur la culture et les usages de la pomme de terre, de la patate et du topinambour* est imprimé par ordre de Louis XVI. Parmentier a réussi. La pomme de terre est cultivée partout en France (http ://fr.wikipedia.org, 2010).

En 1790, Parmentier et Nicolas Deyeux, autre pharmacien, remportent un prix de la Société royale de médecine grâce à leur mémoire détaillant leur étude chimique du lait. En 1791, les deux hommes gagnent à nouveau ce prix, en faisant une analyse du sang, titre du mémoire présenté à l'institution (De Beauvillé, 2010 ; Blaessinger, 1948).

Lorsque la Révolution éclate, Parmentier perd tout. Il est même sérieusement vilipendé et menacé par le nouveau régime, mais il est envoyé dans le midi de la France, pour y regrouper le plus de médicaments possibles afin d'équiper les pharmacies militaires. Malgré tout, au bout de quelques temps, ses services pour le bien de l'Humanité sont reconnus enfin. En 1793, le collège de pharmacie est dissous. En 1796, les pharmaciens constituent une Société des pharmaciens de Paris. Cette société délivre un enseignement gratuit reconnu d'utilité publique par le Directoire en 1797 (Gourdol, 2010 ; Fougère, 1956).

En 1795, il est pharmacien en chef de l'armée, président du conseil de salubrité de Paris, membre de la commission de santé des armées, de la commission des subsistances et des approvisionnements, et de l'administration générale des hospices civils de la capitale. Associé à Bayen, il publie aussi son *Formulaire pharmaceutique* qui est traduit en italien également et réédité plusieurs fois. Au décès de Bayen, en 1798, il demeure le seul inspecteur général des pharmacies militaires. En 1802, il vulgarise son ouvrage co-écrit avec Bayen, intitulé nouvellement *Code pharmaceutique à l'usage des hospices civils*. C'est un succès colossal réédité à quatre reprises (1803, 1807, 1811 et 1818) (De Beauvillé, 2010 ; Gourdol, 2010 ; Muratori-Philippe, 2006).

A son domicile, sont réalisées les premières expérimentations de vaccination. Il se bat dès lors pour que la vaccine soit inoculée aux plus démunis et que des centres d'inoculation soient effectivement mis en place dans chaque département. Ses mémoires sur la salubrité des hôpitaux, sur le pain du soldat, sur l'eau comme boisson des troupes, etc. lui valent de devenir membre de l'Institut de France, section des sciences physiques et mathématiques, le 13 décembre 1795 (Meylemans, 2010).

En 1800, il participe à la fondation de l'Ecole de boulangerie (Gourdol, 2010).

Le 15 décembre 1803, le Premier Consul le confirme au poste d'inspecteur général du Service de santé. Il l'était depuis 1796 et le reste jusqu'à sa mort, en 1813. Bonaparte, par décret, le aussi fait nommer Premier pharmacien des armées, en 1800. Le futur empereur a une grande confiance en Antoine Augustin

(De Beauvillé, 2010 ; Gourdol, 2010 ; Muratori-Philippe, 2006).
Cette année-là, il devient président de la Société de pharmacie de Paris à sa création à laquelle il a grandement contribué. En 1803, l'Ecole de pharmacie de Paris ouvre ses portes (Gourdol, 2010). En 1804, il assume la fonction de Premier pharmacien des armées auprès de l'armée des côtes de l'Océan et en 1805, il a la charge de l'approvisionnement des hôpitaux de la Grande Armée.
Lorsque Napoléon instaure la Légion d'honneur, il promulgue un décret accordant 10 croix de la Légion d'honneur destinées aux services civils et militaires de la pharmacie. Tout le monde est étonné que Parmentier ne la reçoive pas. Rapidement, il est su que Parmentier est celui qui a conçu cette liste. Aussitôt, une onzième médaille lui est attribuée (Riaud, 2010). Ses connaissances sont immenses, mais son humilité est aussi proverbiale. Parmentier est un fidèle admirateur de Napoléon. Adepte féroce de la prévention, il est convaincu que des mesures alimentaires et médicales appropriées ne peuvent s'envisager qu'avec une intervention musclée du gouvernement. Pour Parmentier, l'Empereur est l'homme de la situation (De Beauvillé, 2010 ; Muratori-Philippe, 2006).
Avec le blocus continental, le sucre est devenu une denrée rare, hors de prix. De 1808 à 1813, pour compenser ce manque, il étudie le raisin et la vigne, réalise de nombreuses expériences et commet de nombreux mémoires sur le sujet. En 1810, associé à Chaptal, il définit une technique d'extraction du sucre de raisin. Pourtant, la culture de la betterave rend vaines ses recherches. Pendant toute cette période de disette pour le peuple français, Parmentier est son pourvoyeur alimentaire. Il se démène pour trouver des solutions. Il fait des recherches sur la conservation des vins et des farines, sur la conservation par le froid, la réfrigération des viandes, l'utilisation des produits laitiers. Il participe à la mise au point des conserves alimentaires par ébullition. Il est un précurseur dans tous les secteurs de l'alimentation (Gourdol, 2010 ; De Beauvillé, 2010 ; Blaessinger, 1948).
De 1805 à 1813, Il contribue activement, avec les médecins Pinel et Guillotin, aux campagnes de vaccination contre la

variole, entreprises dès 1799, avec l'appui du général Bonaparte (Gourdol, 2010).
Atteint de phtisie pulmonaire, il meurt le 17 décembre 1813. Il ne s'est jamais marié. Il est enterré au Père-Lachaise dans la 39ème division, 2ème ligne, P, 26 (http://www.appl-lachaise.net, 2005).
Au moins 48 diplômes lui auraient été décernés au cours de son existence. Les Académies d'Alexandrie, de Berne, de Bruxelles, de Florence, de Genève, de Lausanne, de Madrid et de Milan, de Naples, de Turin et de Vienne le comptent parmi leurs membres. Il laisse derrière lui près de 165 ouvrages d'agronomie (Muratori-Philippe, 2006).
De plus, Parmentier a publié de nombreux articles, mémoires et dissertations dans des recueils scientifiques, comme le *Cours complet d'agriculture* de Rosier, la *Bibliothèque physico-économique*, le *Journal de physique*, les *Mémoires de la Société royale d'agriculture*, l'*Encyclopédie méthodique*, la *Feuille du cultivateur*, le *Journal de la Société de pharmacie de Paris*, les *Annales de chimie*, le *Journal* et le *Bulletin de pharmacie*, le *Magasin encyclopédique*, le *Bulletin de la Société philomathique*, les *Mémoires des Sociétés savantes et littéraires de la république française*, le *Nouveau dictionnaire d'histoire naturelle*, le *Théâtre d'agriculture d'Olivier de Serres*, le *Nouveau cours d'agriculture* ou encore le *Recueil de l'Institut national* pour ne citer qu'eux (Muratori-Philippe, 2006 ; De Beauvillé, 2010).

Dans ses conseils à ses jeunes collègues placés sous ses ordres, Parmentier affirme : « *Mes amis, la pharmacie exige, plus qu'aucune autre profession, de la gravité dans les mœurs, de la sagesse dans la conduite, une grande docilité aux conseils de l'expérience, l'amour de l'ordre et de la vie sédentaire, une sévérité de principes et une inflexible probité. Soyez honnêtes hommes ; la seule vertu rend heureux et porte à vouloir que les autres le deviennent ; tâchez d'obtenir par votre franchise, votre probité et votre science, une considération personnelle, indépendante de votre titre, en même temps que vous déterminez, par votre équité et votre douceur, vos subordonnés à vous aimer et à vous respecter* (De Beauvillé, 2010). » Est-il nécessaire d'en dire plus long sur Parmentier ? La société française reconnaissante a attribué son nom à des rues, des écoles, lui a dressé des statues et que sais-je d'autres hommages.

Références bibliographiques :

Bibliothèque interuniversitaire de Santé (BIUS), communication personnelle, Paris, 2010.

Blaessinger Edmond, *Quelques grandes figures de la pharmacie militaire*, Baillère (éd.), Paris, 1948.

De Beauvillé Victor, *Histoire de Montdidier, Livre IV - Chapitre II - Section LIV*, http ://santerre.baillet.org, 2010, pp. 1-21.

Fougère Paule, *Grands pharmaciens*, Buchet/Castel (éd.), Paris, 1956.

http ://fr.wikipedia.org, *Antoine Parmentier*, 2010, pp. 1-6.

http ://www.appl-lachaise.net, *Parmentier Antoine Augustin (1737-1813)*, 2005, pp. 1-2.

Gourdol Jean-Yves, « Antoine-Augustin Parmentier (1737-1813), pharmacien des Armées, vulgarisateur de la pomme de terre », in *http ://www.medarus.org*, 2010, pp. 1-4.

http ://www.shp-asso.org, *Antoine-Augustin Parmentier (1737-1813)*, sans date, p. 1.

Meylemans R., « Les grands noms de l'Empire », in *Ambulance 1809 de la Garde impériale*, http ://ambulance1809-gardeimperiale.ibelgique.com, 2010, pp. 1-22.

Muratori-Philippe Anne, *Parmentier*, Plon (éd.), Paris, 2006.

Riaud Xavier, « Chirurgiens, médecins ou pharmaciens nobles d'Empire et/ou titulaires de la Légion d'honneur », in *The International Napoleonic Society*, Montréal, 2010, http ://www.napoleonicsociety.com, pp. 1-5.

Nicolas Deyeux (1745-1837), premier pharmacien de l'Empereur

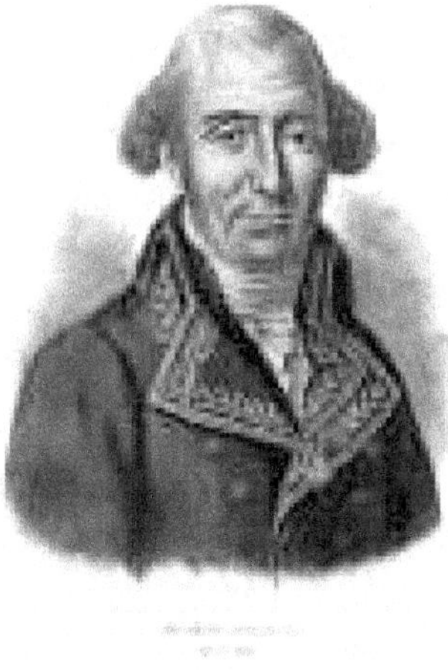

Nicolas Deyeux (Corlieu, 1896, © BIUS).

Nicolas Deyeux a vu le jour à Paris, le 21 mars 1745. Après une scolarité sans anicroche au collège Mazarin, il apprend la pharmacie aux côtés de son oncle. Il n'est pas étranger au succès de l'officine familiale puisqu'il plaisait terriblement à la gente féminine qui le prisait au point de dévaliser les produits de beauté du magasin et de lui faire amener des commandes chez des clientes en mal d'aventures. Il ne cachera jamais son goût prononcé pour les récits grivois, voire érotiques (Ramé, 1988).

En 1772, il obtient son diplôme de maître en pharmacie. Fort logiquement, il prend la suite de son oncle et travaille pendant quinze ans dans son échoppe. En parallèle, il devient en 1777, démonstrateur au collège de pharmacie qui vient d'ouvrir ses portes. De 1782 à 1797, il est l'un des rédacteurs du *Journal des découvertes et perfectionnemens de l'industrie nationale et étrangère, de l'économie rurale et domestique, de la physique, de la chimie, l'histoire naturelle, la médecine domestique et vétérinaire, enfin des sciences et des arts qui se rattachent aux besoins de la vie* publié de 1782 à 1831, par Buisson (http ://fr.academic.ru, 2010). En 1787, il vend son commerce parce qu'il se sent plus attiré par la recherche (Chevallier, 1837).

Il se consacre aussi à l'enseignement et fait paraître de nombreux travaux, seul ou en association, dans le *Journal de physiques*, les *Annales de chimie* ou bien encore le *Journal de pharmacie*. En 1790, Parmentier et Nicolas Deyeux remportent un prix de la Société royale de médecine grâce à leur mémoire détaillant leur étude chimique du lait. En 1791, les deux hommes gagnent à nouveau ce prix en faisant une analyse du sang, titre du mémoire présenté à l'institution (De Beauvillé, 2010 ; Riaud, 2010). Il produit aussi des mémoires sur l'opium, sur la noix de galle et l'acide gallique. Un autre mémoire co-écrit avec Herbin sur la maladie de la pierre et la dissolution des calculs humains est fortement remarqué. Il contribue aussi à une réédition commentée des travaux d'Olivier de Serres, agronome favori d'Henri IV (Fougère, 1956 ; Ramé, 1988).

Pendant la Révolution, son frère, activiste royaliste, est guillotiné, le 7 juillet 1794. De fait, Nicolas est inquiété et s'en sort in extremis, son frère ayant travaillé avec lui un temps. Il demeure professeur au collège de pharmacie et à la Faculté de médecine où il enseigne la chimie (http://fr.wikipedia.org, 2010 ; Ramé, 1988).

Le 25 novembre 1797, il est élu membre de l'Institut de France, dans la section de chimie de la classe de physique et mathématiques. Le 6 juillet 1802, il est nommé membre du conseil de salubrité et d'hygiène du département de la Seine (Ramé, 1988).

C'est logiquement qu'en 1804, Corvisart le démarche pour prendre la charge de premier pharmacien de l'Empereur. C'est officiel le 18 juillet 1804. A ce poste, il reçoit un revenu annuel de 6 000 francs. Pourtant, c'est avec de nombreuses réticences qu'il a accepté. En effet, effrayé par les combats et la mort environnante, il ne veut pas suivre la Grande Armée et veut

rester exclusivement dans la capitale (Ramé, 1988). Il ne s'en cache d'ailleurs pas auprès de Napoléon. *« Sire, votre confiance me flatte, mais je mets, à mon acceptation, une unique condition : je n'irai pas à l'armée... »* lui dit-il (Lemaire, 2003 ; Coquillard, 2009).
Dévoué à sa tâche, d'une susceptibilité exacerbée, en perpétuelle hésitation, il structure la pharmacie de la Cour impériale de main de maître, pendant dix ans. Aidé par d'autres pharmaciens, il leur délègue son pouvoir lors des campagnes militaires. Ainsi, Bouillon-Lagrange accompagne l'Empereur dans ses déplacements de 1805 à 1807, Cadet de Gassicourt le suit en Autriche en 1809 et Rouyer est près de lui en Autriche en 1808, en Russie en 1812, et en Saxe en 1813 (Ramé, 1988).
La gestion de la pharmacie à la Cour génère de nombreuses protestations. Le 21 mars 1812, en colère, Napoléon décrète la mise en place d'une grande pharmacie aux Tuileries, agrémentée d'antennes sur les lieux de villégiature de l'Empereur. A la suite de cette décision, Deyeux se fâche définitivement avec Cadet de Gassicourt qui arrondit ses fins de mois en surfacturant les produits vendus par son commerce, à l'Empereur (Ramé, 1988).
C'est Corvisart qui affirme la stérilité de Joséphine et qui essaie de la traiter. Mais, sa patiente lui demande toujours plus de médicaments. Le médecin finit par lui donner un placebo à base de mie de pain conçu par Nicolas Deyeux (Gourdol, 2010 ; Rabusson Corvisart, 1988).
Le 31 mai 1811, il s'occupe activement du roi de Rome qui a été inoculé, le 4 du même mois (Coquillard, 2009).
Sont-ce ces missions ou bien le succès de son association avec Delessert dans la production de sucre de betterave, le 2 janvier 1812 ? Toujours est-il que Deyeux voit ses émoluments passés à 8 000 francs par an (Chevallier, 1837 ; Ramé, 1988).
Pendant les Cent-Jours, atteint par la limite d'âge, Cadet de Gassicourt lui succède à la fonction de Premier pharmacien auprès de l'Empereur, mais n'a jamais disposé du titre de Deyeux reçu en 1804 (Ramé, 1988).
Nicolas Deyeux a été fait membre de la Légion d'honneur. En 1820, il est élu membre de l'Académie royale de médecine. Pendant la Restauration, il conserve ses fonctions d'enseignant. Le 18 novembre 1822, il est destitué du corps professoral suite à

une manifestation estudiantine, tout comme Desgenettes. Louis-Philippe le réinvestit dans sa chaire, le 5 octobre 1830, mais, trop vieux, Deyeux cesse toute activité (Chevallier, 1837 ; Ramé, 1988).

Le 25 avril 1837, il meurt à Passy.

Références bibliographiques :

Bibliothèque interuniversitaire de Santé (BIUS), communication personnelle, Paris, 2010.

Chevallier A., *Notice biographique sur Nicolas Deyeux*, Imp. De Loequin, Paris, 1837.

Coquillard Isabelle, « Personnalité des deux Empires : La longévité médicale du Docteur Edme Joachim Bourdois de la Mothe », in *Napoleonica*, 2009/3, n°6, pp. 146-170.

Corlieu Auguste, *Centenaire de la Faculté de Médecine de Paris (1794-1894)*, Alcan – Baillère – Doin – Masson (éd.), Paris, 1896.

De Beauvillé Victor, *Histoire de Montdidier, Livre IV - Chapitre II - Section LIV*, http ://santerre.baillet.org, 2010, pp. 1-21.

Fougère Paule, *Grands pharmaciens*, Buchet/Castel (éd.), Paris, 1956.

Gourdol Jean-Yves, « Jean-Nicolas Corvisart des Marets, Dricourt 1755 - Paris 1821, Premier médecin de Napoléon », in *http://www.medarus.org*, 2010, pp. 1-6.

http ://fr.academic.ru, *Bibliothèque physico-économique*, 2010, p. 1.

http ://fr.wikipedia.org, *Nicolas Deyeux*, 2010, p. 1.

Lemaire Jean-François, *La médecine napoléonienne*, Nouveau Monde/Fondation Napoléon (éd.), Paris, 2003.

Ramé Henri, « Deyeux, Nicolas, (1745-1837), pharmacien », in *Revue du Souvenir napoléonien*, août 1988, 360 : 31-32.

Rabusson Corvisart Didier, « Avis au lecteur », in *Essai sur les maladies et les lésions organiques du cœur et des gros vaisseaux* par Corvisart J. N. (3ème édition de 1818), Pariente (éd.), Paris, 1988, pp. 7-41.

Riaud Xavier, « Antoine Augustin Parmentier (1737-1813), Premier pharmacien de la Grande Armée et grand défenseur de la pomme de terre », in *The International Napoleonic Society*, Montréal, 2010, http ://www.napoleonicsociety.com, pp. 1-3.

Charles Louis Cadet de Gassicourt (1769-1821), pharmacien ordinaire de l'Empereur

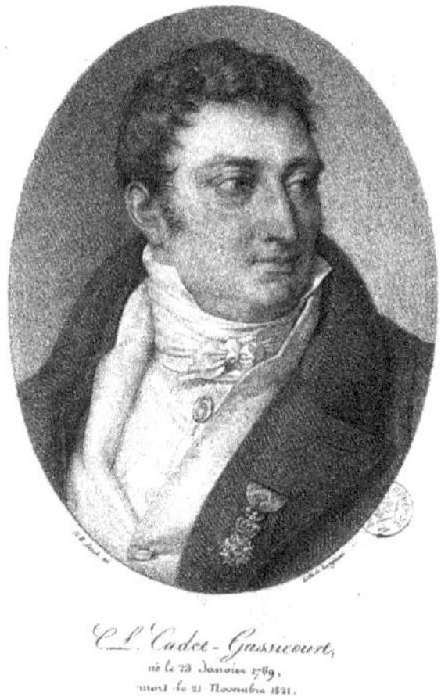
C. L. Cadet-Gassicourt,
né le 23 Janvier 1769,
mort le 21 Novembre 1821.

Charles Louis Cadet de Gassicourt (© Académie nationale de médecine).

Charles Louis Cadet de Gassicourt naît à Paris, le 23 janvier 1769. Son père, Louis-Claude (1731-1799), membre de l'Académie des sciences, de l'Académie impériale des Curieux de la Nature et proche collaborateur de Lavoisier, est un apothicaire de grand renom dont la valeur scientifique n'est plus à démontrer. Toutefois, des rumeurs auraient couru que Charles Louis serait un enfant illégitime de Louis XV (Flahaut, 2002). Le jeune Cadet de Gassicourt se destine à la vie religieuse, mais se rend vite compte qu'il se trompe. Son père souhaite qu'il se consacre à la pharmacie, mais, doué d'une verve prolifique et d'un talent naturel d'orateur, ce sont des études d'avocat qu'il embrasse. Dans le salon de ses parents, il croise Franklin, Buffon, Condorcet, Bailly ou encore Lalande. Leurs idées s'insinuent dans son esprit. Il devient avocat à 18 ans, en 1787. Il gagne tous ses procès parce qu'il choisit avec soin les causes qu'il estime nécessaire de défendre. Dans l'esprit de Voltaire, il défend donc les pauvres (Flahaut, 2002). Le 8 janvier 1789, il épouse Madeleine Félicité Baudet, femme jeune, riche et jolie. Ils ont deux garçons. Mais, volages tous deux, ils divorcent quelques mois plus tard (Bonnemain, sans date).

Charles Louis décide de profiter de la vie, son père lui allouant une rente annuelle de 8 000 francs. Il écrit des pièces de théâtre qu'il met en scène et qui connaissent le succès, comme *Le souper de Molière* en 1795 (Flahaut, 2002).

En 1789, la Révolution éclate. Cadet de Gassicourt fils se sent particulièrement concerné et décide de s'investir totalement à la défense de ses idées. Membre de la Garde nationale, il sauve le couvent de Saint-Lazare de pillards. Par une plaidoirie habile, il sauve son oncle des massacres de septembre 1792 et, par son témoignage, il délivre un noble au risque de perdre sa propre tête. En 1794, il est président de la section du Mont-Blanc. Dans une allocution, il n'hésite pas à critiquer ouvertement la Convention. Condamné à mort par contumace, son effigie subit son châtiment en place de Grève, pendant que lui, s'enfuit dans le Berry où il passe l'essentiel de son temps à aider les ouvriers dans leur travail en améliorant leur productivité (Flahaut, 2002). Il ne revient que treize mois après, pour faire réviser son procès. Les procédures ne sont abandonnées qu'en 1799. L'heure de l'errance est passée. Son père vient de décéder. Afin de ne pas perdre ses parts dans l'officine paternelle, il entame des études de pharmacie qu'il achève deux ans plus tard, en 1800. Son officine fonctionnant très bien, il décide de se consacrer aux plus démunis. En 1802, largement influencé par Cadet de Gassicourt, le préfet Dubois fonde le comité de salubrité publique dont le pharmacien devient le secrétaire en titre, fonction qu'il occupe jusqu'à sa mort. Ainsi, il peut visiter des prisons, contrôle le niveau d'hygiène des logements et de la nourriture des prisonniers. Posant les jalons de la médecine du travail, il étudie le rapport taux de décès/profession (Flahaut, 2002 ; Bouchon Lionel & Grau Didier, 2008-2010).

Parallèlement, il poursuit sa carrière d'écrivain et publie en 1803, un *Dictionnaire de chimie*. Il créé aussi la Société des pharmaciens de la Seine. En 1804, année du sacre de Napoléon,

paraît son *Formulaire magistral* qui connaîtra 7 éditions. Cette même année, après avoir été introduit auprès de l'Empereur, par Deyeux (1748-1837), ancien pharmacien de Bonaparte, professeur de chimie à la Faculté de Médecine et professeur à l'Ecole de Pharmacie, membre de l'Académie des sciences (1797), Cadet de Gassicourt devient pharmacien ordinaire de l'Empereur. Ce dernier décide de l'attacher à sa personne. A ce titre, Charles Louis dispose d'un logement aux Tuileries, ainsi que dans toutes les demeures où est amené à séjourner le monarque français. De même, au cours des campagnes militaires, il n'est jamais loin de l'Aigle. C'est le cas notamment à Wagram, en 1809, en Autriche. Il relate d'ailleurs son expédition, dans un ouvrage intitulé *Voyage en Autriche, en Moravie et en Bavière à la suite de l'armée française pendant la campagne de 1809* (Flahaut, 2002).
De septembre 1805 à décembre 1809, Cadet de Gassicourt a été amené à écrire six lettres à Dominique Larrey, chirurgien de la Garde Impériale, où, pour la première fois, des références à ses amis, sa vie sentimentale, ses soucis de santé et son inquiétude devant les événements politiques, et militaires sont mentionnés (Marchioni, 2003). En 1809, le pharmacien participe à la création du *Bulletin de pharmacie* (Flahaut, 2002).
Il est anoblit le 15 juillet 1810 et arbore sa nouvelle distinction de chevalier d'Empire avec une certaine fierté, dans la belle société parisienne. Lorsque sonne le glas de l'Empire, Napoléon demande à l'apothicaire de lui fournir un poison pour mettre fin à ses jours le cas échéant. Dans un premier temps, il refuse, mais sous la contrainte, il finit par acquiescer. Le 10 avril 1814, l'armée de Soult est défaite à Toulouse. Le 12 avril, l'Empereur, brisé et fatigué, absorbe le poison, mais s'en repend aussitôt. Cadet parvient à le sauver (Flahaut, 2002). Le 13 avril, Napoléon abdique. Toraude (1902) situe cette tentative de suicide au lendemain crépusculaire du 18 juin 1815.
Devenu docteur ès-sciences en 1812, Charles Louis préside la Société de pharmacie en 1818, dont il était membre depuis sa création en 1803. Il est élu aussi à l'Académie royale de médecine (Flahaut, 1980).
Sous la Restauration, il est fait chevalier de la Légion d'honneur par Louis XVIII, mais, républicain convaincu, il vilipende

vertement la monarchie et le droit divin. Il connaît des ennuis politiques en 1819, puis professionnels en 1821 (Flahaut, 2002). Charles Louis Cadet de Gassicourt décède le 21 novembre 1821. Il est enterré au Père-Lachaise, dans la 39ème division, 3ème ligne, P, 26 (http://www.appl-lachaise.net, 2006).

Publications :

Le Souper de Molière, comédie-vaudeville en un acte, 1795.

Le Tombeau de Jacques Molay, ou Histoire secrète des initiés anciens et modernes, templiers, francs-maçons, illuminés, 1797.

La Visite de Racan, comédie-vaudeville en un acte, 1798.

Mon voyage ou Lettres sur la Normandie, 1799.

Le Poète et le Savant, dialogues, 1799.

Esprit des Sots, 1801.

Dictionnaire de chimie (4 vol.), 1803.

Formulaire magistral, 1804.

Saint-Géran ou la Nouvelle langue française, 1807, parodie de Mme de Staël et de Chateaubriand.

Cours gastronomiques, 1809.

Suite de Saint-Géran ou la Nouvelle langue française, 1811.

De l'Étude simultanée des sciences, ou Dissertation sur cette proposition : pour perfectionner une seule des sciences physiques et naturelles, il est nécessaire de connaître la philosophie de toutes les autres, thèse soutenue devant la Faculté des sciences de l'Université impériale, le 1er septembre 1812.

Voyage en Autriche, en Moravie et en Bavière, 1818 (http://fr.wikipedia.org, 2010).

Références bibliographiques :

Académie nationale de médecine, communication personnelle, Paris, 2012.

Bonnemain Henri, « Charles Louis Cadet de Gassicourt (1769-1821) », in *Actes de la Société d'histoire de la pharmacie*, http ://www.shp-asso.org, sans date, pp. 1-2.

Bouchon Lionel & Grau Didier, « Charles Louis Cadet de Gassicourt (1769-1821) », in *http://www.napoleon-empire.net*, 2008-2010, pp. 1-5.

Flahaut Simone, « Le pharmacien Charles Louis Cadet de Gassicourt, bâtard de Louis XV et sa famille », in *Revue d'histoire de la pharmacie*, 1980 ; 68 (244) : 53-61.
Flahaut Jean, *Charles Louis Cadet de Gassicourt, Bâtard Royal, Pharmacien de l'Empereur*, Editions historiques Teissèdre, Paris, 2002.
http ://www.appl-lachaise.net, *Cadet de Gassicourt Charles Louis (1769-1821)*, 2006, p. 1.
http ://fr.wikipedia.org, *Charles Louis Cadet de Gassicourt*, 2010, pp.1-3.
Marchioni J., *Place à Monsieur Larrey, chirurgien de la Garde impériale*, Actes Sud (éd.), Arles, 2003.
Toraude L. G., « Etude scientifique, critique et anecdotique sur les « Cadet » », in *Bull. Sci. pharmacologiques*, 1902 ; 6.

Les dentistes

Napoléon Ier, Napoléon II et leurs dents

Napoléon Ier

Il serait né avec des dents (Lamendin, 2006). Des témoins affirment que Bonaparte aurait connu une dame à Toulon qui s'en serait éprise *« rien qu'à cause de ses dents »*. L'Electrice de Wurtemberg (1766-1828) dit de son sourire qu'il est *« prévenant »* et *« enchanteur »*. Chateaubriand (1768-1848), écrivain romantique et homme politique, affirme que : *« Son sourire est caressant et beau. »* Sa bouche semble *« belle avec des lèvres égales et serrées, tout particulièrement dans la mauvaise humeur. Elle sait par contre s'ouvrir dans un large sourire lorsqu'il veut séduire. Ses dents sans être rangées régulièrement sont très blanches et en très bon état* (Aiolfi, 2009). *»* Constant, le domestique de Bonaparte, fait état des belles dents de son maître à son retour d'Egypte (Lamendin, 2000). En 1798, Bonaparte, qui n'est encore que général, achète son premier nécessaire à dents (Tallandier, 1843).

Alexandre Dumas ne pense-t-il pas de même en parlant de Bonaparte au lendemain du 18 brumaire : *« Il avait la même prétention pour ses dents ; les dents en effet étaient belles, mais elles n'avaient point la splendeur des mains* (Dumas, 2006). *»*

« Napoléon a des tics récurrents. » Notamment, quand il est soucieux, il relève régulièrement *« l'épaule droite pendant que sa bouche dévie à gauche par une légère crispation* (Aiolfi, 2009). *»*

L'hygiène corporelle de Napoléon est très méthodique et méticuleuse. Le brossage des dents en est une étape particulièrement prisée. L'Empereur dispose à cet effet de plusieurs « Nécessaires à dents » conçus par Biennais. Ainsi, à Ulm et à Austerlitz, Napoléon dispose d'une cassette de campagne dont il se serait servi au matin de ces deux batailles, qui comporte notamment des objets de toilette et certainement une brosse à dents dont il ne se séparait jamais. C'est le plus important jamais utilisé par lui. Il était composé de 103 pièces. En 1810, l'Empereur possède un nécessaire essentiellement composé de rugines à détartrer, coffret qui est d'ailleurs réparé par Grangeret, le célèbre coutelier, cette année-là (Rousseau, 1998). D'après le même Claude Rousseau (1998), des pièces d'hygiène dentaire sont toujours présentes dans les nécessaires de voyage ou de toilette de Martin-Guillaume Biennais.

A sa mort, par testament, il le donnera à son fils.

De plus, il dispose en la personne de Jean-Joseph Dubois-Foucou d'un opérateur pour les dents qui a officié de 1806 à 1813, sur sa personne (SOP, 2006).

D'après F. Masson, l'un des plus grands historiographes de Napoléon, l'entretien que ce dernier a apporté à ses dents était tel qu'il avait *« toutes ses dents belles, fortes et bien rangées* (Lamendin, 2000). *»* Il ajoute : *« ...Il curait soigneusement ses dents avec un cure-dent en buis, puis les brossait longuement avec une brosse trempée dans de l'opiat, revenait avec du corail fin, et se rinçait la bouche avec un mélange d'eau-de-vie, et d'eau fraîche. Il se raclait enfin la langue avec un racloir d'argent, de vermeil ou d'écaille. »*

« Les ablutions terminées, il se nettoyait soigneusement les dents, il les brossait longuement avec une brosse trempée dans un opiat d'une composition spéciale, puis il se rinçait la bouche avec un mélange d'eau-de-vie et d'eau fraîche » (Cabanès, 1921).

Jamais durant son règne, le monarque ne semble avoir eu recours aux services de Dubois-Foucou, excepté pour des nettoyages.

En 1815, lors de son embarquement vers l'île de Sainte-Hélène, le capitaine Maitland, qui commande le H.M.S. Bellerophon, observe : *« les yeux sont gris clair, les dents sont bonnes* (Lamendin, 2002). *»* Un autre officier, Senhouse, présent à ce moment-là, dit : *« des yeux bleus clairs et de vilaines dents. »* Lady Malcolm a vu Napoléon, quant à elle, avec *« des yeux clairs ou gris, de bonnes dents blanches et égales, mais petites. »* Bunbury, lui, affirme : *« Il a des yeux gris, ses dents sont vilaines et malpropres. »* Lord Rosebery déclare que : *« Les dents de l'Empereur sont mauvaises et sales, mais il les montre très peu. »* Enfin, Augustin Cabanès (1928) rapporte de son côté que : *« Napoléon mange du suc de réglisse qui aurait,* *à la longue noirci ses dents.* » Il ajoute que : *« Cette assertion mériterait confirmation. »*

Pendant son exil, l'Empereur a souffert d'abcès dentaires qui semblent venir de sa dent de sagesse supérieure droite extrêmement mobile (Balcombe, 1898). Dans le *Mémorial de Sainte-Hélène*, Las Cases situe le premier épisode de fluxion dentaire au samedi 26 octobre 1816. Las Cases décrit les détails minutieux de la toilette de Napoléon. Après la barbe et le nettoyage du visage, en dernière partie, *« ...Vient ensuite l'histoire des dents...* » Las Cases est banni de Sainte-Hélène, en décembre 1816. Il fait également allusion aux *« symptômes scorbutiques »* dont Napoléon a souffert pendant son exil dans cette île (Las Cases, 1999).

« Je l'ai trouvé, la tête empaquetée d'un mouchoir,... « Quel est le mal le plus vif, la douleur la plus aiguë ? » demandait-il. Je répondais que c'était toujours celle du moment. « Eh bien ! C'est donc le mal de dents », m'a-t-il dit. En effet, il avait une violente fluxion ; sa joue droite était enflée et fort rouge... Je me suis mis à lui chauffer alternativement une flanelle et une serviette qu'il appliquait tour à tour sur la partie souffrante, et il disait en ressentir beaucoup de bien. » Le dimanche 27, «... Ses douleurs de tête et de dents étaient extrêmement vives. La fluxion n'avait nullement diminué... » Le 30, « L'Empereur aujourd'hui n'a pas été mieux...Sur le soir, le docteur est arrivé ; il portait plusieurs gargarismes innocents, disait-il ; mais il n'en a pas eu moins de peine à en trouver l'emploi. L'Empereur avait beaucoup de boutons sur les lèvres, dans la bouche et jusque dans le gosier ; il avait beaucoup de peine à avaler, même à parler, disait-il. » Le jeudi 31, « ...Il souffrait beaucoup, surtout des boutons qui couvraient ses lèvres... » Le 2 novembre 1816, « ...il avait une fluxion décidée... » Le mardi 5, « ...La guérison de sa bouche avançait ; mais ses dents demeuraient encore fort sensibles... » Le samedi 9, « ...L'Empereur, à dîner, était fort bien, très content et même gai ; il se félicitait d'avoir passé sa dernière crise sans s'être soumis à la médecine, sans avoir payé tribut au docteur (Las Cases, 1999)... »

A cette époque, le baron Sturmer, envoyé de l'Autriche à Sainte-Hélène, écrit à Metternich : *« Il est en bonne santé et*

menace de vivre longtemps. » Plus loin, il ajoute : *« Il a une fluxion des gencives* (Lamendin, 2000). *»*
Barry O'Meara, son médecin irlandais, signale aussi, à cette occasion, des symptômes de scorbut. En 1817, tantôt l'Empereur a les jambes enflées, tantôt le scorbut envahit ses gencives. En juillet, il présente une nouvelle fluxion du visage consécutive à ses mauvaises dents. Le médecin veut lui en arracher une *« qui branle. »* Napoléon refuse l'opération. En novembre, O'Meara note : *« Il s'est plaint d'une douleur dans la joue droite, qui provenait de sa dent malade. Ses gencives étaient spongieuses et saignaient au plus léger attouchement. »* Quelques jours plus tard, il écrit : *« L'Empereur souffre des gencives ; les siennes sont spongieuses. »* Puis, *« la partie droite des mâchoires est considérablement tuméfiée. »* Malgré tout, Napoléon finit par accepter (SOP, 2006). Le médecin effectue l'extraction après avoir fait asseoir l'Empereur par terre. Le lieutenant-colonel Gorregner, secrétaire personnel de Sir Hugues Lowe sur Sainte-Hélène, rapporte : *« Il* (le général Bonaparte) *a perdu récemment une dent* (la dent de sagesse). *Ce fut la première opération chirurgicale qui ne fut jamais exécutée sur sa personne et, en cette circonstance, sa conduite fut loin d'être courageuse. Pour pouvoir procéder à l'extraction de la dent malade, le docteur O'Meara, fut obligé de le faire maintenir par terre. Depuis ce temps, il se plaint beaucoup et garde la chambre où, malgré la chaleur de la saison, il exige qu'on fasse du feu. Il reste ainsi à cuire pendant des heures* (Rousseau, 1998)*... »* C'est la première dent enlevée à Napoléon. Jusque-là, il n'en avait presque jamais souffert. Pour le Français, *« cette dent était à peine gâtée et aurait pu être plombée. »* Ceci est tiré d'un rapport du baron Sturmer. A l'occasion de cette intervention, Betsy Balcombe se serait exclamée : *« Comment ! Vous vous plaignez de la douleur causée par une opération de si peu d'importance ! Vous qui avez assisté à d'innombrables batailles et passé à travers une pluie de balles, vous qui avez été blessé plus d'une fois ! J'en ai honte pour vous. Mais, peu importe, donnez-moi cette dent* (Bastien & Jeandel, 2005) *!... »* Montholon date cette intervention au 16 novembre 1817.
Pour lutter contre le scorbut, O'Meara fait appel aux plantes antiscorbutiques (fumeterre, cochléaria, etc.) et à un opiat

dentifrice contenant les mêmes plantes, triturées avec de la conserve de rose (Lamendin, 2000).
Dans un rapport en date du 9 juillet 1818, O'Meara rapporte que : *« Les derniers jours de septembre (1817), (...) les gencives* (de l'Empereur) *ont pris une apparence spongieuse, scorbutique ;... 1er octobre 1817. (...) Trois molaires étaient attaquées. Je jugeai d'après cette circonstance qu'elles devaient en partie être à cause des affections inflammatoires des muscles et des membranes de la mâchoire. Je pensais en outre qu'elles avaient produit le catarrhe. Je les arrachai à des intervalles convenables... Je conseillai pour détruire l'apparence scorbutique qu'avaient prise les gencives, l'usage de légumes, des acides. Je réussis. Elle disparut, reparut encore et fut dissipée par le même moyen... Langue presque constamment blanche* (Antommarchi, 1825)... » D'après le maréchal Bertrand, Napoléon connaît d'autres problèmes dentaires après janvier 1818, mais il reste très vague quant aux

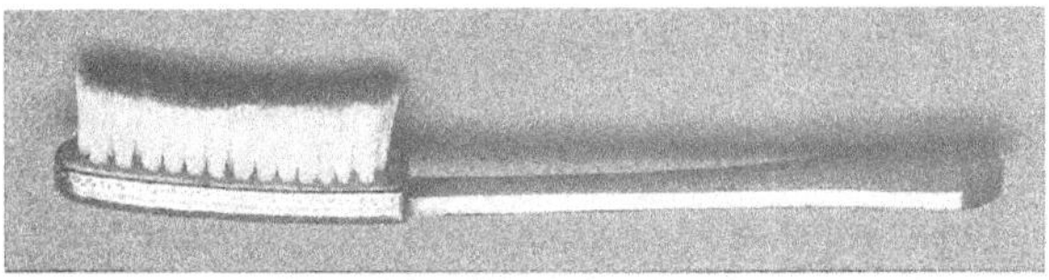

Brosse à dents du général Bonaparte (Agence photographique Réunion des Musées Nationaux, photo Bricart Nicolas-Pierre, 2007, © Photo RMN).
Cette brosse à dents est exposée au château de Malmaison (92). Le manche est vermeil, les poils en sanglier et la tête vissée interchangeable. Il porte, sculpté, le « N » impérial.

Il est constaté une brosse à dents dans tous les nécessaires de campagne de l'Empereur. C'est le cas de celui qui appartient au musée Carnavalet à Paris. Il est l'œuvre de Biennais, un orfèvre-tabletier, qui l'a achevé en 1805. Ce nécessaire a été remis, par Napoléon, au général Bertrand qui devait le transmettre au roi de Rome à l'occasion de ses seize ans. Ne pouvant le faire, le militaire l'a légué à la ville de Paris, en 1840 (Bogopolsky, 1995).

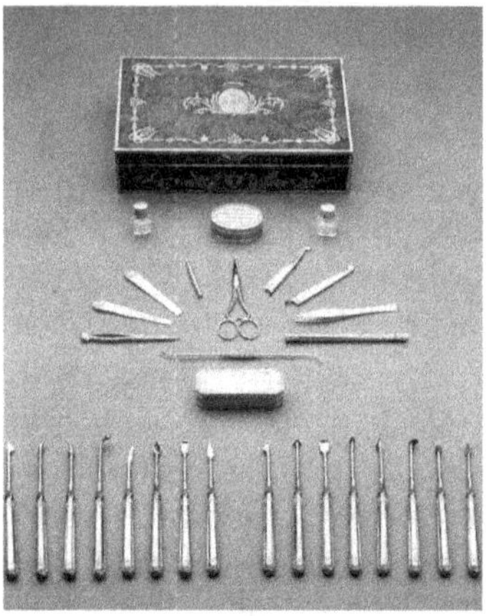

Nécessaire à dents de Napoléon (Fondation Napoléon, catalogue *"Trésors de la Fondation Napoléon"*, Paris, 2007, © Fondation Napoléon).

Un autre nécessaire aurait été *« acquis par la famille de Rotshschild auprès d'un soldat qui l'aurait subtilisé dans les bagages du train de Napoléon en 1815, à la bataille de Waterloo* (Rousseau, 1998). *»*

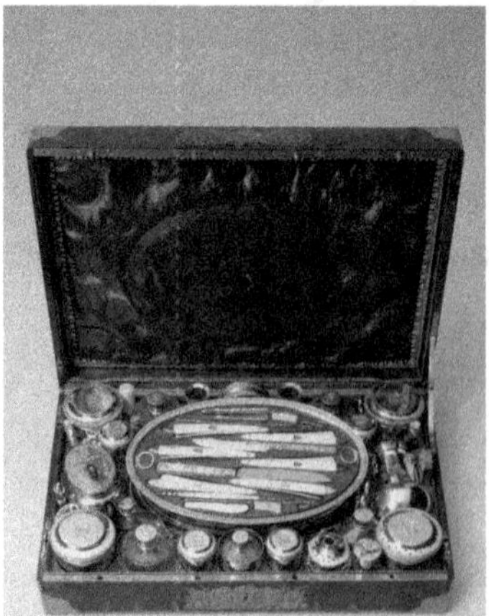

Nécessaire de voyage de Napoléon Ier, qui a appartenu après au tsar de Russie, Alexandre Ier, conçu en 1807, par Biennais et Pierre-Benoît Lorillon, maître-orfèvre, exposé au musée du Louvre à Paris. Ce coffret présente deux brosses à dents (Agence photographique Réunion des Musées Nationaux, photo Jean-Gilles Berizzi, Paris, 2009, © RMN).

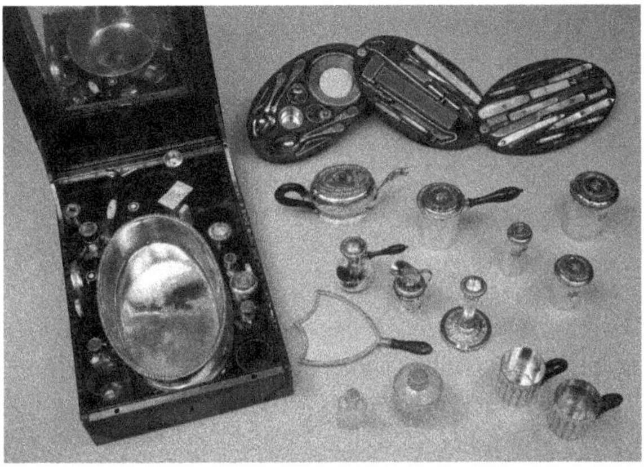

Nécessaire de toilette de Napoléon Ier, conçu par Biennais, avec une brosse à dents en haut à droite, exposé au château de Fontainebleau (Agence photographique Réunion des Musées Nationaux, photo Christian Jean, Paris, 2009, © RMN).

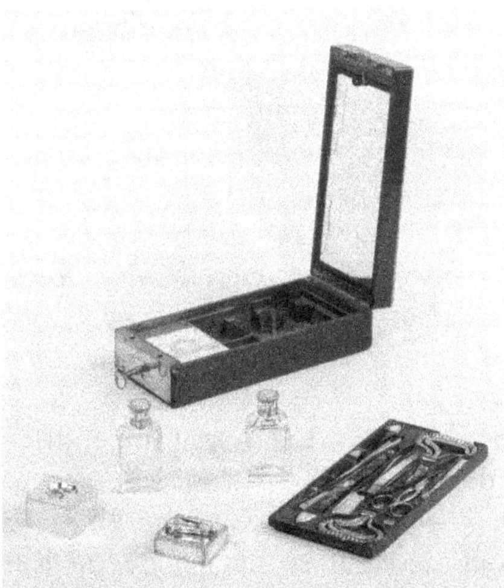

Petit nécessaire de l'Empereur, conçu par Biennais, présentant une brosse à dents, exposé au château de Fontainebleau (Agence photographique Réunion des Musées Nationaux, photo Gérard Blot/Jean Schormans, Paris, 2009, © RMN).

Ces deux derniers nécessaires sont dits de « portemanteau », plus facilement transportables que les grands nécessaires en vermeil ou en argent. Napoléon en a acheté plus de douze qui ont coûté chacun 400 francs de l'époque. Il aurait offert le dernier ci-dessus à Las Cases en octobre 1815, à Sainte-Hélène. A ce propos, l'Empereur lui aurait tenu ces propos : *« Il y a bien longtemps que je l'ai, je m'en suis servi le matin de la bataille d'Austerlitz* (Aiolfi, 2009). *(...). »*

Napoléon II

Napoléon François Joseph Charles Bonaparte naît le 20 mars 1811. Il est le fils de Napoléon Ier (1769-1821) et de l'archiduchesse Marie-Louise d'Autriche (1791-1847).

Le jeune prince reçoit dès sa naissance le titre de roi de Rome (http://fr.wikipedia.org, 2007).

L'Empereur aime son fils profondément. Sa bouche serait belle et en arc (Aiolfi, 2009).

Napoléon rencontre Madame de Montesquiou (1765-1835) qui porte son fils près de l'Orangerie, à Saint-Cloud (Cabanès, 1953). Il lui demande si son fils se porte bien. La gouvernante de répondre : *« (...) Parfois, il se montre grognon, pleure. Ses dents sans doute, le tourmentent... »* L'Empereur aurait rétorqué : *« C'est laid un roi qui pleure. »*

Le 25 octobre 1811, le *Moniteur* annonce en ces termes que le fils de l'Empereur vient de voir sortir sa première dent de lait : *« [Le] Roi de Rome est à Saint-Cloud depuis le retour du voyage de Compiègne ; sa première dent de lait vient de percer. Le travail de la dentition s'est fait sans occasionner aucune altération de sa santé qui continue d'être très bonne* (Delage & Papot, 2011). *»*

Au retour d'un voyage en Belgique, l'impératrice Marie-Louise retrouve son fils *« bien fortifié, ayant quatre dents... mais maigre et pâle, ce qui provient de la dentition. »*

L'Empereur tout entier à sa campagne de Russie, trouve le temps de demander des nouvelles de la santé de son fils. Ainsi, écrit-il à Mme de Montesquiou : *« J'espère que vous m'apprendrez bientôt que ses quatre dernières dents sont faites. »*

Revenant de Dresde, Marie-Louise retrouve son fils qui a 16 mois, à Saint-Cloud. *« Il a quinze dents, mais ne parle pas. »*

En 1813, l'Impératrice écrit : *« Mon fils se porte à merveille... Il a toutes ses dents depuis trois mois. »*

Marie-Louise a vécu au côté de l'Empereur pendant 4 années, de 1810 à 1814. De 1813 à 1814, l'Autrichienne écrit une série de lettres à Napoléon où elle fait notamment état des problèmes de santé bucco-dentaire de son fils (De Maar, 1981). Elles ont été publiées par le baron Carl-Fredrik Palmstierna en 1955. Ce dernier en a fidèlement retranscrit le contenu dans le français de l'époque.

8 février 1814 : *« Il se porte assez bien, il a eu une rage de dents ce matin, elle l'a bien fait souffrir pendant plus de trois quarts d'heure. Il a déjà deux dents gâtées, cela me désole* (Palmstierna, 1955). *»*

25 février 1814 : *« Il a eu ce soir une rage des dents assez forte qui l'a bien fait souffrir, mais il n'y a pas de remède à cela, cela vient d'une dent gâtée. Dubois parle de l'arracher mais il n'y aura jamais moyen de le déterminer à cette opération, car quand on lui parle seulement de mettre du coton dans la dent, il pousse des cris affreux. »*

L'enfant demeurant en France à cet instant, il s'agit bien de Dubois-Foucou, le dentiste personnel de Napoléon, et non d'Antoine Dubois, le chirurgien qui a accouché Marie-Louise en 1811, comme le laisse entendre Palmstierna (1955).

27 février 1814 : *« Il va très bien ce soir, il a dormi jusqu'à 6 heures ce matin, il étoit encore bien grognon, je l'ai attribué à son mal aux dents qui le prend bien souvent... »*

28 février 1814 : *« Il se porte à merveille, il a encore un peu de malaise hier soir, mais cela n'a été l'affaire que d'une demi-heure. »*

29 février 1814 : Il n'y a plus aucun problème.

2 mars 1814 : *« Ce matin encore ton fils n'étoit pas bien, ses dents le tourmentent beaucoup, il a des rages de dents à chaque instant, je crains que ses dents gâtées ne lui préparent encore de longues souffrances. »*

3 mars 1814 : *« Ton fils se porte bien, il a bien dormi toute la nuit et il a été fort gai le reste de la journée. Je crois que sa petite indisposition est tout à fait guérie, pourvu que ses vilaines dents le laissent en repos, car elles l'ont bien fait souffrir depuis quelques temps. »*

13 mars 1814 : *« Ton fils t'embrasse, il a eu des rages de dents dans la journée mais ce soir il se porte bien et il est gai. »*

14 mars 1814 : *« Ton fils va bien, il t'embrasse, ses rages de dents sont tout à fait passées. »*
16 mars 1814 : *« Il se porte assez bien, il a toujours un peu mal aux dents. »*
18 mars 1814 : *« Ton fils t'embrasse, il se porte très bien, quoi qu'il a dit qu'il souffroit des dents, nous avons découvert que très souvent, il se plaignoit sans avoir un mal réel, mais depuis que je lui ai déclaré que la promenade étoit fort contraire aux fluxions et que l'on seroit obligé de le priver de ce plaisir, son mal a disparu d'un coup envolé et il n'en est plus question ce soir. »*
20 mars 1814 : *« Tu as pensé un peu à ton fils et moi, ce premier t'embrasse, il se porte assez bien, il a encore par moment des rages de dents, mais ce sont des dents gâtées qui le feront encore souffrir bien souvent. »*
25 mars 1814 : *« Il a parlé plusieurs fois de ses maux de dents, mais comme il s'en plaignoit tout en riant, je n'y avois pas ajouté grande foi, car l'expérience a prouvé que c'étoit probablement un prétexte sinon même un tour d'espiègle. »*
3 août 1814 : *« Je t'ai mandé que j'ai de bonnes nouvelles de la santé de ton fils, j'en ai encore reçues hier, il ne s'est jamais mieux porté qu'à présent ; excepté les maux de dents qui le tourmentent* (Palmstierna, 1955). »
En juillet 1817, la baronne de Montet (1785-1866) écrit du jeune prince qu'il *« est ce qu'on peut voir de plus joli ; c'est dommage que ses dents soient noires et déjà affreuses* (Du Montet, 1914). »
L'Aiglon avait un menton fort, caractéristique propre aux Habsbourg (Palmstierna, 1955).

Enfin, l'*Etat B* du testament de l'Empereur écrit le 24 avril 1821 à Longwood, qui fait l'*Inventaire des effets laissés chez M. le comte de Turenne*, stipule : *« Je donne à mon fils le nécessaire d'or, pour les dents resté chez le dentiste* (Antommarchi, 1825). »
D'après Claude Rousseau (1998), il semblerait que le nécessaire dentaire de Biennais de la Fondation Napoléon puisse correspondre au nécessaire légué à son fils, par le Corse.

Références bibliographiques :

Agence photographique Réunion des Musées Nationaux, photo Bricart Nicolas-Pierre, Paris, 2007.

Agence photographique Réunion des Musées Nationaux, photo Berizzi Jean-Gilles, Paris, 2009.

Agence photographique Réunion des Musées Nationaux, photo Blot Gérard/Schormans Jean, Paris, 2009.

Agence photographique Réunion des Musées Nationaux, photo Christian Jean, Paris, 2009.

Aiolfi Xavier, *Après tout, je ne suis qu'un homme... Napoléon intime*, SPE Barthélémy (éd.), Paris, 2009.

Antommarchi F., *Mémoires du Docteur F. Antommarchi ou les derniers momens de Napoléon*, Librairie Barrois L'Aîné, Paris, 1825.

Balcombe Betsy, *Napoléon à Sainte-Hélène*, Plon (éd.), Paris, 1898.

Bastien Jacques & Jeandel Roland, *Napoléon à Sainte-Hélène - Etude critique de ses pathologies et des causes de son décès*, Le Publieur (éd.), 2005.

Bogopolsky Sacha, *La brosse à dents ou l'histoire de la « mal aimée »*, CdP (éd.), Paris, 1995.

Cabanès A., *Dans l'intimité de l'Empereur*, Albin Michel (éd.), Paris, 1921.

Cabanès A., *Légendes et curiosités de l'Histoire*, Albin Michel (éd.), Paris, 1953.

Delage Irène & Papot Emmanuelle, « Il y a 200 ans », in *Lettre d'information de Napoleon.org*, n°600, 21-27/10/2011.

De Las Cases Emmanuel, *Mémorial de Sainte-Hélène*, Le Grand Livre du Mois (éd.), Tome IV, Paris, 1999, p. 64-119 (réédition de la première version de 1822).

De Maar F. E. R., « Le mal aux dents du Roi de Rome », in *Revue de la Société française d'histoire de l'art dentaire*, http://bium.univ-paris5.fr, 1981, pp. 25-26.

Dumas Alexandre, *Les compagnons de Jéhu*, Phoebus (éd.), Paris, 2006.

Du Montet Alexandrine Prevost de la Boutetière de Saint-Mars, *Souvenirs de la Baronne Du Montet (1785-1866)*, Plon (éd.), Paris, 4ème édition, 1914.

Fondation Napoléon, catalogue *"Trésors de la Fondation Napoléon"*, Paris, 2007.

http://fr.wikipedia.org, *Napoléon II*, 29/04/2007, pp. 1-6.

Lamendin Henri, « Napoléon, des dentistes et l'Histoire... », in *Le Chirurgien-Dentiste de France*, 6-13/01/2000 ; 966/967 : 66-71.

Lamendin Henri, *Anecdodontes*, Aventis (éd.), Paris, 2002.

Lamendin Henri, *Petites histoires de l'art dentaire d'hier et d'aujourd'hui (Anecdodontes)*, L'Harmattan (éd.), Collection Ethique médicale, Paris, 2006.

Palmstierna Carl-Fredrik, *Marie-Louise et Napoléon (1813-1814)*, Stock (éd.), Paris, 1955.

Rousseau Claude, « Histoire de l'aménagement du cabinet dentaire - L'instrumentation : les « outils à dents » des nécessaires de Biennais. L'énigme du nécessaire dentaire de l'Empereur de la Fondation Napoléon », in *Actes de la Société française d'histoire de l'art dentaire*, Saint Malo, 1998, http://www.bium.univ-paris5.fr, pp. 1-7.

Société odontologique de Paris (SOP), « Les daviers de Napoléon », in *http://www.sop.asso.fr*, 2006, p. 4.
Tallandier M. A., *Discours prononcé aux funérailles de Biennais*, Paris 1843.

Jean-Joseph Dubois-Foucou (1747-1830), le dentiste personnel de Napoléon

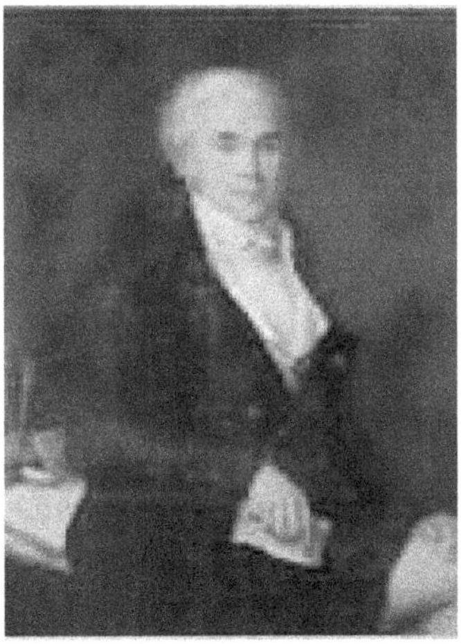

M. Jean-Joseph Dubois-Foucou[6] (domaine public).

Jean-Joseph Dubois-Foucou est né à Toulon, le 19 février 1748. Il a été élève en chirurgie à l'hôpital de la même ville et à l'hôpital de la Charité de Paris. Il est qualifié maître chirurgien dès 1766. Le 22 juillet 1771, il devient officiellement membre du Collège royal de chirurgie de la capitale. A partir de ce jour, il officie en tant que chirurgien-dentiste (Rousseau (a) & (b), sans date).

Son nom est, en fait, tout simplement Dubois, mais il a préféré lui adjoindre celui de Foucou, l'un de ses parents, lequel était un artiste (Rousseau (a), sans date).

---

[6] Portrait présent sur le site Internet de la Société française d'histoire de l'art dentaire (document tombé dans le domaine public).

Le 22 juillet 1775, Dubois-Foucou est maître en l'art et science de chirurgie de Paris, ayant soutenue une thèse intitulée *De dentis vitiose positorum curatione* (Lamendin, 2007).
De 1783 à 1785, il exerce rue sainte Marguerite à Paris, avec son oncle Vincent. De 1785 à 1796, il officie dans la même maison que Bourdet, dentiste du roi Louis XV, rue Croix-des-petits-champs. De 1797 à 1805, il est au 1325/6, rue des bons enfants, butte des moulins. De 1806 à 1807, il est installé au 1, rue des bons enfants. Enfin, de 1808 à 1830, il termine sa carrière au 2, rue Caumartin (Baron, 2003 ; Sans auteur, 1830).
En mars 1783, Bourdet, dentiste de Louis XV et de Louis XVI, lui vend la survivance de sa charge auprès du roi pour la somme de 150 000 livres. Louis XVI le nomme son opérateur pour les dents par brevet, le 4 mai 1783, décerné à Versailles. Depuis le 6 avril 1783, il soigne déjà le futur Louis XVIII. De même, le futur Charles X et la famille royale (Rousseau (b), sans date).
Dubois-Foucou succède à Bourdet après sa mort survenue en 1789, auprès du roi, mais n'apparaît dans l'*Almanach royal* qu'en 1791. Le 1er août 1790, il est appelé au chevet de Louis XVI pour un abcès dentaire, de sévérité minime selon lui. Alors au Temple, Louis XVI demande le 10 août 1792, une *« éponge pour les dents »* à son dentiste qui la lui fournit. Enfermé précipitamment, la famille royale est démunie de tout. En décembre 1792, nouvelle fluxion du roi qui demande à consulter son praticien (Lamendin, 2002 & 2007). Le Conseil général de la Commune refuse d'accéder à sa requête, le 22 décembre 1792.
Extrêmement procédurier, Dubois-Foucou attaque en justice Dubois de Chémant, autre dentiste, au sujet de l'invention des dents minérales. De nombreux échanges dans les journaux, dont le *Journal de Paris* de 1789, ont précédé cette démarche (numéros du 26 avril 1788, 22 avril 1789, 26 avril 1789, etc.). Le 26 janvier 1792, il est débouté et doit, par jugement, payer les frais de procès. Plus tard, lorsque Dubois de Chémant est parti en Angleterre, Dubois-Foucou poursuit ses recherches et réalise ses propres dentiers en porcelaine (Lamendin, 2007 ; Journal de Paris, 1789).
Le 25 février 1793, Dubois-Foucou demande la résiliation de sa charge. Le 12 mai 1794, il assigne en justice la veuve Bourdet et lui demande le remboursement de 120 000 livres. Le 2

novembre 1794, le dentiste perd définitivement son procès et la veuve n'a pas à lui rendre un centime.
En janvier 1805, ses services sont proposés pour occuper la fonction de chirurgien-dentiste de l'Empereur sans traitement (Rousseau (a) & (b), sans date). Dubois-Foucou est cité pour la première fois dans l'*Almanach impérial* de 1806 (Almanach impérial, 1806).
En 1806, Gervais-Chardin, parfumeur de Leurs Majestés Impériales et Royales, livre de nombreux produits destinés à l'hygiène bucco-dentaire de l'Empereur (C.A.R.A.N., 2010). Est-ce à la demande de Dubois-Foucou que ces parfumeurs ont effectué ces livraisons ? Il est possible de l'envisager. En effet, chaque opérateur pour les dents conseille au roi qu'il sert l'usage de ses onguents et de ses potions personnelles. Pourquoi Dubois-Foucou n'en aurait-il pas fait autant auprès de Napoléon ? Toutefois, rien ne l'atteste non plus (Riaud, 2010).
La requête de janvier 1805 obtient satisfaction et il officie sur la personne de Napoléon de 1806 à 1813 (SOP, 2006). Jamais durant son règne, le monarque ne semble avoir eu recours aux services de Dubois-Foucou, excepté pour des nettoyages (Masson, 2004). Ses émoluments se montent à 600 francs par an et ne sont mentionnés pour la première fois qu'en 1808. Corvisart, par exemple, médecin personnel de l'Empereur, perçoit la somme modique de 30 000 francs par an (Rousseau (a) & (b), sans date).
En 1808, Dubois-Foucou publie *Exposé de nouveaux procédés pour la confection des dents, dites de composition* et *Lettre adressée à MM. les dentistes sur les dents minérales* (Lamendin, 2007).
Les attributions et obligations du chirurgien-dentiste personnel de Napoléon sont mentionnées au titre 8 dans le *Règlement pour le Service de santé de la Maison de leurs Majestés impériales et royales* qui a été rédigé en 1811 (Rousseau (a), sans date).
« Art. 1er : Le chirurgien-dentiste est tenu de se présenter à la Cour lorsqu'il est appelé immédiatement ou par le Premier médecin ou par le Premier chirurgien.
Art. 2 : Il est également tenu de se présenter à l'infirmerie impériale lorsqu'il en est requis par le Premier médecin ou d'après la demande du Premier chirurgien, ou du chirurgien de

quartier pour y faire quelque opération de son ministère. Dans les cas urgents, il s'y rendra sur leur invitation immédiate. »
Dans un mémoire de réparation d'un nécessaire à dents de Napoléon, sur la quittance en date de 1810, sa signature apparaît :
« vendu pour le service de sa Majesté l'Empereur et Roi :

- *fait deux instruments manquant au Nécessaire de sa Majesté... 36 francs*
- *fait six tiges à rugines en remplacement sur des manches montés en nacre garnis en or... 54 francs*
- *fait un manche avec virole en or sur le miroir portatif du Nécessaire... 15 francs*

Signé Grangeret avec la mention "approuvés les objets ci-dessus mentionnés". Signé Dubois-Foucou chirurgien-dentiste de leurs Majestés impériales et royales (Rousseau (a), sans date ; C.A.R.A.N., 2010). *»*
Ces instruments semblent avoir pour objectif la réalisation sur la personne de Napoléon de soins conservateurs. Dubois-Foucou intervient dans une autre réparation du nécessaire, le 27 mars 1815.
« Vendu pour le service de sa Majesté l'Empereur, et d'après les ordres de Monsieur Gourrean et Monsieur Dubois, dentistes de sa Majesté :
réparation complète a neuf des instruments et du Nécessaire à dents de sa majesté... 94 francs
« Certifié véritable »
Signé : Grangeret avec la mention « reçu le tout en bon état »
Signé Dubois-Foucou (Rousseau (a), sans date ; C.A.R.A.N., 2010). *»*
Napoléon avait donc grande confiance en son dentiste. En effet, l'Empereur lui laissait toute liberté quant à la confection, les réparations éventuelles et l'entretien des coffrets impériaux, pour ceux destinés à l'hygiène dentaire tout du moins. Les deux mémoires précédemment cités faisant état de réparations sur des rugines à détartrer démontrent sans contestation possible les sollicitations fréquentes du dentiste par Napoléon pour des détartrages. Toutefois, si Dubois-Foucou est libre de ses choix, ceux-ci sont tout de même visés par Corvisart (Rousseau (a), sans date ; C.A.R.A.N., 2010).

Jean Joseph Dubois-Foucou a aussi été le dentiste personnel de Louis XVIII, puis de Charles X (Lamendin, 2007). Louis XVIII le rappelle aux mêmes fonctions à partir du 9 janvier 1815 (Rousseau (b), sans date). Le 14 janvier 1815, dans une lettre au ministre de la Maison du roi, Dubois-Foucou atteste avoir conçu et fait la commande, en lieu et place de Louis XVIII, d'un nécessaire à dents avant avril 1814 (Rousseau (b), sans date). Pourtant, le 6 mars 1815, malgré la satisfaction qui est réelle du nouveau roi, le secrétaire général du ministre de la maison du roi demande justification au dentiste des 1 162 francs, somme très élevée pour l'époque, demandés par le coutelier pour la fabrication du coffret (Rousseau (b), sans date).

En 1826, Jean-Joseph Dubois-Foucou cesse l'essentiel de ses activités, mais au 15 décembre 1826, il est encore autorisé à conserver son titre. De fait, son nom est toujours cité dans l'*Almanach royal* de 1830, année de sa mort à Paris (Sans auteur, 1830). En effet, il soigne encore Charles X et ce, depuis 1825.

Dubois-Foucou a été marié. Il n'a pas reçu la Légion d'honneur et n'a pas été élevé à la noblesse d'Empire. Il n'a jamais non plus vu un champ de bataille.

Références bibliographiques :

Almanachs impériaux, Testu & Cie imprimeurs, Paris, 1805 à 1813.

Baron Pierre, « Dental Practice in Paris », in *Dental Practice in Europe at the End of the 18th Century*, sous la direction de Christine Hillam, Rodopi (ed.), Amsterdam, 2003.

C.A.R.A.N., documents 02-233, 02-236, 02-815 et 02-816, Paris, 2010.

Journal de Paris, Paris, 1789.

Lamendin Henri, *Anecdodontes*, Aventis (éd.), Paris, 2002.

Lamendin Henri, *Praticiens de l'Art Dentaire du XIVème au XXème siècle*, L'Harmattan (éd.), Collection Médecine à travers les siècles, Paris, 2007.

Masson Frédéric, *Napoléon chez lui*, Tallandier (éd.), Bibliothèque napoléonienne, Paris, 2004.

Riaud Xavier, « Napoleon and his teeth », in *Napoleonic Scholarship, the journal of the International Napoleonic Society*, n° 3, May 2010, pp. 125-129.

Riaud Xavier, « Jean-Joseph Dubois-Foucou (1747-1830), Napoleon's personal dentist », in *The International Napoleonic Society*, Montréal, 2011, http://www.napoleonicsociety.com, pp. 1-3.

Rousseau Claude (a), « Histoire de l'aménagement opératoire du cabinet dentaire - Le coffret d'instruments de chirurgie dentaire de Napoléon, l'énigme de son testament », in *Actes de la Société française d'histoire de l'art dentaire*, http://www.bium.univ-paris5.fr, sans date, pp. 1-5.

Rousseau Claude (b), « Histoire de l'aménagement opératoire du cabinet dentaire - L'énigme posée par l'attribution à Louis XVIII ou à Charles X d'un « nécessaire à dents » de Pierre-François Grangeret », in *Actes de la Société française d'histoire de l'art dentaire*, http://www.bium.univ-paris5.fr, sans date, pp. 1-7.

Sans auteur, *Almanach royal présenté à sa Majesté*, Guyot & Scribe (éd.), Paris, 1830.

Société Odontologique de Paris, « Les daviers de Napoléon », in *http://www.sop.asso.fr*, 2006, p. 4.

François-Joseph Talma (1763-1826), dentiste et acteur préféré de Napoléon

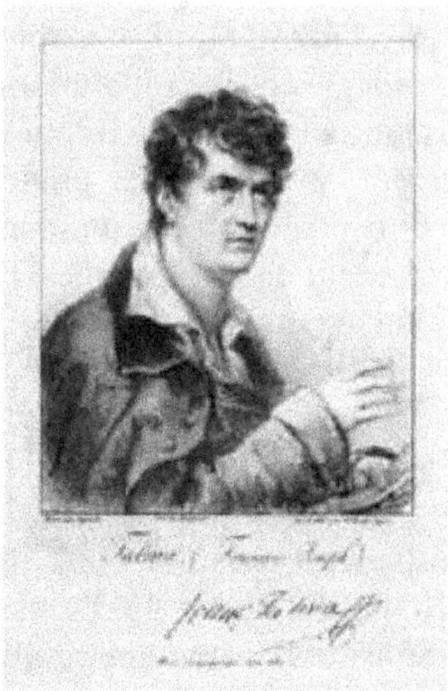

François-Joseph Talma (domaine public).

François-Joseph Talma naît à Paris, le 15 janvier 1763. Dès l'âge de 10 ans, il ressent l'appel des planches. Chargé du compte-rendu d'une tragédie, imprégné d'une émotion indicible, il fond en larmes au milieu de sa lecture (Janin, 1826). En 1776, il se rend en Angleterre, pour retrouver son père qui est devenu dentiste à Londres, son oncle et son frère étant aussi dentistes dans la capitale britannique, avant de retourner tous deux à Paris (Baron, 2003). Mais, son avenir a été plus influencé par la découverte du théâtre élisabéthain que par le métier paternel. En Angleterre, il joue en amateur. Rentré en France, en 1785, il s'établit en tant que dentiste pendant quelques temps. Faisant des voyages réguliers, il vit avec son oncle sporadiquement de 1782 à 1785, puis en permanence de

1785 à 1786, rue Mauconseil (Baron, 2003). Reçu dentiste expert, il n'exerce que 18 mois (Cecconi, 1959).
Talma s'inscrit à la fondation de l'École royale de déclamation en 1786, abandonnant dès lors le métier de dentiste. Il débute à la Comédie-Française, le 27 novembre 1787. Il en devient sociétaire en 1789 (Janin, 1826). Il y joue *Brutus* et *La Mort de César* de Voltaire (1694-1778). Il crée *Charles IX* de Marie-Joseph Chénier (1764-1811), homme politique français et écrivain. C'est un immense succès public, mais l'Église fait interdire la pièce à la 33ème représentation. Le 21 juillet 1790, la pièce est jouée malgré l'interdiction. La troupe de la Comédie-Française se divise alors entre les révolutionnaires et les autres sociétaires qui refusent de jouer avec Talma. Il s'engage de plus en plus politiquement, n'a pas de grandes affinités avec Robespierre, mais se lie d'amitié avec un jeune militaire du nom de Bonaparte... Il est exclu de la Comédie-Française en 1791 et se réfugie dans un nouveau théâtre situé rue Richelieu. La salle prend vite le nom de théâtre de la République et quand les sociétaires de la Comédie-Française sont emprisonnés en septembre 1793, Talma est accusé d'avoir comploté contre ses anciens partenaires (http://fr.wikipedia.org, 2010). Admis dans l'entourage de Mirabeau et de celui des Girondins, il échappe de justesse à l'échafaud (Janin, 1826). Dès lors, il ne se consacre plus qu'au théâtre (Lamendin, 2000).
Les critiques sont unanimes sur son immense talent. Talma innove aussi dans le domaine des costumes, en incarnant Proculus en 1792, dans *Brutus* (1730) de Voltaire, où il s'habille en romain. Il propose de jouer les personnages vêtus selon leur temps, et non selon la mode contemporaine (http://fr.wikipedia.org, 2010).
Il est réintégré au sein de la Comédie-Française en 1799 et devient officiellement *« l'acteur préféré du Premier Consul »*, notamment grâce à son jeu dans la pièce de Corneille (1606-1684), intitulée *Cinna* (1643). Napoléon l'y a tout particulièrement admiré. En 1799, le théâtre de la rue Richelieu devient la seule salle du Théâtre-Français (http://fr.wikipedia.org, 2010).
A sa réouverture, Talma joue le rôle de Rodrigue dans *Le Cid* (1636) de Corneille. En 1807, il est nommé professeur au Conservatoire. A la fin de cette même année, il est gravement

malade et manque de mourir. En mars 1808, il s'essaie à la comédie. Il joue *Plaute, ou la Comédie latine* (1808) de Louis-Jean Lemercier (1771-1840), auteur français (Janin, 1826). En septembre 1808, à la demande de l'Empereur, avec d'autres sociétaires de la Comédie-Française, il se rend à Erfurt où il joue devant les têtes couronnées européennes. Il fascine l'Europe par sa prestance (Janin, 1826). De 1809 à 1810, malade, il joue peu. En 1812, il a une liaison avec la princesse Pauline Bonaparte (1780-1825) (http://fr.wikipedia.org, 2010).
Il réforme entièrement l'esprit des costumes avec les conseils du peintre français néoclassique David (1748-1825). Il visite des musées, consulte des manuscrits anciens, des sculptures et des monuments très variés (Janin, 1826). Pionnier d'une révolution esthétique, il adapte la révolution politique à ses idées théâtrales. Il paraît en scène sans perruque, sans déclamer le vers tragique. Il bouscule les conventions du spectacle tragique de sorte que la tragédie se dirige vers un nouveau style: le drame historique et politique. Il faut noter son succès en décembre 1821, dans la tragédie *Sylla* (1824) d'Etienne de Jouy (1764-1846), auteur dramatique français, où son physique, allié à une perruque appropriée, lui permet de *« faire revivre »* Napoléon qui vient de s'éteindre quelques mois auparavant.
Un an avant sa mort, en 1825, Talma rédige sa vision révolutionnaire du théâtre dans son *Mémoire sur Lekain et sur l'art dramatique*, Lekain (1729-1778) étant un grand tragédien français (Lamendin, 2007).
Il décède le 19 octobre 1826. Paris tout entier assiste à ses funérailles, sans cérémonie religieuse, le 21 octobre 1826. Gérard de Nerval (1808-1855) compose une élégie intitulée *La Mort de Talma.* Alexandre Dumas (1802-1870) réunit les papiers du tragédien et en fait publier les *Mémoires de J.-F. Talma, écrits par lui-même* en 1850 (http://fr.wikipedia.org, 2010).
Talma était le fidèle ami de Louise Desgarcins (1769-1797), actrice française, qu'il a fait entrer au Conservatoire. Il a épousé Charlotte Vanhove (1771-1860), actrice et fille d'acteurs. Sa tombe se trouve au Père-Lachaise. Sa sépulture se trouve dans la concession 724 P. A. de l827, 12ème division, figurant sous le numéro 143 au cadastre, dans la première ligne de tombes au

dos de la 11ème division à partir du chemin Donon (Lamendin, 2000 & 2007).
Cabanès (1928) rapporte que : « *Talma avait la bouche grande, les lèvres épaisses, très régulières, en un mot le profil des héros et des Césars qu'il faisait revivre et parler sur scène* ».
Dans le *Mémorial de Sainte-Hélène* (1822), en date du 6 novembre 1817, Napoléon tient le propos suivant au sujet de Talma, à Las Cases (1999): « ... *Je n'ai connu Talma que lorsque je fus Premier Consul. Je le traitai toujours avec la distinction qu'il méritait et comme un homme de talent supérieur, le premier de sa profession, sous tous les rapports. Je l'envoyais chercher le matin; nous déjeunions ensemble. Les libellistes ont conclu de là que Talma m'apprenait à jouer mon rôle d'Empereur. A mon retour de l'île d'Elbe, je dis à Talma, pendant un déjeuner, au milieu de plusieurs savants : « Talma, ils disent que vous m'avez appris à me tenir sur le trône. Je m'y tiens donc bien ?* » » Las Cases (1999) ajoute que « *Talma a démenti, avec noblesse, tous ces contes. Il était resté plein de reconnaissance et de respect pour le grand homme qui avait aimé sa personne et récompensé d'une manière éclatante son talent supérieur.* »
Malgré tout, en villégiature à la Malmaison, Talma est souvent l'hôte à dîner du Premier Consul qui éprouve un réel plaisir à parler d'art dramatique avec son invité. Des exposés de Talma, sur les besoins et les réformes du théâtre, devaient naître les décrets de 1802 et de 1803 qui ont réorganisé la Comédie-Française et lui ont obtenu une subvention du gouvernement (B. M., 1968). L'intérêt que Napoléon a porté à la Comédie-Française ne s'est jamais démenti, même pendant la campagne de Russie. C'est ainsi que, le 7 août 1812, il a signé le fameux décret de Moscou, à propos de l'organisation de la célèbre institution (Kovadchévitch, 1941).
Lorsque Bonaparte est devenu Napoléon, Talma a cru qu'il lui faudrait renoncer à ces entretiens, bien futiles pour un Empereur. Mais, un billet du premier chambellan, Rémusat (1797-1875), l'a vite détrompé : « *Mon cher Talma, j'ai bien du plaisir à vous annoncer que Sa Majesté vous recevra volontiers le matin à son déjeuner. Vous n'aurez pour cela qu'à vous présenter à l'appartement de l'Empereur vers neuf heures trente du matin et, tandis que Sa Majesté déjeunera, le préfet*

du palais de service prendra ses ordres pour vous introduire ». A partir de ce moment, Talma s'est rendu au moins une fois par semaine aux Tuileries, à l'heure du déjeuner (B. M., 1968 ; Lamendin, 2000).

Napoléon n'a jamais hésité à critiquer et à conseiller l'acteur. Talma a toujours mis à profit ces enseignements. A propos de son interprétation de César dans *La mort de Pompée* (1643) de Corneille, Napoléon lui a ouvertement fait part de son mécontentement : *« Vous fatiguez trop vos bras. Les chefs d'Empire sont moins prodigues de mouvements; ils savent qu'un geste est un ordre, qu'un regard est la mort; dès lors, ils ménagent le geste et le regard »*. Talma a apporté, dans l'art dramatique, une sobriété de jeu que Napoléon admire et encourage (B. M., 1968).

A l'automne 1808, lors de la négociation d'Erfurt, Napoléon qui veut entourer cette entrevue de fêtes brillantes et de divertissements somptueux demande à Talma: *« Venez avec nous ! Vous aurez là un beau parterre de rois ! »*. L'acteur est effectivement applaudi par le tsar Alexandre Ier, lui-même (B. M., 1968)...

Napoléon est fastueux et Talma profite largement de ses gratifications et de ses cadeaux. Le tragédien, qui met l'amitié du grand homme au-dessus de sa générosité, est resté fidèle au souvenir de l'Empereur en exil. Il lui écrit d'ailleurs : *« Sire, vos bontés et la distinction dont vous m'avez honoré ne sortiront jamais de mon coeur. Ma mémoire vous sera fidèle et jamais, non jamais, je ne serai rangé parmi les ingrats que vous avez faits »*. L'acteur a tenu parole et n'a jamais caché ses sentiments bonapartistes. Chaque année, le 5 mai, anniversaire de la mort de l'Empereur, il a porté ostensiblement un vêtement de deuil. L'acteur n'est pas inquiété après le retour de la monarchie (B. M., 1968). Au contraire, Louis XVIII lui a conféré toute sa légitimité et l'a maintenu dans ses prérogatives (Lamendin, 2000).

Références bibliographiques :

Baron Pierre, « Dental Practice in Paris », in *Dental Practice in Europe at the End of the 18th Century*, sous la direction de Christine Hillam, Rodopi (ed.), Amsterdam, 2003.

B.M., « Napoléon amateur de théâtre et admirateur de Talma », in *Hist. pour tous* (Dir. A. Decaux), 1968 ; 96 : 570-571.

Cabanès A., *Dents et dentistes à travers l'Histoire*. Laboratoire Bottu (éd.), Paris, 1928.
Cecconi L. J., *Notes et mémoires pour servir à l'histoire de l'art dentaire en France*, L'Expansion (éd.), Paris, 1959.
De Las Cases Emmanuel, *Mémorial de Sainte-Hélène*, Le Grand Livre du Mois (éd.), 4 tomes, Paris, 1999 (réédition de la première version de 1822).
http://fr.wikipedia.org, *François-Joseph Talma*, 2010, pp. 1-2.
Janin Jules, *Talma et Lekain*, 1826.
Kovadchévitch M., *Le sort des artistes français et russes en 1812. Le décret de Moscou*, Montlouis (éd.), 1941.
Lamendin Henri, « Talma : art dentaire et art théâtral », in *Le Chirurgien-Dentiste de France*, 2000 ; 973 : 140-142.
Lamendin Henri, *Praticiens de l'art dentaire du XIV*ème *au XX*ème *siècle*, L'Harmattan (éd.), Collection Médecine à travers les siècles, Paris, 2007.

Chirurgiens, médecins ou pharmaciens français nobles d'Empire et/ou titulaires de la Légion d'honneur

La noblesse d'Empire a été instaurée en 1804, avec l'avènement de l'Empire et la création des premiers titres de princes dans la famille impériale. En 1806, sont créés les titres de ducs et en 1808, les titres de chevaliers, barons et comte. La Légion d'honneur est instaurée, quant à elle, par Bonaparte, le 19 mai 1802. Elle est décernée à des personnes, militaires ou civiles, dont les mérites au service de la Nation ne sont plus à prouver. La première remise a été faite le 14 juillet 1804 à des officiers de son armée.

Nobles de l'Empire (Georgel, 1869):
Il convient de citer Corvisart (baron), Berthollet (comte), Chaptal (comte), Sue (chevalier), Yvan (baron), Percy (baron), Desgenettes (baron), Boyer (baron), Larrey (baron), Broussonnet (chevalier), Pelletan (chevalier), Hallé (chevalier), Portal (chevalier en 1808, baron en 1824, par Louis XVIII), Cabanis (comte), Fourcroy (comte), Dubois (baron), Bourdois de la Motte (baron), Taillefer (chevalier), Girardot (baron), Heurteloup (baron). Ils ont tous reçus la Légion d'honneur.

Auvity, Jean Abraham (1753-1821) : docteur-régent de l'ancienne Faculté de Paris. Chirurgien des Enfants de France. Chevalier de l'Empire (Lettres patentes du 2 avril 1812).
Bousquet : chirurgien major au 25ème de ligne. Chevalier de l'Empire (16 mai 1813).
Boysset : médecin des armées. Chevalier de l'Empire (26 avril 1811).
Chifoliau (1757-1812) : médecin principal des armées. Chevalier de l'Empire (5 janvier 1810 selon Georgel (1869), décembre 1809 selon Lemaire, (2003)).

Damelincourt : chirurgien-major au 33ème de ligne. Chevalier de l'Empire (24 août 1811).
Dudanjon (1769-1813): chevalier de l'Empire (mai 1808).
Durande : médecin, maire de Dijon. Baron de l'Empire.
Gorse : chevalier de l'Empire.
Hoin (1786- ?): chirurgien aide-major des grenadiers de la Garde. Chevalier de l'Empire (14 août 1813). Chevalier de l'ordre de la Réunion.
Kitz : chirurgien-major (sous-aide selon Lemaire (2003) d'origine polonaise au 1er régiment de la Vistule. Chevalier de l'Empire (9 octobre 1813) (Georgel, 1869).
Lallemand, François Claude (1790-1853): médecin, maire de la ville de Metz. Formé à l'hôpital militaire de Metz, il devient chirurgien dans l'armée de Murat en Espagne et est libéré de ses obligations militaires en 1811. Il est fait baron de l'Empire, le 19 juin 1813. Il termine ses études médicales à Paris.
Interne de Dupuytren en 1810, il devient docteur en 1818. Il est nommé professeur de clinique chirurgicale en 1819, à la Faculté de médecine de Montpellier. Il en devient le doyen de 1832 à 1837 (Dupont, 1999 ; Lazare, 2009). Pionnier dans l'étude des maladies cérébrales et membre de l'Institut en 1845. Il est l'auteur de plusieurs ouvrages : *Clinique médico-chirurgicale* en 1834, *Clinique chirurgicale* en 1845 et *Education clinique* en 1848.

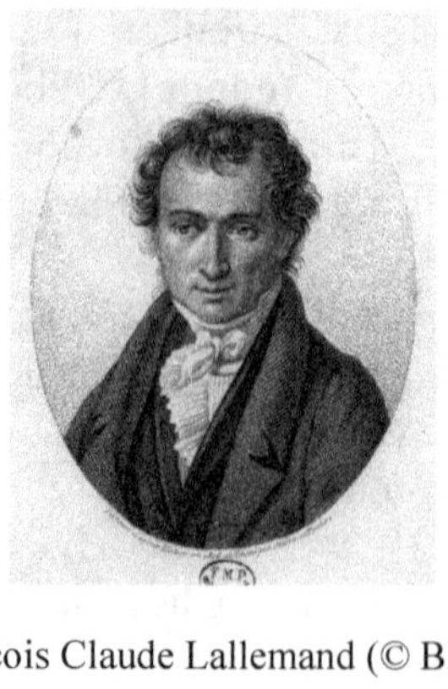

François Claude Lallemand (© BIUS).

Lanefranque (? -1812) : médecin attaché à la Maison impériale, médecin en chef de l'hospice de Bicêtre. Corvisart lui reproche d'avoir dû venir en urgence, à sa demande, à Vienne, en 1809, pour examiner l'Empereur et constater finalement *« peu de choses »*. Napoléon ne lui en tient pas rigueur (Lemaire, 2003). Chevalier de l'Empire (16 décembre 1810) (Georgel, 1869). N'a jamais reçu la Légion d'honneur.

Lorin : docteur en médecine. Chevalier de l'Empire (11 septembre 1813).

Marchant : médecin, maire de la ville de Metz. Baron de l'Empire (11 octobre 1810) (Thiébaud, 2009).

Michel de Trétaigne : médecin en chef de la 1ère division militaire. Baron de l'Empire (Lettres patentes du 11 décembre 1829. Il n'a pas été anobli par Napoléon, mais a servi dans la Grande Armée). Historien et collectionneur. Dernier maire de Montmartre et maire du XVIIIème arrondissement de Paris (Georgel, 1869).

Paullet, Dominique (1764-1840) : chirurgien-major de la Garde impériale, second de Larrey, chirurgien en chef adjoint de l'hôpital de la Garde et auprès de l'Empereur. Chevalier de l'Empire (3 mai 1809). Sur les champs de bataille, il a pour mission d'installer les hôpitaux d'évacuation. En 1815, il quitte l'armée et s'installe à Nancy où il finit sa vie.

Poussielgue (1766-1830) selon Georgel (1869) *ou Poussiergue* selon Lemaire (2003) : chirurgien principal des armées. Chevalier de l'Empire (4 mai 1810).

Renoult : chirurgien major de la gendarmerie d'élite. Chevalier de l'Empire (5 octobre 1808).

Varéliaud : neveu d'Alexis Boyer qui le soutient et le forme. Chirurgien de l'Empereur, puis de l'Impératrice en 1810. Chevalier de l'Empire (16 juillet 1810).

Vergez, Marie François (1769-1832) : docteur de la Faculté de médecine de Montpellier en 1791. Blessé grièvement à la cuisse lors du siège de Namur, il boîte bas. Il soigne la blessure de la mâchoire de Robespierre. De 1795 à 1825, il siège au Conseil de santé. Chevalier de la Légion d'honneur (1804), puis officier (1814). Médecin en chef des pages, des Maisons impériales d'Ecouen, de Saint-Denis, etc. Chevalier de l'Empire (9 octobre 1813) (Georgel, 1869).

Titulaires de la Légion d'honneur :
N'oublions pas Parmentier, Sabatier, Coste, Lagneau, Regnault, Cadet de Gassicourt (sous la Restauration) ou encore Barthez.

Blanvillain : chirurgien-major d'infanterie de ligne. Chevalier de la Légion d'honneur (1er octobre 1807).
Chauvot de Beauchêne : médecin consultant de Louis XVI. Médecin de l'hôpital militaire du Gros-Caillou (1790). Médecin de l'Ecole normale et du Corps législatif (1810). Médecin consultant de Louis XVIII, puis de Charles X. Membre de l'Académie royale de médecine en 1820. Chevalier de la Légion d'honneur (9 juin 1820) (http://lesapn.forumactif.fr, 2010).
Delingette : chirurgien sous-aide dans le 13ème régiment de chasseurs à cheval de la Grande Armée (1806-1807). Chirurgien aide-major dans le 11ème régiment de chasseurs (17 novembre 1807). Chirurgien-major aux ambulances du quartier général de la Grande Armée (28 janvier 1812). Chevalier de la Légion d'honneur (14 mai 1829) (http://lesapn.forumactif.fr, 2010).
Duchêne : 5 campagnes militaires comme chirurgien aide-major de la Grande Armée (1808-1815). Chevalier de la Légion d'honneur (28 décembre 1869). Médaille militaire de Sainte-Hélène (1857).
Fosseyeux : chirurgien-major de 1ère classe dans le 40ème régiment d'infanterie de ligne. Blessé à Minsk (16 juillet 1812). Maire de Cravant dans l'Yonne. Chevalier de la Légion d'honneur (25 avril 1821). Médaille militaire de Sainte-Hélène.
Gallard : chirurgien sous-aide-major au 17ème régiment d'infanterie de ligne. Du 6 janvier 1804 à l'année 1807, il est à l'hôpital militaire de Reims. Chirurgien aide-major au 17ème régiment d'infanterie de ligne. A partir du 18 février 1809, il est en Espagne, puis au Portugal. Chirurgien aide-major au 6ème corps d'armée (11 avril 1815). Chirurgien aide-major au 2ème régiment de lanciers (7 mai 1815). Chevalier de la Légion d'honneur (1er novembre 1832).
Godefroy : chirurgien-major des armées impériales. Maire de Chambray. Chevalier de la Légion d'honneur (11 juillet 1807).
Horeau : médecin ordinaire de Joséphine (1807). Membre de l'Académie royale de médecine. Chevalier de la Légion d'honneur.

Jacob : officier de santé de 2ème classe au 1er bataillon du 17ème régiment d'infanterie légère (1803). Chirurgien-major du 17ème Léger (1804). Chirurgien-major dans les chasseurs à pied de la Garde impériale (1813), au 5ème régiment de voltigeurs de la Garde impériale (1815). De toutes les campagnes de 1803 à 1815. Chevalier de la Légion d'honneur (14 avril 1807).
Jeannin : chirurgien-major au 28ème régiment d'infanterie de ligne. Chevalier de la Légion d'honneur (14 avril 1807).
Lancome : chirurgien sous-aide au 69ème régiment d'infanterie de ligne (1805). Chirurgien aide-major au 50ème régiment d'infanterie de ligne (1811). Chirurgien-major au 50ème de ligne (1812). Chevalier de la Légion d'honneur (29 octobre 1828) (http://lesapn.forumactif.fr, 2010).
Lefort : médecin de marine dans l'équipage du *Vengeur*. Médecin en chef du Ier arrondissement maritime de l'Empire (1808). Chevalier de la Légion d'honneur et membre de l'Académie royale de médecine (1826) (Meylemans, 2010).
Loisel : De toutes les campagnes de 1792 à 1811. Chirurgien aide-major au 50ème régiment d'infanterie de ligne. Chevalier de la Légion d'honneur (1er octobre 1807) (http://lesapn.forumactif.fr, 2010).
Margueron : pharmacien-major des armées impériales. Chevalier de la Légion d'honneur.
Mariglier : chirurgien aide-major, à partir de 1811, pendant la campagne de Russie, de Saxe et de France. Maire de Noyers dans l'Yonne. Chevalier de la Légion d'honneur (6 mai 1866). Médaille militaire de Sainte-Hélène.
Mocquot : chirurgien principal du corps d'observation de l'armée des Pyrénées occidentales (1808), au 24ème régiment de dragons à Milan (1808), puis à l'armée d'Espagne (1813). De toutes les campagnes de 1792 à 1815. Chevalier de la Légion d'honneur (12 janvier 1809).
Muraour : chirurgien sur l'*Inconstant* à l'île d'Elbe (1814-1815). Chirurgien aide-major au 2ème régiment de tirailleurs de la Garde impériale (1815). Conseiller municipal de Henrichemont (1820). Chevalier de la Légion d'honneur, puis officier. Médaille de Sainte-Hélène (http://lesapn.forumactif.fr, 2010).
Poullain : chirurgien missionné pour les hôpitaux du 3ème corps en Espagne (1807). Chirurgien sous-aide major au 31ème

régiment d'infanterie légère (1810). Chirurgien aide-major du 9ème bataillon des vétérans impériaux (1811), puis en 1813, au port de Rochefort. Chirurgien-major de la 2ème division de l'armée de Lyon (1814). Chevalier de la Légion d'honneur. Blessé grièvement à la mâchoire supérieure lors du siège de Saragosse (1808). Chevalier de la Légion d'honneur (28 février 1814) (http://lesapn.forumactif.fr, 2010).

Poumier : chirurgien-major dans l'armée d'Italie, puis dans l'armée de Naples (1807) et dans l'armée du Portugal (1808). Chirurgien principal au 2ème corps de l'armée du Portugal de 1809 à 1812. Chirurgien-major au 3ème régiment de dragons (1811), puis au 2ème régiment de Chevau-Légers (1813). Blessé à 14 reprises. Chevalier de la Légion d'honneur (28 septembre 1813).

Regnault : chirurgien de 1ère classe au 3ème bataillon du 95ème régiment. Récipiendaire de la Légion d'honneur (1er octobre 1807).

Rosapelly : chirurgien en chef de l'armée du nord (1796). Chirurgien en chef de l'armée de Batavie (1800-1804). Chevalier de la Légion d'honneur (14 juin 1804). Maire d'Appoigny dans l'Yonne (http://lesapn.forumactif.fr, 2010).

Références bibliographiques :

Académie nationale de médecine, communication personnelle, Paris, 2010.

Bibliothèque interuniversitaire de Santé (BIUS), communication personnelle, Paris, 2010.

Georgel Alcide, « Armorial de l'Empire français », in *http://www.euraldic.com ou Bibliothèque nationale de France*, Paris, 1869.

http://lesapn.forumactif.fr, *Les grands chirurgiens et médecins du premier empire*, 2010.

Lazare Jean, « Claude-François Lallemand, chirurgien et candidat politique visionnaire », in *academiemetz.canalblog.com*, 2009, pp. 1-3.

Lemaire Jean-François, *Coste, Premier médecin des armées de Napoléon*, Stock (éd.), Paris, 1997.

Lemaire Jean-François, *La médecine napoléonienne*, Nouveau Monde/Fondation Napoléon (éd.), Paris, 2003.

Meylemans R., « Les maladies de l'Empire », in *Ambulance 1809 de la Garde impériale*, http://ambulance1809-gardeimperiale.ibelgique.com, 2010, pp. 1-22.

Thiébaud Jean-Marie, « Médecins et chirurgiens, barons de l'Empire (1808-1813) », in http://www.editions-harmattan.fr, 2009, pp. 1-2.

Les médecins de Napoléon à Sainte-Hélène

Avec la défaite de Waterloo, le 18 juin 1815, sonne le glas des espoirs de Napoléon de revenir aux commandes de la France. Le 21 juin, l'Empereur abdique en faveur de son fils. Le 15 juillet 1815, il se livre aux Anglais, devant l'île d'Aix. Il gagne Plymouth à bord du *H.M.S. Bellérophon*. Sa déportation vers Sainte-Hélène est ordonnée le 31 juillet. Le 7 août, il est transféré à bord du *Northumberland* qui débarque Napoléon, sur l'île de Sainte-Hélène, le 17 octobre 1815. Le général Bonaparte, comme se plaisent à l'appeler les Anglais, emménage à Longwood, sa dernière résidence, le 10 décembre 1815. Atteint de maladie, il y décède le 5 mai 1821, après une longue agonie dont les symptômes sont parfaitement connus aujourd'hui[7]. Tout au long de son exil, des médecins, dont les parcours sont plus ou moins connus, se sont succédé, avec plus ou moins de succès, à son chevet. Qui sont-ils ?

Dr Louis Foureau de Beauregard (1774-1848)
Ce médecin devient le premier médecin de Napoléon à l'île d'Elbe. Nommé par Corvisart, il est très apprécié par l'Empereur. Il continue d'officier auprès de lui pendant les Cent-Jours (Goldcher, 2010 et 2012). Il ne l'accompagne pas après sa deuxième abdication, mais exprime le souhait de le rejoindre à la fin de sa législature en tant que député élu. En 1818, les Anglais demandent à la famille de Napoléon de lui trouver un médecin. Foureau de Beauregard, informé par Las Cases, exprime le souhait de rejoindre son illustre patient. Pour cela, il réclame des honoraires annuels s'élevant à 15 000 francs, que sa femme l'accompagne et qu'un domestique lui soit affecté (Goldcher, 2010 et 2012). Avare à l'extrême, le cardinal

[7] Voir le chapitre « Napoléon, ses maladies, ses blessures » au début de cet ouvrage.

Fesch lui préfère Antommarchi qui coûte moins cher. Le médecin ne reverra plus Napoléon (Goldcher, 2010 et 2012).

Dr Louis-Pierre Maingault (1783-1839)
Venu à la médecine par son oncle, le Dr Decelles, Maingault est missionné par Corvisart pour accompagner Napoléon qu'il rencontre à la Malmaison, le 28 juin 1815. Il exerce alors depuis deux ans, rue du Faubourg Saint-Germain à Paris. A Rochefort, il embarque à bord du *Bellérophon*. Il a obtenu des appointements annuels s'élevant à 12 000 francs (Goldcher, 2010 et 2012). Convaincu qu'il part pour les Amériques, il démissionne lorsqu'il apprend qu'il part sous les tropiques. Sous la pression des Britanniques qui craignent de ne pas trouver d'autre médecin et du général Bertrand, il maintient son refus. Il n'aura aucun échange avec son illustre patient. Atteint du mal de mer, il ne quitte pas sa chambre du voyage. Outré, l'Empereur n'accepte pas de le rencontrer et de lui délivrer un certificat. Le 31 juillet, le médecin s'embarque à bord du bateau qui évacue les proches qui n'accompagnent pas Napoléon, à Sainte-Hélène. Maingault fait une brillante carrière sous la Restauration et est élu membre de l'Académie royale de médecine (Benhamou, 2010 ; Goldcher, 2010 et 2012).

Dr Barry Edward O'Meara (1786-1836)

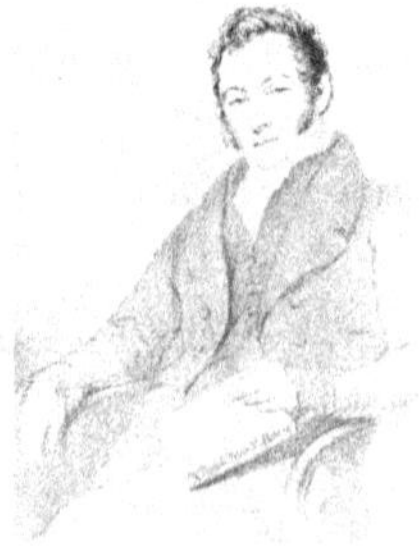

Barry Edward O'Meara (© TDMC).

Assistant chirurgien au 62ème régiment d'infanterie de l'armée anglaise en Egypte et en Sicile, en 1804, renvoyé de celle-ci après s'être battu en duel à Messine, en 1807, chirurgien naval en 1808, sur le *Golliath*, le docteur Barry Edward O'Meara

(1786-1836) sert sur le *H.M.S. Bellérophon* lors de la reddition de Napoléon, le 15 juillet 1815 (http://www.pgil-eirdata.org, sans date). Il accompagne ce dernier sur l'île de Sainte-Hélène où il sert auprès de lui en tant que chirurgien (Goldcher, 2010 et 2012). Il commence son exercice sur le *Bellérophon*, sur deux proches du prisonnier, alors que Maingault, malade, demeure dans sa cabine. Après la démission de ce dernier, Napoléon n'a d'autre choix que de confier cette charge au Dr O'Meara dont il a apprécié les services. Celui-ci est d'origine irlandaise, pas anglaise, et parle le français, et l'italien. Maitland, le commandant du *Bellérophon*, accepte. O'Meara accepte aussi, mais à certaines conditions. Ses supérieurs doivent approuver son engagement. Il doit demeurer inscrit sur les tabloïds de la marine anglaise et il doit être rétribué par le gouvernement britannique (Goldcher, 2010 et 2012). Tout le monde tombe d'accord. Très vite, le médecin devient un intime de l'Empereur au point de vivre à Longwood. Malheureusement, il joue également un double jeu, en informant Hudson Lowe, le gouverneur anglais de l'île, de tout ce qui s'y passe. Rapports détaillés des discussions entendues, lettres violant le secret médical et retranscrivant les pathologies développées par Napoléon, tout y passe (Goldcher, 2010 et 2012). Aux captifs, il fournit des journaux et une correspondance illicite. Grâce à lui, les contraintes imposées par l'autorité anglaise sont régulièrement bafouées et contournées. A partir de 1816, les deux parties comprennent tout de son comportement et se méfie de lui. Lowe ordonne son étroite surveillance et Napoléon, le 6 mai, lui demande franchement de choisir son camp (Benhamou, 2010). De même, il lui impose de lui soumettre les bulletins de santé qu'il doit remettre à Lowe et lui interdit, à l'avenir, de manquer à son devoir d'honorer le secret médical sous peine d'être renvoyé (Goldcher, 2010 et 2012). Après une longue hésitation et surtout une prime de 6 000 francs offerte par l'Empereur venant arrondir ses émoluments, O'Meara donne son accord et annonce au Gouverneur qu'il ne lui rendra plus aucun compte (Goldcher, 2010 et 2012).

Constatant les mauvais traitements infligés au Français, le médecin irlandais décide d'en informer la hiérarchie dès mai 1817. Apprenant cela, Hudson Lowe menace de le congédier. Mais, sa présence est trop importante et Lowe en reste là. Il

obtient des informations auprès du Dr Baxter avec lequel O'Meara s'entretient régulièrement. En janvier 1818, les relations se détériorent et O'Meara ne souhaite plus rencontrer le Gouverneur (Goldcher, 2010 et 2012). Devant les critiques de plus en plus virulentes de l'Irlandais, Hudson Lowe demande, à ses supérieurs, la révocation du médecin qui est finalement accordée le 25 juillet 1818. Avant de partir, O'Meara parvient à rencontrer son illustre patient une dernière fois, malgré des consignes expressément formulées (Benhamou, 2010, Goldcher, 2010 et 2012).
Sur l'île, c'est O'Meara qui effectuait les extractions dentaires dans la bouche impériale (Lamendin, 2000 ; Bastien & Jeandel, 2005).
De retour dans son pays, il écrit une dénonciation des méfaits de Lowe sur l'Empereur. A partir de ses notes prises lors de son séjour à Sainte-Hélène, paraît, en 1822, son livre avec pour titre *Napoleon in exile, or a Voice from St. Helena* (5 éditions). Cet ouvrage constitue le premier témoignage direct d'un proche de Napoléon sur sa captivité (Goldcher, 2010 et 2012).
Il est un des membres fondateurs du Reform Club. En 1836, il décède d'un érysipèle, ou d'un coup de froid, attrapé lors d'un meeting de Daniel O'Connell (1175-1847), homme politique irlandais surnommé le « Libérateur » (http://www.pgil-eirdata.org, sans date).

Dr John Stokoe (1775-1852)

John Stokoe naît en 1775, dans le comté de Durham en Angleterre. Ses premiers pas dans la marine se font au rang d'aide-chirurgien en 1794 (Benhamou, 2010).
Il arrive à Sainte-Hélène, le 29 juin 1817. Chirurgien à bord du *Conqueror* et inspecteur des hôpitaux de la marine royale, il manifeste aussitôt son souhait de s'entretenir avec Napoléon. Ce dernier ne reçoit des visiteurs que s'ils ne sont pas imposés par le Gouverneur et s'ils en font la demande officielle par écrit au général Bertrand. Grâce à l'intervention d'O'Meara, qui est un ami, Stokoe obtient satisfaction le 10 décembre 1817. Très vite, le médecin devient un intime et un sentiment d'amitié réciproque entre les deux hommes s'installe. Mais, Stokoe est sévèrement réprimandé par Lowe et par Plampin, parce qu'il n'a pas respecté le protocole en vigueur, et n'a pas demandé

l'autorisation préalable à tout entretien avec le célèbre captif (Goldcher, 2010 et 2012).
Lorsque le Dr O'Meara est démis de ses fonctions le 25 juillet 1818, l'Empereur n'a plus de médecin personnel. Il refuse le Dr Verling, qui réside à Longwood, sollicité à la demande de Lowe et le Dr Baxter qui est un des proches du Gouverneur. Dans la nuit du 16 au 17 janvier 1819, Napoléon fait un malaise suffisamment prononcé pour réveiller et angoisser son entourage (Goldcher, 2010 et 2012). Stokoe est alors appelé au chevet du malade. Ayant retenu la leçon, le chirurgien britannique demande la permission au Gouverneur d'intervenir. Muni de l'autorisation de celui-ci et en présence du Dr Verling, il procède à l'examen du malade, dès son arrivée, le 17 à 5h00 du matin. Reçu par Bertrand, Montholon lui propose aussitôt d'assumer la fonction laissée disponible par le départ du médecin irlandais. S'en suivent une série de conditions nécessaires à l'établissement d'une relation de confiance et de confidentialité entre le prisonnier français, et son futur médecin, que Stokoe s'empresse par ailleurs d'accepter, sous réserve de l'approbation de sa hiérarchie (Stokoe, 2008). Après avoir vu son patient, le médecin est inquiet pour sa santé. Il demande à le revoir le lendemain. Lorsqu'il remet son rapport circonstancié au Gouverneur, il diagnostique une hépatite, n'hésite pas à afficher son anxiété quant au devenir du malade s'il demeure dans ce contexte et à formuler des remarques que Lowe trouve désobligeantes. Aussi, ce dernier décide de ne pas accepter le souhait du captif, Stoktoe étant de plus un ami d'O'Meara (Goldcher, 2010 et 2012). En outre, il soupçonne Napoléon d'avoir fait semblant d'être malade pour obtenir le libre choix de son praticien traitant. Le 18, Stokoe ne se présente pas dans la résidence de son illustre patient, ce qui y suscite un émoi réel. Il n'est de retour que le lendemain à 18h00. Son diagnostic est vérifié et il n'hésite pas à affirmer que le pronostic vital est engagé. Ces assertions déplaisent au plus haut point à l'administration britannique. Il prescrit une clystérisation, puis une saignée suivie d'une purgation. L'état général du malade s'améliore aussitôt (Stokoe, 2008).
A la fin du mois de janvier, Sir Hudson Lowe décide de mettre un terme aux relations du Dr Stokoe avec l'Empereur. Le chirurgien affiche ouvertement ses réserves quant au climat

délétère de l'île et à ses répercussions pathologiques sur l'état de santé du prisonnier. C'en est trop. Sir Hudson Lowe et l'amiral Plampin le révoquent, et le renvoient en Angleterre, le 30 janvier 1819. Une missive signée de leurs mains motive une plainte contre le médecin. Le Dr John Stokoe n'aura été le médecin de Napoléon que du 16 au 22 janvier 1819 (Benhamou, 2010).
Sur le sol anglais, sa hiérarchie militaire l'oblige à repartir aussitôt pour Sainte-Hélène. De retour sur l'île, il passe en cour martiale et, après quatre jours de délibérations, est radié de la marine britannique. Affranchi de toutes ses obligations, il se rend aux Etats-Unis, pour y retrouver Joseph Bonaparte, qui vit à Philadelphie (Goldcher, 2010 et 2012).
En 1852, il décède suite à une crise d'apoplexie. Il est enterré dans le comté de Durham, dans le cimetière de Kirk Merrington. En 1902, ses mémoires sont publiées à Londres. Elles s'intitulent *With Napoleon at St. Helena : Being the memoirs of Dr John Stokoe, naval surgeon*. Elles paraissent en France, avec le titre évocateur *Napoléon prisonnier* (Benhamou, 2010 ; Goldcher, 2010 et 2012).

Dr James Roch Verling (1787-1858)
Né en 1787, à Cobh, dans le comté de Cork en Irlande, il fait ses études de médecine à Dublin. Il devient naturellement l'élève de Sir Arthur Clarke. Arrivé à Edimbourg, Gregory devient son maître. Il y fait sa thèse de doctorat sur la jaunisse. En 1810, il s'engage dans l'armée britannique et participe aux campagnes du Portugal, et d'Espagne. Embarqué à bord du *Northumberland*, il pose le pied sur l'île de Sainte-Hélène le même jour que Napoléon (Markham, 2006).
Lorsque Stokoe est révoqué, le captif n'a plus de médecin. Pour les autorités anglaises, le risque est grand de voir décéder le monarque destitué. En Europe, la rumeur pourrait gronder et laisser entendre qu'il aurait été victime d'un assassinat en règle. Le risque est donc grand et les relations avec les alliés de la couronne d'Angleterre pourraient se distendre, voire être compromises. Hudson Lowe choisit, pour cette raison, trois médecins susceptibles de reprendre la fonction alors inoccupée (Goldcher, 2010 et 2012). Il s'arrête en définitive sur Verling qu'il trouve plus docile que les précédents titulaires. De plus, le

médecin est polyglotte. L'italien et le français n'ont aucun secret pour lui. Ses proches lui attribuent des qualités véritables de gentilhomme. Il est spirituel, poli et d'une intelligence supérieure (Markham, 2006). Il reçoit l'ordre du Gouverneur, par courrier, d'aller à Longwood et d'y séjourner jusqu'à nouvel ordre. Cette missive le discrédite aux yeux de Napoléon qui décide de boycotter le chirurgien. Pourtant, il respecte l'homme avec qui il a souvent discuté sur le *Northumberland.* Il l'apprécie également et reconnaît sa valeur de médecin. En effet, il a pu constater l'ampleur de ses compétences quand Verling est intervenu avec succès auprès de Marchand qui a ainsi guéri d'une maladie grave. Il sait en outre que les familles Bertrand et Montholon sollicitent le médecin irlandais fréquemment, et qu'ils sont satisfaits de ses consultations (Goldcher, 2010 et 2012). Malgré tout, il ne l'accepte pas dans son cercle restreint d'intimes. L'Empereur n'hésite pas à lui dire d'ailleurs franchement que son choix n'est nullement dirigé contre lui et qu'il lui conserve toute son estime (Goldcher, 2010 et 2012 ; Benhamou, 2010).
En définitive, le Dr Verling n'a vu Bonaparte qu'occasionnellement, ne l'a pas soigné et n'a eu officiellement que le titre de médecin de l'Empereur, sur l'île de Sainte-Hélène (Goldcher, 2010 et 2012 ; Verling, 1921-1922).
A l'arrivée du médecin français missionné par la famille du prisonnier en 1819, il regagne son comté en Irlande, en 1820. Sa carrière s'achève au poste de chirurgien senior et avec la fonction d'inspecteur général adjoint du Service de santé à partir de 1843. Il décède en 1858 et est enterré dans le cimetière de sa ville natale (Markham, 2006).

Dr Francesco Antommarchi (1789-1838)
Antommarchi est né en Corse, dans le village de Baragogna dans la commune de Morsiglia, situé à 50 km de Bastia, sur la côte ouest du Cap Corse (Goldcher, 2010 et 2012). Sa mère meurt dans sa prime jeunesse et son père, notaire, n'a jamais bougé de sa ville natale. Le jeune Corse vient à Livourne en Italie, entamer ses études de médecine. Il les poursuit à Pise où il devient docteur en philosophie et en médecine en mars 1808. Par la suite, souhaitant poursuivre des recherches, il se rend à Florence où il est nommé attaché à l'hôpital de Sainte-Marie-

Neuve. Le 30 juin 1812, après avoir soutenu sa thèse intitulée *Dissertation sur la cataracte*, il est docteur en chirurgie. Le 7 juillet 1813, après un rapport favorable de Cuvier qui s'est déplacé en personne pour la circonstance, il est nommé Grand Maître des Universités impériales par le Sénateur universitaire. Il occupe également la fonction de prosecteur d'anatomie en charge de la préparation des dissections dans les amphithéâtres. Il partage alors son exercice entre le service du Pr Mascagni et une pratique privée au « Bordo dei Greci ». Cette promotion l'astreint à résidence dans la ville italienne (Goldcher, 2010 et 2012 ; Gourdol, 2010). En 1814, à l'abdication de l'Empereur, puis en 1815, au décès du célèbre anatomiste, alors fonctionnaire toscan, Antommarchi perd tout espoir d'avancement. Il décide de passer tout son temps à la publication de 50 planches d'anatomie dont l'ébauche a été commencée par Mascagni. En 1816, il fait paraître l'*Anatomie pittoresque* et débute l'écriture du manifeste de la *Grande Anatomie* qui doit lui apporter gloire et fortune.
En 1818, le chevalier Colonna, chambellan de madame Mère, le démarche et lui offre de partir rejoindre Napoléon afin de devenir son médecin personnel sur l'île de Sainte-Hélène (Goldcher, 2010 et 2012). Antommarchi ne décline pas l'offre et ne doit son départ qu'à l'intervention du cardinal Fesch, datée du 19 décembre 1818. Il embarque le 9 juillet, de la même année et ne se présente devant l'Empereur que le 23 septembre. Il entre à son service en tant que médecin ordinaire et ne le quitte plus jusqu'à son décès, le 5 mai 1821. Payé 9 000 francs par an, les relations entre Napoléon et lui se distendent vite. Il ne passe en effet pas plus de 5 à 10 minutes par jour au chevet du malade, passe le plus clair de son temps à Jamestown, à courir le jupon, rend compte de discussions qui n'ont jamais existé avec une tendance affichée à la mythomanie, ne respecte pas le protocole et ne prend pas sa fonction au sérieux. D'aucun lui tienne un goût plus prononcé pour l'intrigue que pour la médecine dont certains témoins doutent de ses compétences. Napoléon, exaspéré, finit par renoncer à le faire rechercher à Jamestown. Son arrogance agace (Goldcher, 2010 et 2012). Il méprise le petit personnel. Très vite, Napoléon constate son inculture et son manque de conversation le fatigue. Un jour, Antommarchi demande à visiter les hôpitaux de l'île, ce qui lui

est accordé le 9 octobre 1820, mais accompagné. Apprenant cela, le général Bonaparte se met en colère, car son médecin ne lui en a rien dit. A partir de la fin de l'année 1820, Napoléon est plus obnubilé par son médecin que par sa maladie. Son incompétence est avérée et l'Empereur refuse toutes les drogues que ne cessent de lui administrer le médecin corse. En avril 1821, le prisonnier français n'hésite pas à dire qu'il le trouve bête et lui interdit sa chambre. Il se replie vers un médecin britannique, le Dr Arnott, ce qui rassure, voire réjouit, son entourage (Benhamou, 2010 ; Markham, 2006). Désavoué, bafoué, Antommarchi se sent rejeté et étouffe à Longwood. Bientôt, il demande à partir de Sainte-Hélène, ce qui lui est refusé. Il doit même réinvestir Longwood, le 11 avril 1821, mais les relations sont plus que tendues. Pourtant, dans les derniers jours du captif, Antommarchi emménage le 30 avril, dans la bibliothèque, près de la chambre à coucher de l'illustre malade et s'évertue à lui administrer les meilleurs soins. Le 1er mai, il est rejoint par Arnott (Gourdol, 2010).
C'est Francesco Antommarchi qui lui ferme les yeux, le 5 mai, à 5h49 du matin. Il lui place une mentonnière sous le menton pour éviter que la bouche ne s'ouvre et à la demande du défunt, se munit d'un bistouri pour réaliser l'autopsie du corps. Napoléon ne voulait pas qu'un médecin britannique la fasse. Il réalise un masque mortuaire qui sera très discuté (Antommarchi, 1825). De même, Arnott (Gourdol, 2010, Goldcher, 2010 et 2012 ; Benhamou, 2010).
Comme tous les proches de l'Empereur, Antommarchi regagne l'Europe dans un bâtiment de la marine anglaise, aux frais de Sa Majesté, sans emporter aucun objet ayant appartenu au mort le plus célèbre du XIXème siècle. Il arrive en Grande-Bretagne, le 31 juillet 1821. Son auteur étant très rancunier, il n'y a aucune surprise à la lecture du testament où il n'est prévu aucun don pour le médecin corse. Pourtant, celui-ci revendique un codicille qui imposerait, à Marie-Louise, une pension à vie de 6 000 francs. Celle-ci refuse de le rencontrer et c'est son nouveau mari qui fait l'intermédiaire. Il n'est finalement reçu que par Pauline et madame Mère. Au cours de son séjour en Italie, il ne connaît que des déboires. Le codicille n'est pas respecté. Il doit engager un procès contre les héritiers de Mascagni concernant les fameuses planches d'anatomie

(Goldcher, 2010 et 2012 ; Gourdol, 2010 ; Benhamou, 2010). Il décide de revenir à Paris, qui est redevenue royaliste, où il ouvre un cabinet privé au 32, rue de Rivoli, en juin 1823. Son exercice périclite et son ancienne fonction fait de lui un paria. De plus, les engagements de Napoléon ne peuvent être honorés. Certains auteurs affirment qu'il aurait tout de même perçu une pension de 3 000 francs à vie. En 1830, il lance une production de masques mortuaires de l'Empereur. L'élite scientifique le vilipende et l'accuse de faux.
Il propose alors ses services à l'insurrection polonaise et le 15 avril 1831, il part pour la Pologne. Il y reste 3 mois. Le 6 septembre, il se rend en Prusse, d'où il est reconduit à la frontière à cause de ses opinions politiques qui dérangent. Il s'en retourne à Paris où il ouvre un autre cabinet médical au 8, rue Fouard. Encore un échec. Il est sous la haute surveillance de la police de Louis-Philippe et cela l'inquiète véritablement (Goldcher, 2010 et 2012 ; Gourdol, 2010 ; Benhamou, 2010). Finalement, n'ayant rien obtenu à la suite du codicille de Napoléon (?), il s'embarque en 1834, pour l'Amérique où il espère faire peau neuve. Il s'installe à la Nouvelle-Orléans, le 8 novembre. Les débuts sont prometteurs, mais très vite, les échecs se multiplient. Il doit quitter les Etats-Unis pour le Mexique en 1837, où il s'essaie à l'homéopathie. Sans succès. Il décide alors de rejoindre son cousin qui prospère dans une plantation de café. Le 2 janvier 1838, il ouvre un nouveau cabinet médical à Santiago de Cuba. Il meurt au cours d'une épidémie de fièvre jaune, le 3 avril 1838. Il a soigné de nombreux malades avant de succomber à son tour. Il a été inhumé à San Antonio après que les honneurs militaires lui aient été rendus (Goldcher, 2010 et 2012 ; Gourdol, 2010 ; Benhamou ; 2010).
Publications :

- *Anatomie pittoresque*, 1816.
- *Mémoires du Docteur F. Antommarchi ou les derniers momens de Napoléon*, 2 vol., 1825.
- *Planches du corps humain exécutés d'après les dimensions naturelles*, 1824-1826.
- *Mémoires sur la non-existence de communication normale des vaisseaux lymphatiques et des veines*, 1829.

- *Mémoires et observations sur le choléra régnant à Varsovie*, 1831 (Benhamou, 2010 ; Goldcher, 2010 et 2012 ; Gourdol, 2010).

Dr Archibald Arnott (1772-1855)

Archibald Arnott est né à Kirkconnel Hall en Ecosse, le 18 avril 1772. Après avoir étudié la médecine à Edimbourg, il sert en tant qu'aide-chirurgien au 11ème dragons légers à partir du 25 décembre 1796. Dix-huit mois plus tard, il est promu chirurgien assistant. Le 23 août 1799, il rejoint le 20ème régiment d'infanterie (Wilson, 1975). Il y reste jusqu'à la fin de sa carrière. Il participe aux expéditions de Walcheren, de Hollande, d'Egypte et d'Espagne. Il reçoit d'ailleurs la médaille Péninsulaire à dix palmes pour cela (Egypte, Maidia, Vunera, Corogne, Vitoria, Pyrénées, Nivelles, Hortis, Nive et Toulouse). En 1819, son régiment arrive à Sainte-Hélène (Goldcher, 2010 et 2012). Il doit s'intégrer à la garnison de l'île. En août 1820, Montholon demande une première fois à Arnott d'examiner Napoléon, mais cette sollicitation est assortie de telles conditions qu'Arnott refuse sans aucune hésitation. Devant l'incompétence d'Antommarchi, les proches de Napoléon lui recommandent de prendre un médecin anglais, ce que ce dernier refuse systématiquement (Arnott, 1822 ; Benhamou, 2010). Ce n'est qu'en mars 1821, que Lowe, cette fois, demande à l'Ecossais de venir au chevet de l'Empereur qui est au plus mal. Arnott ne s'y rend que le 1er avril. S'il admire la personnalité du captif, il ne cache pas son inquiétude quant à sa maladie. L'état du prisonnier empire de jour en jour, jusqu'à son décès (Goldcher, 2010 et 2012). Arnott refuse de signer le contrat présenté par Bertrand, mais garantit que le secret médical sera respecté. Jugé instruit et d'expérience, le contact passe bien entre lui et Napoléon qui a accepté dans le noir sépulcral de recevoir le médecin écossais qui ne parle pas français. C'est le grand Maréchal qui assure les traductions. Une sympathie réciproque gagne les deux hommes. Toutefois, Arnott a pour ordre, en provenance de Lowe, de transmettre un rapport quotidien qui atteste bien de la présence du prisonnier à Longwood,- car ce dernier n'est plus visible -, à l'officier d'ordonnance qui le transmet au Gouverneur (Arnott, 1822). Pendant près d'un mois, Arnott soigne le malade avec

abnégation. Très vite, il est convaincu que le mal siège au niveau de l'estomac. Affligé devant l'état alarmant de son patient, Arnott se dévoue corps et âme. Napoléon, reconnaissant, le prend en estime et dit de lui qu'il est un *« brave homme »*. Un jour, il lui offre même un livre en remerciements (Wilson, 1975). Le 27 avril 1821, Arnott envoie un courrier à Hudson Lowe l'informant qu'il reste à demeure à Longwood, près du Français qui est au plus mal. Le 1er mai, le médecin élit domicile dans la bibliothèque, près de la chambre à coucher (Goldcher, 2010 et 2012). Pendant l'agonie, il envoie des petites missives au Gouverneur, qui lui apprennent l'évolution critique de la pathologie de l'Empereur. Après sa mort, il assiste Antommarchi dans l'autopsie du corps. Son rapport d'autopsie est primordial. D'après sa famille, Arnott aurait réalisé un masque funéraire dans la nuit du 5 au 6 mai, mais le médecin n'en fait jamais état dans ses mémoires. Arnott a récupéré une mèche de cheveu du défunt. Il a reçu la somme de 12 000 francs pour ses bons soins, auxquels le gouvernement anglais a ajouté 500 livres sterlings (Arnott, 1822 ; Arnott, 1918 ; Wilson, 1975).
Lorsque le régiment part en Inde, Arnott, malade, retourne dans son village pour se reposer. Deux ans plus tard, il est missionné pour rejoindre son régiment. Il refuse aussitôt et se retire de l'armée le 25 décembre 1826. Il meurt le 6 juillet 1855 et est enterré dans le cimetière de son village (Arnott, 1918).

Références bibliographiques :

Antommarchi F., *Mémoires du Docteur F. Antommarchi ou les derniers momens de Napoléon*, Librairie Barrois L'Aîné, Paris, tomes 1et 2, 1825.

Arnott A., *An Account of the Last Illness, Decease and Post Mortem Appearances of Napoleon Bonaparte*, John Murray (ed.), 1822.

Arnott J., *The House of Arnott*, Brown (ed.), Edinburgh, 1918.

Bastien Jacques & Jeandel Roland, *Napoléon à Sainte Hélène - Etude critique de ses pathologies et des causes de son décès*, Le Publieur (éd.), 2005.

Benhamou Albert, *L'autre Sainte-Hélène, la captivité, la mort et les médecins autour de Napoléon*, Albert Benhamou Publishing, London, 2010.

Goldcher Alain, *Autopsie commentée de Napoléon Bonaparte*, communication personnelle, Saint-Maur-des-Fossés, 2010, 218 p.

Goldcher Alain, *Napoléon Ier. L'ultime autopsie*, SPM (éd.), Paris, 2012.

Gourdol Jean-Yves, « Francesco Antommarchi (1789-1838), médecin de Napoléon Ier à Sainte-Hélène », in *http://www.medarus.org*, 2010, pp. 1-9.

http://www.pgil-eirdata.org, *Barry Edward O'Meara*, sans date, p. 1.

Lamendin Henri, « Napoléon, des dentistes et l'Histoire... », in *Le Chirurgien-Dentiste de France*, 6 et 13 janvier 2000 ; 966/967 : 66-71.
Markham J. David, *Napoleon and Dr Verling on St. Helena*, Pen and Sword (ed.), Barnsley, 2006.
Riaud Xavier, *Chronique odontologique des rois de France et de la dynastie napoléonienne*, L'Harmattan (éd.), Collection Médecine à travers les siècles, Paris, 2011.
Stokoe Edith, *With Napoleon at St. Helena: Being the memoirs of Dr. John Stokoe, naval surgeon*, Bibliobazaar (ed.), Charleston, 2008.
The David Markham Collection, International Napoleonic Society, communication personnelle, Washington, U. S. A., 2009.
Verling, *Journal du docteur James Roch Verling*, Extraits du Carnet de la Sabretache, Archives nationales françaises, années 1921-1922.
Wilson J. B., « Dr. Archibald Arnott: surgeon to the 20th Foot and physician to Napoleon », in *Brit. Med. J.*, August the 2nd 1975; 3(5978): 293–295.

Conclusion

Ainsi, la médecine a-t-elle occupé une place prépondérante dans la vie de Napoléon. Première personnalité de l'Empire, il a été fort logiquement suivi par les meilleurs médecins qui ont été amenés à soigner ses maladies et ses blessures. Regroupés au sein de la Maison impériale, ils l'ont accompagné tout au long de sa vie au sommet de l'Etat. Ces praticiens exceptionnels ont mené de front leur exercice souvent florissant et leur carrière qui les a conduits à recevoir tous les honneurs. De même, l'Empereur s'est-il vivement intéressé au progrès médical sous toutes ses formes pourvu qu'il contribue au bien-être des Français, avec toutefois une priorité accordée à sa Grande Armée conquérante, puis défaite. En outre, sorti du mythe où l'a conduit la postérité, cette facette médicale de l'Empire nous révèle aussi que Napoléon a été un homme comme les autres, avec ses failles, ses forces et ses maladies, malgré le génie qui l'habitait.

Le 8 août 1793, la Convention vote la fermeture de toutes les académies et de toutes les sociétés savantes, ce qui a provoqué la fermeture également des écoles de médecine. Le 4 décembre 1794, sous l'impulsion de Fourcroy, la Convention vote une loi visant à créer trois écoles de médecine à Paris, Montpellier et Strasbourg.

Cette loi est fondamentale. La médecine française est une des plus valeureuses au monde à cette époque. Les hommes innovent, publient et font preuve d'un altruisme remarquable pour leurs malades. Une émulation,- d'ailleurs une société médicale, fondée en 1796, portera ce nom -, saine et productive voit le jour qui connaît son apogée à la fin du XVIIIème siècle et au cours de l'Empire qui démarre le suivant.

Une médecine nouvelle voit le jour sous l'égide de la Faculté de médecine de Paris et de ces professeurs. Une formation médicale au sein d'une école, puis d'une faculté à partir de

1808, date de création de l'Université impériale, sanctionnée par un examen en fin de cursus, avec une pratique directement sur des malades au sein de diverses structures hospitalières, des concours pour accéder aux postes d'enseignants, recherches et publications synonymes d'avancement au sein de la hiérarchie, etc., ne sont-ce pas là les bases de la médecine que nous connaissons aujourd'hui ? Institutions, infrastructures, tout est là, tout se crée et se met en place sous l'Empire, et tout se retrouve encore de nos jours.
Bonaparte, puis Napoléon, a su fédérer les énergies, les concentrer au plus haut point de la réflexion et de l'innovation. La médecine n'a jamais été en reste, même si finalement le sujet est moins connu, mais les hommes qui l'ont servie ont été gigantesques et extraordinaires, même s'ils ont rencontré également leur lot de conflits et de rivalités.
L'épisode Sainte-Hélène venant conclure la vie de l'Empereur n'est évidemment pas le plus emblématique de ce qu'était la médecine à cette époque, mais il conduit inévitablement à la question de savoir comment est mort Napoléon. Inexorablement, celle-ci m'aurait été posée à un moment ou à un autre. Jusqu'alors, je m'étais efforcé de l'occulter. Aussi, aujourd'hui, pour la première fois, vais-je tenter d'exprimer mon sentiment sur le propos.
J'ai formulée récemment, le 2 août 2012, une question à un éminent médecin, le Dr Alain Goldcher, qui vient de publier un énième livre sur la mort de Napoléon, après évidemment l'avoir consulté, où il réfute les précédentes hypothèses sur sa fin de vie et en apporte une nouvelle basée également sur l'analyse des différents témoignages rapportés bien des années après l'exil sur Sainte-Hélène. *« Quant à votre thèse, avez-vous fait une analyse ADN, avez-vous personnellement examiné le corps, ou ses restes, en admettant que le corps aux Invalides soit bien celui de l'Empereur? »* Ma question est restée sans réponse. J'ai ajouté : *« La plupart de ces thèses ne sont que des spéculations autour de témoignages plus ou moins crédibles, plus ou moins compétents, qui n'ont pu retranscrire fidèlement, des années après, des souvenirs survenus des années avant, et à qui on a bien pu faire dire ce qu'on voulait, le retour du corps de Napoléon en Europe ayant suscité un engouement qui a effrayé*

jusqu'aux puissances alliées. » Cette assertion n'a pas suscité davantage de réaction chez mon interlocuteur.
Une seule hypothèse aurait été confirmée scientifiquement, celle de l'empoisonnement, mais quel crédit lui accorder quand la provenance des cheveux étudiés peut être totalement contredite et remise en cause, et n'a pas fait l'objet d'une étude ADN comparative ?
Ce qui est sûr, c'est que les maux d'estomac, déjà très prononcés, ont démarré bien avant[8] la déportation sur l'île de Sainte-Hélène. Alors, le processus morbide, déjà bien enclenché au départ de France, aurait-il juste été accéléré lors de l'exil, par l'absorption de substances hautement toxiques ? Nul ne sait.
Personne n'a jamais évoqué la possibilité de circonstances qui auraient amené une pathologie gastrique à proliférer dans le même temps que l'administration, par un tiers, de produits vénéneux que le malade aurait ingérés à son insu. Pour autant, cette dualité est-elle seulement envisageable ? Là encore, le mystère reste entier.
Il n'est même pas certain de garantir qu'une autopsie, aujourd'hui, apporterait des réponses probantes. De même, près de deux cents ans après, une analyse ADN, l'ADN issus des restes de l'Empereur n'étant vraisemblablement pas exploitables. En définitive, la seule certitude aujourd'hui, pour tous, et ce, peu importe l'école idéologique, réside dans le fait que l'Empereur est bien mort. Pas son aura, cependant, qui brille toujours autant puisqu'elle suscite tant et tant de passions exacerbées par l'impossibilité, en fin de compte, de savoir. Peut-être, serait-il temps de laisser l'homme reposer en paix et de s'attarder davantage sur son mythe, sur l'héritage qu'il laisse à la France et sur son histoire ?
A l'écriture de ce livre, j'ai vécu une aventure passionnante, extraordinaire qui vient conclure près de deux années de recherches. Ces quelques lignes viennent mettre un point final au projet que j'ai entamé à l'été 2010, avec des balbutiements, si l'on considère mes recherches sur les dents de Napoléon, en 2007.
Une chose a été difficile toutefois, pour moi, au cours de mes investigations. C'est la rivalité, qui est palpable, entre diverses

---

[8] Fin 1808, à priori.

institutions, comme la Société napoléonienne internationale (SNI) et la Fondation napoléonienne.
Si la SNI m'a donné la possibilité de m'exprimer librement, j'ai retiré une immense fierté de ces huit textes parus sur le site Internet de la Fondation Napoléon, au demeurant institution hautement estimable et remarquable.
Ainsi, si la connaissance de l'histoire et la recherche qui l'accompagne appartiennent à tous, à titre personnel, j'estime que mon apprentissage n'est pas terminé et que tous les savoirs, d'où qu'ils viennent, méritent d'être entendus, avec pour seul objectif, celui de progresser. Napoléon, lui-même, n'a-t-il pas écrit : *« Les vraies conquêtes, les seules qui ne donnent aucun regret, sont celles qu'on fait sur l'ignorance »* ?
A l'étude de l'univers napoléonien, j'ai pu accomplir des rêves d'enfant et découvrir beaucoup de l'homme que je suis devenu aujourd'hui.

Remerciements

Je remercie chaleureusement le professeur Christian Cabrol, immense chirurgien, de m'avoir fait l'insigne honneur d'accepter la préface de ce livre.
Je tiens à chaleureusement remercier le Dr Philippe Pirnay, un ami, de sa gentille et érudite participation.
Je tiens à remercier M. Guy Cobolet pour son aide inestimable concernant l'iconographie de ce livre. Ma sympathie va également aux archives de l'Académie nationale de médecine pour les mêmes raisons.
L'agence RMN a également apporté une contribution non négligeable à cet ouvrage.
Je tiens aussi à faire part de ma gratitude au docteur Alain Goldcher pour les documents qu'il m'a gentiment permis de consulter en 2010.
Je tiens à remercier mes amis de la Société napoléonienne internationale pour leur amitié et leur soutien depuis nos tous premiers contacts en 2006. Ils m'ont fait confiance. Je ne l'ai jamais oublié. Je pense en particulier au regretté Ben Weider, son ancien président, à Rowayda Guirguis, sa secrétaire, à Pascal Cazottes, à David Markham, le nouveau président. Je n'oublie pas le professeur Eduardo Garzón-Sobrado, le président de l'Instituto Napoleónico México-Francia, ni le professeur Alex Mikaberidze, le président de la Société napoléonienne de Géorgie.
Je tiens aussi à remercier et à féliciter le docteur Jean-François Lemaire pour son œuvre remarquable et admirable que j'ai bien souvent consultée. A ce médecin historien, je dis : « Chapeau bas, Maître ! » Enfin, je tiens aussi à faire part de ma gratitude au docteur Roger Teyssou, pour son dernier opus, qui m'a indiscutablement inspiré.

Merci aussi au musée Fabre de Montpellier et à l'Académie nationale de médecine pour leur gentille et aimable contribution.
Il m'est essentiel de remercier mes maîtres, les professeurs Simon Bérénholc, François Resche, le docteur Henri Lamendin et M. Thierry Feral. Sans oublier, tous ceux qui me soutiennent au quotidien dans mes travaux, voire qui y participent.
Un grand merci aussi à M. Benoît Le Beherec pour son travail informatique sur la couverture du livre.
Je ne peux terminer sans dire tout l'amour que je porte à ma femme et mes deux petites filles, qui illuminent ma vie comme autant de soleils.

Table des matières

Santé et Médecine aux éditions L'Harmattan

Dernières parutions

MYTHE (LE) INFIRMIER – Ou le pavé dans la mare !
Nadot Michel
Dans une grande partie de l'espace francophone, il existe des facultés de sciences infirmières. Mais en quoi les soins infirmiers sont-ils infirmiers ? Alors que des milliers de personnes se réclament du terme infirmier, celui-ci reste d'origine méconnue et relève du mythe derrière lequel toute une profession s'abrite. C'est l'histoire d'un mot que propose cet ouvrage sur le soin, à partir de recherches historiques inédites permettant à une profession de retrouver la mémoire.
(Coll. Ethique et pratique médicale, 25.50 euros, 256 p.)
ISBN : 978-2-296-99288-7, ISBN EBOOK : 978-2-296-50465-3

SANTÉ : QUE FAIRE POUR SAUVER NOTRE SYSTÈME ?
Prieur Christian
Pour renoncer au financement à crédit de notre système de santé, il faut à la fois réguler les dépenses de santé en adaptant le système productif de soins aux nouvelles maladies comme aux nouvelles techniques médicales et financer les dépenses en faisant appel aux différents types de ressources affectées à la santé (financement solidaire de l'assurance maladie obligatoire, financement mutualisé des complémentaires et paiement direct par les ménages dans le respect de la justice et de la solidarité).
(20.00 euros, 204 p.)
ISBN : 978-2-296-99088-3, ISBN EBOOK : 978-2-296-50088-4

OSTÉOPATHIE (L') D'A.T STILL ET CE QUI S'ENSUIT
ou Ostéopathie et étiomédecine
Ferrero Daniel - Préface de Jean-Luc Michel
Que vous soyez thérapeute, patient ou curieux d'entrevoir une partie de la fantastique complexité de l'être humain, cet ouvrage vous plonge dans une découverte fascinante : celle de l'étiomédecine, inventée par le Dr Jean-Louis Brinette et dont Daniel Ferrero est un des tout premiers disciples. Ce type de traitement est déroutant puisqu'il consiste à rechercher, par l'intermédiaire de la prise du pouls, l'information qui décrit les causes de la pathologie.
(16.50 euros, 164 p.) *ISBN : 978-2-296-99677-9, ISBN EBOOK : 978-2-296-50253-6*

PIED, CHAUSSURE, BOITERIE – Le pied ne parle pas, et pourtant...
Sebald Madeleine, Cerisier Yvanne - Préface de Robert Hoellerer
La bipédie est apparue au cours de l'évolution du vivant. Le pied est devenu le support obligé du corps, toujours en train de négocier avec les 28 os aux

formes bizarres qui le structurent. Les auteurs portent un regard attentif sur le pied et la chaussure, dans les récits mythologiques, les contes, les oeuvres littéraires, celles touchant à la spiritualité, au satanisme, et ont également souligné l'importance du pied et de son contenant dans le comportement de l'homme.
(25.00 euros, 244 p.)
ISBN : 978-2-296-99618-2, ISBN EBOOK : 978-2-296-50349-6

DARWIN, PASTEUR, KOCH ET FREUD DANS LE ROMAN
L'évolution et la santé dans la réalité et l'imaginaire européens
Grandordy Béatrice
Dans la seconde moitié du XIXe siècle, les découvertes scientifiques sont dues au génie de quelques-uns mais elles sont possibles parce que l'élite intellectuelle européenne, «réaliste», les appelle de ses voeux pour expliquer le monde et orienter la société à venir. Les artistes et gens de lettres font de la nouveauté scientifique un sujet en soi, l'occasion de moderniser le questionnement existentiel, et l'outil qui permet de faire de la création artistique un monde plus vrai que le quotidien.
(Coll. Santé et sciences humaines, 22.00 euros, 210 p.)
ISBN : 978-2-296-96428-0, ISBN EBOOK : 978-2-296-50145-4

CRI (LE) DE NINA
Quelle qualité de vie pour l'enfant polyhandicapé et sa famille ?
Saby Annie
Nina est la maman de Lise, jeune fille polyhandicapée. Alors même qu'elle pensait avoir trouvé un compromis avec sa colère, son cri retentit dans l'un de ses rêves. N'ayant d'autre issue que de se mettre à l'écoute d'elle-même, elle entreprend l'exploration de ce cri, écho de son profond silence. Ce voyage intérieur va lui permettre de retrouver le calme. Au travers de cette exploration, Nina nous parle de son quotidien de parent d'enfant handicapé.
(Coll. Technologie de l'action sociale, 10.00 euros, 60 p.)
ISBN : 978-2-296-99161-3, ISBN EBOOK : 978-2-296-50133-1

PASSEUR D'ESPÉRANCE – Itinéraire d'un parkinsonien
Du Pasquier Laurent
Atteint à 50 ans d'un mal incurable, la maladie de Parkinson, l'auteur décrit sa manière de ne pas sombrer dans le désespoir. Devenu pratiquement grabataire, il doit en passer par la stimulation électrique profonde, opération délicate de la «dernière chance», qui le changera en profondeur. Voici son itinéraire.
(21.50 euros, 216 p.)
ISBN : 978-2-296-99475-1, ISBN EBOOK : 978-2-296-50347-2

BIOTECHNOLOGIES : QUELLES CONSÉQUENCES SUR L'HOMME À VENIR ?
Procréation humaine, utilisation des cellules souches
Données scientifiques et réflexives à la portée de tous
Matthys-Rochon Elisabeth, Savatier Pierre
Cet ouvrage apporte des informations sur la reproduction humaine et sur les nouvelles technologies du vivant dont les conséquences inquiètent souvent

les citoyens. Une première partie rappelle les mécanismes impliqués dans la reproduction de l'espèce Homo Sapiens Sapiens, et une deuxième partie donne des faits et des analyses pluralistes permettant de réfléchir sur les aspects éthiques, sociétaux et philosophiques liés aux nouveaux modes de procréation.
(Coll. Biologie, écologie, agronomie, 11.50 euros, 88 p.)
ISBN : 9782-296-99452-2, ISBN EBOOK : 9782-296-50054-9

REPRÉSENTATIONS (LES) DE LA DOULEUR CHEZ LES PERSONNES SOIGNÉES
Contribution à la modélisation de la pensée sociale
Peoc'h Nadia
La recherche présentée dans cet ouvrage a pour objectif d'étudier la «douleur» comme objet de la relation de soin, dans un contexte lié à l'hospitalisation en s'appuyant sur le modèle de la psychologie sociale de la santé et le modèle de la pensée sociale. Les résultats indiquent que les conceptions de la douleur font référence à deux champs distincts : celui du temps du souffrir («il faut prendre son mal en patience») et celui de l'espace de partage en tant qu'influence réciproque et idéologique (c'est un mal pour un bien).
(Coll. Pratiques en formation, 32.00 euros, 312 p.) ISBN : 978-2-296-96578-2

MÉDECINE (LA) DES PERSONNES ÂGÉES
De la préhistoire à nos jours
Jean-Pierre Martin – Préface de Riaud Xavier
De nos jours, la prise en charge des personnes âgées est une question fondamentale qui préoccupe les pouvoirs publics. À travers un récit dense et documenté, l'auteur dépeint les implications du vieillissement sur les humains depuis la préhistoire jusqu'à aujourd'hui. C'est un véritable voyage initiatique dans le temps et une approche originale de la vieillesse que nous offre cette étude.
(Coll. Médecine à travers les siècles, 30.50 euros, 308 p.) ISBN : 978-2-296-55785-7

ET VOUS, DOCTEUR, ÇA VA ? – Parcours d'un médecin généraliste
Van Elslande Jean
Que se passe-t-il derrière la porte close du cabinet médical ? Qui accompagne les patients en fin de vie et assure les soins de premier recours ? Quelle est la place du spécialiste en soins primaires dans le système de santé ? Tour à tour «urgentiste», «psychiatre», «gynécologue», «pédiatre» et maître de stage, il devient éducateur-professeur et acteur de la vie publique. Entre cris d'amour et coups de gueule, ce sont 40 ans de la vie d'un généraliste au coeur de la cité qui se dévoilent à nous.
(25.00 euros, 256 p.) *ISBN : 978-2-296-96743-4*

DÉJÀ PRESQUE MORT MAIS ENCORE SI TERRIBLEMENT VIVANT
Fabrizi Jacques - Dessins de Jean Rustin
Depuis près de trente ans, l'auteur exerce la médecine générale. Après un cursus universitaire commun, son intérêt s'est porté sur la pratique des soins palliatifs et l'accompagnement des patients en fin de vie. Pourquoi ce choix ? Ce livre tente d'y répondre par une invitation à un singulier voyage, une pérégrination dans les arcanes de son roman familial, au coeur de l'intime.
(20.00 euros, 200 p.) *ISBN : 978-2-296-96198-2*

SAUVER L'ASSURANCE MALADIE
Vesale Jean
Nous sommes tous très attachés à l'assurance maladie, qui associe les grands principes de solidarité et d'humanisme. Cependant, le malaise hospitalier est réel, l'absence de médecins dans certaines zones pose problème, les déficits se creusent. Les contrôles macroéconomiques ont échoué. Ce livre est issu de l'expérience de personnalités ayant exercé la médecine et eu des responsabilités administratives importantes, et qui s'expriment ici à l'écart de toute influence corporatiste ou politique.
(18.00 euros, 180 p.) *ISBN : 978-2-296-96837-0*

ÉPOPÉE (L') DES GANTS CHIRURGICAUX
Germain Michel A.
L'usage du gant chirurgical est devenu aujourd'hui un élément fondamental et incontournable de la chaîne d'hygiène médicale au sein de toutes les structures de soins. Mais son parcours, de 1758 à nos jours, a connu une multitude de pérégrinations et d'aventures. C'est un récit unique en son genre que nous propose ce livre, riche en iconographie et archives de toutes sortes.
(Coll. Médecine à travers les siècles, 22.00 euros, 220 p.)
ISBN : 978-2-296-96692-5

ROMAN DE MADEMOISELLE L EN ATTENDANT LA GREFFE
Robert Laurent
10 ans d'attente, de crainte, d'espoir, de désespoir ; 10 ans d'angoisse, 10 ans d'attente, de larmes ; 10 ans de rires, de cris, de bonheur... 10 ans à attendre l'hypothétique greffe, mais 10 ans d'aventure. La vie est une tragédie. Peu importe la destination finale. L'important est d'accompagner un enfant vers son destin. Que la greffe se fasse, qu'elle réussisse, qu'elle échoue, rien n'a plus d'importance que la vie. Merci Laura pour ces 10 ans de chemin parcouru en commun.
(Coll. Au-delà du Témoignage, 11.50 euros, 90 p.) *ISBN : 978-2-296-96946-9*

A PROPOS DES PRATIQUES SOIGNANTES...
Qu'est-ce qui se transmet ?
Cahiers de l'IPSA N° 25
Sous la direction d'Alexandre Lévy, Claudine Colombier et Anne-Sophie Delaleu
Où soigner les pratiques, et comment ? De ce qui se transmet, en particulier lors de la formation du futur professionnel soignant, que reste-t-il sur le terrain ? Ce qui se transmet entre acteurs engagés dans les institutions, comment le traduire et l'interpréter ? Quels sont les apports aujourd'hui issus de la psychologie clinique ? Outre la place réservée à l'enseignement, qu'en est-il du ressort de l'expérience ?
(Coll. IPSA ANGERS, 15.50 euros, 152 p.) *ISBN : 978-2-296-96493-8*

L'HARMATTAN, ITALIA
Via Degli Artisti 15; 10124 Torino

L'HARMATTAN HONGRIE
Könyvesbolt ; Kossuth L. u. 14-16
1053 Budapest

ESPACE L'HARMATTAN KINSHASA
Faculté des Sciences sociales,
politiques et administratives
BP243, KIN XI
Université de Kinshasa

L'HARMATTAN CONGO
67, av. E. P. Lumumba
Bât. – Congo Pharmacie (Bib. Nat.)
BP2874 Brazzaville
harmattan.congo@yahoo.fr

L'HARMATTAN GUINÉE
Almamya Rue KA 028, en face du restaurant Le Cèdre
OKB agency BP 3470 Conakry
(00224) 60 20 85 08
harmattanguinee@yahoo.fr

L'HARMATTAN CAMEROUN
BP 11486
Face à la SNI, immeuble Don Bosco
Yaoundé
(00237) 99 76 61 66
harmattancam@yahoo.fr

L'HARMATTAN CÔTE D'IVOIRE
Résidence Karl / cité des arts
Abidjan-Cocody 03 BP 1588 Abidjan 03
(00225) 05 77 87 31
etien_nda@yahoo.fr

L'HARMATTAN MAURITANIE
Espace El Kettab du livre francophone
N° 472 avenue du Palais des Congrès
BP 316 Nouakchott
(00222) 63 25 980

L'HARMATTAN SÉNÉGAL
« Villa Rose », rue de Diourbel X G, Point E
BP 45034 Dakar FANN
(00221) 33 825 98 58 / 77 242 25 08
senharmattan@gmail.com

L'HARMATTAN TOGO
1771, Bd du 13 janvier
BP 414 Lomé
Tél : 00 228 2201792
gerry@taama.net

656519 - Mai 2016
Achevé d'imprimer par

1livre.com
du rêve à la réalité !

www.ingramcontent.com/pod-product-compliance
Lightning Source LLC
LaVergne TN
LVHW011146061026
849535LV00003B/628
* 9 7 8 2 3 3 6 0 0 3 9 5 5 *